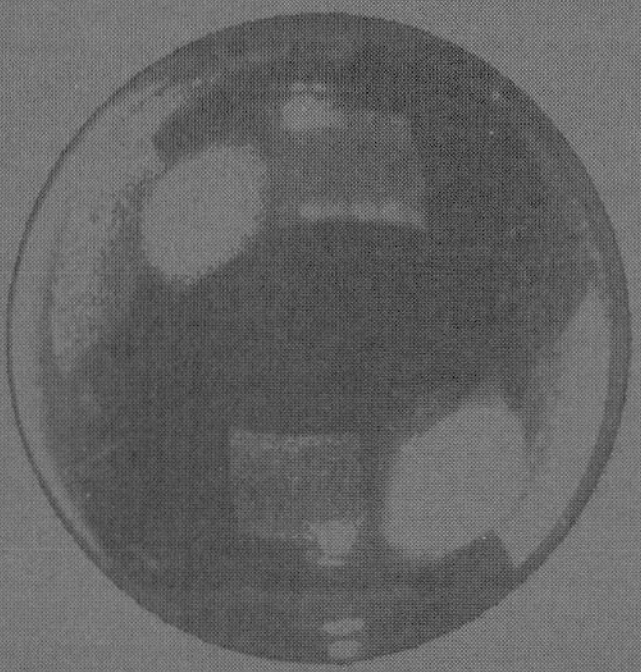

健康幻想《ヘルシズム》の社会学

社会の医療化と生命権

八木晃介
Yagi Kosuke

批評社

装幀——臼井新太郎

健康幻想《ヘルシズム》の社会学

——社会の医療化と生命権

＊目次

序章 「治療国家の殺意」とむきあう
――ひとまず「生きる」ために

第一章 健康至上主義と「癒し」イデオロギー
――禁煙言説にみる健康の義務化

第四章 オソレの回収メカニズムとしての安楽死・尊厳死
――医療と差別

序章　「治療国家の殺意」とむきあう
――ひとまず「生きる」ために

1．「治療」国家の出現

健康が声高にかたられる時は、いつも、要注意です。というのも、そこでは健康という用語が能弁にもちいられながら、実のところは健康以外のなにごとか、たとえば社会統制の作動といった事柄が議論の俎上にのせられていること（または、逆に議論の俎上にはのせられずに隠蔽されること）がおおいからです。

社会統制というのは、人間（集団）の行為の遂行にたいして他者または社会がサンクション（制裁あるいは賞賛）をあたえて相互行為を安定させ、社会の規範や秩序を維持しようとすることです。逆にいえば、社会統制が発動される場合、それだけ社会の規範や秩序が安定していないことを反照しているということにもなります。社会学者B・グラスナーはこの点をつぎのように上手に表現しました。「ある社会のすべての層がからだのことに心を奪われるときには、明らかに健康以外の何かが危機にさらされているのだ」（小松直行訳、一九九二、『ボディーズ・美しいからだの罠』マガジンハウス、二四二頁）。

現今の健康ブームは、現代人の健康不安を資源にして成立しています。たとえば、東京都生活文化局「健康に関する世論調査」（二〇〇五年二月）によると、健康不安を「しばしば感じる」が七％、「たまに感じる」が四八％で、健康不安感がかなり広汎にゆきわたっていることがわかりますし、また、『読売新聞』（二〇〇七年十二月二十五日付）によると、同社の全国世論調査では「心の健康を損なう不安」にかられている人が三人に一人（三四％）にもたっしていたということです。なかには、日経ＢＰコンサルティングの調査（二〇〇五年八月）のように、健康不安をうったえる人が九割をオーバーしている事態をしめすデータもあります。いうなれば、「健康不安病」という名のあらたな疾病が現代社会を徘徊しているわけなのです。

健康不安は、前記の意識調査における回答状況のばらつきにもみられるように、主観にもとづく心的な状態以外のなにものでもないのですが、それにもかかわらず、一定の医療行為が関与することによって、それが治療されるべき診断名をもった疾病として客観化されていくことにもなるのです。その点で、「健康不安病」も一種の医原病とよぶべきであって、この場合の医療は、一般的な健康食品、健康器具、スポーツクラブといった健康産業と同様、「健康不安病」という疾患の要因として機能することになります。

二〇〇六年には「日本未病システム学会」という名の研究・実践集団が発足しました。同学会では未病を「自覚症状はないが検査では異常がある状態」と「自覚症状はあるが検査では異常がない状態」との和として定義しており、漢方医学にならって「病気にむかう状態」を未病とよんでいるようです。しかし、「生老病死」という自然過程が人間的苦難の基本四則であってみれば、ヒトはうまれおちたその瞬間から「病気にむかう」どころか「死にむかう」ことにさえなっているのです、まことにどうしようもなく。未病という概念は、もともとは貝原益軒の『養生訓』のなかに「病いがまだおこらざる時、かねてつつしめば病いなく」云々とあるように、どちらかといえば「養生」の範疇にぞくするものとおもわれますが、いま主張されている未病は、人間（のみならず、あらゆる生物有機体）のプロセスとしての自然性をも「健康」と「病気」の中間に位置づけて、治療の対象にしようという狙いをもつものであるようにもおもわれます。「養生」と「治療」では、事態にかかわる主体の位置がかなりずれること、あきらかであります。

未病状態に不安をもつ人はおおむね人間ドックを利用し、その判断をあおぐことがおおいのですが、しかし、人間ドックが健康不安をいやすことはほとんどありえません。それというのも、人間ドックで「異常なし」の託宣をもらえる人は二割にみたず、他の八割強は多少とも「異常あり」と判定されるのが一般的な趨勢だからです。では、「異常なし」の託宣をえた幸運な二割弱が健康不安からまぬかれうるかというと、さにあらず、なのです。この場合の「異常なし」はあくまでも検査時点での、検査項目内でのそれでしかないので、検査の翌日にどうなっているか、あるいはあらたに検査範囲をひろげるとどうなるかはまったく予断をゆるさないわけです。年間七千億円以上の巨費にうるおう人間ドックもまた、「健康不安」をかきたてつつ便乗する健康産業以外のなにものでもありません。

ところで、医療社会学の分野には「逸脱の医療化」という概念があります。それは、社会がきめた規範的な行動の違反者とおぼしき存在にたいして医学的なレッテルが適用される事態ないし過程を意味します。したがって、この場合の「医療化」とは、とくに逸脱行動についての医学的説明が広汎に拡散していくことの謂でもあるのです。社会学が「医療化」を概念化する時には、医学や医療が社会統制の重要な制度になってきていることをつねに念頭においておく必要があるということです。

精神疾患、慢性的飲酒、薬物依存、同性愛、肥満、怠惰、犯罪などがそれ自体として医療化されたのは二十世紀になってからのことです。この時点以降、医療専門家は社会統制のひとつの重要なエージェントとみなされるようになりました。つまり、それらの状態に逸脱の医学名称をあたえ、制度化する権能をえたのです。別言すれば、医療専門家は病気の診断と治療に絶対の権限をもっているので、その診断や治療が病人のはたすべき役割の指示や役割の割り振りの決定に参与することになり、結果的に医療専門家は社会統制のシステムとして作動することになるのです。たとえば、企業の産業医や軍隊の軍医および精神衛生施設の医者は、社員や兵士の雇用・兵役のための健康の善し悪しをきめて医療的に退職（除隊）を勧告するなどの権力をふるうのであって、いわばそのゲート・キーパーとしての医療専門家の奉仕が、逆にかれらの社会統制エージェントとしての権力を強化していくという次第であります。

こうした逸脱の医療化は、おそらく「社会問題の個人化」という現象とのリンクにおいてとらえられるとおもいます。社会問題というかぎりは、その問題の原因を社会構造や社会制度のなかでとらえるべきであるのに、個人のなかに位置づけようとするのです。個人の症候を構造や制度のなかで文脈化せずに、個人の生理的・心理的な適応をひきだすためにデザインされた治療モデルにあてはめようとするわけです。たとえば、薬物依存や精神疾患がその人の政治的な抵抗や社会的・文化的な造反であるかもしれない場合でも、そのことを医療専門家は考慮することなく、診療をとおして簡単にその人の考え方や存在を非合法化することになるかもしれません。

たとえば、アメリカでは企業内での労働者にたいする薬物検査が常態化しているといわれています。アメリカ政治の全体的右傾化のなかで文脈化されたものでして、要するに、労働者への薬物検査は薬物使用およびそれによる薬物中毒の増加をおさえる方法とみなされたのですが、そればかりではなく、アメリカ経済の競争力を強化するものともとらえられたのでした。一九八六年、当時のR・レーガン大統領は「薬物のない連邦の職場」という大統領命令第一二五六四号を発令し、翌一九八七年には「薬物のない職場法」が成立しました。労働者への薬物検査を医療化の誘導物ないし派生物としてとらえれば、医療化が社会統制そのものであることがミエミエになるようにおもわれます。というのも、医療化にそめられた社会では、労働者を健康の質によって、健康でのぞましい者と病気でのぞましくない者に分断することが可能になるからです。薬物使用のスクリーニングでひっかかった労働者は薬物使用による逸脱者というレッテルにもとづくスティグマに直面させられ、自主的に、または強要されて治療プログラムにのせられることになります。そのうえ、薬物検査が雇い主や医療専門家のおもうとおりに効果を発揮すれば、労働者が休日やレジャーの時になにをしているかを把握することも可能になるでしょう。しかも、薬物検査は抜き打ち的に無作為抽出法で実施されるので、労働者としては検査でひっかからないよう自覚的に自分自身の日常行動を変容させようとするわけで、かくて、ベンサムが考案しフーコーが一般化した「パノプチコン」効果が自動的に実現するという次第です。

雇い主や医療専門家の意向を労働者が内面化するという絶望的な事態の出現です。病人が疾患名を診断されて患者になり、病院という全寮制の学校に入院させられるやいなや、「羊の毛をかりとる」ような形の再社会化の過程をあゆまされるなかで、最終的には患者が医者の目で自分をみるようになる、あの独特の価値内面化をおもいおこすべきです。こうした医療化がアメリカのように法律によって制度化される時、われわれは「治療国家」の出現をみることになるのです。治療国家においては、さまざまな社会問題をかかえこまされた人びとがいろいろな病気や疾病のカテゴリーにくみこまれ、治療をうけるべき存在とみなされることになります。くりかえしますが、このようなやり方で、医療専門家はそうしているとはみえない（おもえない）形で、社会統制のエージエントとして活動することができるわけなのです。

この国では、健康増進法（二〇〇三年五月施行）や改正労働安全衛生法（二〇〇六年四月施行）の考え方のなかに、治療国家の容貌がくっきりみえてくるようにおもわれます。健康増進法については、本書第二章でかなり詳細に言及していますので、ここでは改正労働安全衛生法をとりあげます。

この法律の改正点の目玉は、なんといっても「長時間労働者への医師による面接指導の実施」がある程度まで義務づけられたところでしょう（第六六条の八、九および第一〇四条）。事業者は、労働者が月百時間をこえる残業をし、かつ、疲労の蓄積がみとめられる場合には、労働者の申し出をうけて、医師による面接指導をおこなわなければならないとさだめられたわけです。長時間労働者の健康に言及している点では一定の進歩といっていえなくもありませんが、やはり、抜け道だらけのザル法の色彩があります。

まず第一の問題は、月百時間以内の残業（一日四時間強の残業）は対象外になるという点です。さらに、いわゆるサービス残業が法の視野にはいっていないことも大問題です。労働者に残業申請させない事業主がおおいことは常識ですし、職場外での仕事（仕事の持ち帰り）もふえる一方です。さらには、ここ二、三年の間に社会問題にもなってきた「名目管理職への昇進」による残業代カットもあります。また、裁量労働制にあってはそもそも残業という概念自体が発生しないのです。サービス残業については、二〇〇五年以降、複数の労働基準監督署から事業主に是正勧告がだされていますが、これにたいして日本経団連などは「企業の労使自治や企業の国際競争力の強化を阻害しかねない」と非難さえする始末なのです（日本経団連・経営労働政策委員会報告二〇〇五年版）。

第二の問題は、労働者が医師の面接指導をうけるには労働者みずからがもうしでること、それが前提になっている点です。現今の企業社会にあって労働者みずからが自己の健康不安をうったえでることがいかなる結果をみちびくかは明白であって、大部分の労働者はかなり深刻な事態におちいるまで医師の面接指導をもとめようとはしないようにおもわれます。

第三の問題は、「疲労の蓄積がみとめられる場合」に限定され、いかに労働者が疲労をうったえたとしても、事業主が疲労の蓄積を「みとめ」なければどうにもならないところが問題です。このように、さまざまな形態でのサービス残業の不法性に手をつけず、労働者の疲労度の判定を事業主の主観にゆだねるのですから、この法律は見かけの進歩性とは裏腹の、実質における悪法というほかありますまい。

さて、問題はその先にもあります。この法律によれば、医師は労働者の勤務の状況、疲労蓄積の状況、その他心身の状況（メンタルヘルス面もふくむ）について確認し、労働者本人に必要な指導をおこない、事業者に意見をいうことになっているのですが、ここに登場する医師というのがたいていの場合、事業主お抱えの産業医であることに特段の注目が必要です。産業医の前身が「軍医」であることはよくしられている事実であって、その本質からすれば、産業医は「医師である企業の衛生管理者」以外のなにものでもないのです。実は、労働基準法における産業医の位置づけもそのようになっています。この傾向を顕著にしたのが二〇〇〇年からはじまった厚生労働省の「健康日本21」の政策であり、さらには、それを具現する健康増進法の制定であったこともいうまでもありません。

面接相談した医師の意見によって、事業主は必要とあらば、労働者の就業場所や作業の変更、あるいは労働時間短縮など適切な措置をこうじることになっていますが、従来のさまざまな事例からみて、企業お抱えの産業医の意見が企業の利益から独立したものになる確率はあまりにもひくく、しかも、こうした産業医の意見にしたがわねばならない義務は事業者にはなく、そのことについての罰則規定もありません。

要するに、この法律を全体としてみれば、あたかも「企業ではたらく人の健康」に留意しているかのごとくみせかけながら、本質的には「企業の健康」を最優先していることがあきらかです。別言すれば、企業のリスク・マネジメントでしかないものが、労働者保護の仮面をかぶっているといえるのではないか。このような法律は健康産業の隆盛にも直結します。

たとえば、『フジサンケイ・ビジネスアイ』（二〇〇六年二月十六日付）によると、世界最大の総合人材サービス会社のアデコグループの日本法人・アデコ（東京港区）は、従業員支援プログラム（ＥＡＰ）の専門会社二社と共同で、顧客企業の従業員の精神面や身体の管理を支援する「トータル・ライフ・サポート」事業にのりだすことになったのだそうです。アデコは人材派遣のノウハウをいかして産業医やカウンセラーを顧客企業に派遣し、またＥＡＰのイープ社は企業の人事・総務部門に協力して従業員の健康管理について助言することになっています。企業との契約金額は、年間従業員一人あたり二千～四千円が最低ラインといいますから、相当額の収益（アデコによると、この国の市場規模は約千三百五十億円）がみこまれそうです。なお、このＥＡＰが、一九六〇年代後半のアメリカではじまり、前記Ｒ・レーガン大統領時代の一九八〇年代から普及した取り組みであることは強調しておく必要があるとおもいます。

労働現場の医療化について少々深入りしたのは、ここでの医療化が社会総体の医療化をもっともよく具現しているとおもわれるからです。国家（法律）と資本と医学（医療）との複合体が、ここまで人びとの健康に留意してくる背景には、まずもって医療費の削減政策があります。少子高齢化が進行するなかでは、医療費の増大が論理的に不可避ですが、それをなんとか削減しなければならないという次第です。また、資本は利潤の最大限追求のために労働者の労働力のみならず健康をも搾取するのが通例であって、そのために良質（健康）な労働力と不良（不健康）のそれとを峻別し、さらに不良の労働力についていては治療可能なものはある程度まで職場復帰をみとめつつ、治療困難なものは排除するという仕組み（企業内健診）を徹底するのです。このような国家と資本の意向の実現を科学的に代行し、かつオーソライズすることが医療専門家の重要な役割になるわけです。

こうした社会の医療化の一連の動向のなかで、特筆強調されるのが「自己責任論」の論理であることはいうまでもありません。国家と資本がここまで国民（労働者）の健康増進に寄与しているのに、それにこたえず病気になるなら、それはもう国民（労働者）一人ひとりの責任以外のなにものでもない、という理屈の出現です。それゆえ、この場合の「自己責任論」はしばしば「犠牲者非難」の言説とリンクすることにもなるわけです。

この国の最近の動向でいえば、喫煙への国家的反応をあげることができます。厚生労働省は二〇〇六年度の診療報酬改定で、禁煙希望者の治療に保険を適用することとし、「ニコチン依存症管理料」を新設することにしました。ここにめでたく喫煙は治療されるべき独立の「疾病」として、その地歩をかためることになったのです。喫煙が肺癌その他の疾病との間に相関性をもつのは相当たしからしいのですが、問題は、喫煙それ自体が病気としてカウントされることになった点にあります。

あるいは、最近流行のメタボ（メタボリック・シンドローム＝代謝症候群）も同様です。二〇〇八年四月から始まった特定健診制度（糖尿病等の生活習慣病にかんする健康診査）では、メタボリック・シンドロームの概念を応用して糖尿病対策をおこなうことをめざし、四十歳から七十四歳までの中高年保険加入者を対象に健康保険者に特定健診の実施を義務づけるとともに、メタボリック・シンドローム該当者、または予備軍と判定されたものにたいして特定保健指導をおこなうことを義務づけるというもので、五年後に成果を判定し、結果が不良な健康保険者には財政的なペナルティを課すことによって実行をうながすことになっています（自己責任の露骨な強調です）。厚労省は、中年男性では二分の一の発生率をみこむなど、約二千万人がメタボリック・シンドロームとその予備軍に該当するとかんがえており、これを二〇一二年度末までに一〇％減、二〇一五年度末までに二五％減とする数値目標をたてています。これによって医療費二兆円を削減することができるのだそうです。これは、医療制度改革大綱（二〇〇五年十二月、政府・与党医療改革協議会）の数値目標をなぞったものです。

「喫煙」にしても「メタボ」にしても、それらが健康増進に役立つものとは到底いえないことは自明であるにしても、いわゆる「生活習慣病」の直接的な引き金になりうるかどうかには、医学の世界においてもまだ決定的な結論がでているわけではありません。しかし、問題はそのことにあるのではなく、たんなる煙草の吸いすぎや肥りすぎそれ自体が「逸脱」と判定され、「喫煙病」や「メタボ」の医学的診断名によって治療の対象として設定されることに問題があるのです。もしも喫煙者や肥満傾向のある人が病気になると、たちまちこのような医療化の枠組みが「自己責任性＝自業自得性」をいいつのり、犠牲者非難の大合唱をはじめるようになるところにおおきな問題があるというべきでしょう。

その意味で、従来の「成人病」から「生活習慣病」への改名には絶妙の含意があったといえます。

この改名の最初の提唱者は日野原重明です（「成人病に代わる〈習慣病〉という言葉の提唱と対策」『教育医療』第五巻三号、財・ライフプランニングセンター、一～三頁、一九七八年）。そして、この「生活習慣病」という名称がオーソライズされた形で登場したのは、私のしるかぎり、一九九六年十二月の厚生省（当時）の公衆衛生審議会「生活習慣に着目した疾病対策の基本的方向性について（意見具申）」が最初でした。「成人病」が加齢に起因して自然発生する疾患群を意味したのにたいして、「生活習慣病」は食習慣、運動習慣、休養、喫煙、飲酒等の生活習慣がその発症・進行に関与する疾患群として定義されました。同審議会の意見具申は「成人病」と「生活習慣病」とにふくまれる疾患群がおおむね重複するとみとめながら、改名の効果として、①生活習慣は小児期にその基本が身につけられるので生活習慣病という疾病概念の導入によって小児期からの生涯をつうじた健康教育の推進が期待される、②疾病罹患によるＱＯＬの低下の予防と国民医療費の抑制が期待される、などをあげていました。この路線が、その後の「健康日本21」や健康増進法、さらには改正労働安全衛生法や二〇〇八年度からの全国体力テスト（全国体力・運動能力・運動習慣等調査）などに具現される治療国家化の方向性を決定づけたといえるでしょう。

ここでの議論がアンフェアにならないために、同審議会の意見具申が次のような但書をつけていた点にも言及しておきます。

「但し、疾病の発症には〈生活習慣要因〉のみならず〈遺伝要因〉〈外部環境要因〉など個人の責任に帰することのできない複数の要因が関与していることから、〈病気になったのは個人の責任〉といった疾患や患者に対する差別や偏見が生まれるおそれがあるという点に配慮する必要がある」。

せっかくの但書ではあるけれども、無意味です。というのは、そもそも従来の「成人病」概念にはすべての要因がふくまれていたので、そこから「差別や偏見」がしょうじる心配もなかったのですが、わざわざ多様な要因のなかから「生活習慣」をのみとりだしたことが「差別や偏見」をうみだす原因になったのですから。実際、「差別や偏見」を防止するためのこの但書それ自体が「差別と偏見」をうみだしもするのです。「〈遺伝要因〉〈外部環境要因〉など個人の責任に帰することのできない複数の要因」という記述は、反射的に「生活習慣」は個人の責任に帰属させることのできる要因（したがって、差別と偏見の要因）と指摘しているにひとしいわけで、まさにかたるにおちたとはこのことでしょう。

食習慣、運動習慣、休養、喫煙、飲酒等の生活習慣が病気の発症・進行に関与する疾患群として定義されたということは、それらの生活習慣がすべて「逸脱」として定義され医療化されていくことを意味します。しかも、その「逸脱」は個人の生活的恣意にもとづくものである以上、疾患はそうじて個人責任にきすべきものとして処理されるのです。生活習慣の改善は、現今の治療国家にあっては、もはや社会成員の役割義務とさえみなされているのであって、こうした役割義務を無視したり放棄したりすることは、統制側からすれば深刻な義務違反、すなわち「逸脱」以外のなにものでもないわけです。一般に逸脱行動は社会システムを崩壊にみちびくものだから強力に統制されねばならないということになります。

本書でもしばしば批判的に言及することになる社会学者T・パーソンズ（医療問題にはじめて統一的に言及した機能主義者）の基本主張は、社会秩序を維持するためには、彼が命名した「病者役割

sick roll」というあらたな役割を、病める個人がひきうけねばならないというものでした。しかし、いまはそれどころではありません、病気になるまえに「未病者役割」をもえんじなければ、「逸脱」のレッテルをはられるのですから。前記「日本未病システム学会」では、未病を「pre-symptomatic stage」と英語表記しています。直訳すれば「兆しのでる前の段階」ということになりましょうが、「兆しのでる前」に生活習慣をあらためなければ、それ自体が「逸脱」としてカウントされたあげくスティグマをあたえられ、統制と治療の対象に設定されるのですから、まことに治療国家ここにきわまれり、の感が濃厚であります。

2.「治療国家」の殺意

ナチス・ドイツをひきあいにだすまでもなく、「治療する国家」というものは、ある意味で「殺意をもつ国家」の謂でもあります。この国の場合、小泉政権以降の新自由主義的な構造改革路線の医療分野への波及は、端的にいって「役立たず、は死ね」という権力的メッセージ（ヒットラーの「民族浄化」のメッセージと質的に等価です）として具現しつづけてきました。そのことを具体的にしめしたのが、二〇〇六年六月に成立した医療制度改革関連法であります。そこには、現役なみの所得のある七十歳以上の医療費の窓口負担を二割から三割にひきあげ、療養病床で長期療養している七十歳以上の患者の食費・光熱費などを原則的に自己負担にすること（以上は二〇〇六年十月実施）のほか、二〇〇八年度からは七十～七十四歳の医療費の窓口負担を原則二割から三割にひきあげること（これは一時的に凍結されましたが、いうまでもなく選挙対策ですから、やがて解凍されます）、七十五歳以上を対象としたあたらしい医療保険制度「後期高齢者医療制度」を創設することなどがふくまれていました（「後期高齢者」という命名の差別性にも特段の注目が必要です。後に「後期高齢者」を「長寿」とよびかえる操作がおこなわれましたが、そのような言葉の厚化粧で事の本質をおおいかくすことなどできようはずもありません）。

医療制度改革関連法の狙いが医療費の抑制におかれていることは一目瞭然です。厚生労働省によると、この国の国民医療費は国民所得の伸びをうわまわる勢いで年々増加し、現在では約三十兆円規模になっていて、このうち高齢者（人口の約一割）にかかわる老人医療費は医療費全体の三分の一をしめるにいたり、結果的に、二〇二五年には人口で二割の高齢者が医療費の過半をつかうことになると推計されています。厚労省は医療費の抑制が国家の至上命題になっていることを強調しているのですが、この方向性こそがこの国を一方では「治療する国家」に、他方では「殺意をもつ国家」につくりあげていることはもはや明白であります。ここでは、「後期高齢者医療制度」の問題点を指摘しながら、全体動向をかんがえてみることにします。

この法律によって、七十五歳以上の高齢者（後期高齢者）は、それまで加入していた健康保険を脱退して、後期高齢者のみの健康保険に強制加入させられることになり、平均月額六千二百円の保険料負担と、医療費の原則一割自己負担がおしつけられるようになります。七十五歳以上の後期高齢者だけを組織するこの健康保険では、一般の健康保険とは別種の診療報酬体系にすることが予定されています。どのような診療報酬体系にするかについてはなお全貌がよくみえてはきませんが、趣旨は「後期高齢者の心身の特性におうじた医療サービス」ということになっていて、おそらくは後期高齢者の心身の特性（老化現象）を理由に、後期高齢者の医療を制限することを意図しているものとかんがえられます。

普通にかんがえて、はたして七十五歳以上の後期高齢者だけを組織する健康保険が成立するかどうか。保険料は公費五割、若年者からの支援四割、後期高齢者の保険料一割とされているのですが、最初から赤字になることは目にみえています。おそらくは介護保険料とおなじように、次々にひきあげられていくことが予想されます。メンバーは七十五歳以上ですから、一部の例外をのぞいて、ほとんどが年金生活者であるはずであって、ひきあげられる保険料の支払いにたえられない人びとが続出することもわかりきっています。したがって、かりに保険料の引き上げが不可能となれば（実際には、すでに不可能であることは明白なのですが）、医療内容を制限するか、医療費総額に限度をつくるかしか方法がなく、それはただちに医療水準の抑制ないし低下を結果するにちがいありません。

診療や薬剤使用が制限されたり、医療費総額にシーリングがおこなわれたりすれば、よりよい診療をうけたい後期高齢者は自費診療を選択せざるをえません。すでに二〇〇四年、小泉首相（当時）は、保険診療と自費診療との併用、すなわち混合診療の解禁について言及したことがありますが、ほどなくこの混合診療が後期高齢者医療のメイン・ストリームになるのではないかと推察されます。

なるほど混合診療解禁になれば、自費診療をのぞむ患者にとっては現在の混合診療による全額自己負担にくらべると、保険料診療部分の負担は減少するのですが、しかし、それは多額の治療費をしはらえる富裕層だけのプラスであって（富裕層は、現今流行の私的保険をも利用できる）、大多数の後期高齢者にとっては所得格差による被差別感をあじわうチャンスにしかならないはずです。また、混合診療が解禁になれば、現在は保険適用になっている治療法を保険適用外に移動させる案もでている現状からかんがえると、もうこれは後期高齢者の切り捨てに直結するものと結論せざるをえますまい。さらに、保険料を「年金天引き」ではなく「現金払い」している人（後期高齢者の二割と政府はみています）は、保険料を滞納すると「保険証」から「資格証明書」にきりかえられ、「保険証」をとりあげられてしまいます。納付期限から一年半保険料を滞納すると、保険給付の一時差し止めの措置がとられるというのですから、年金収入のすくない低所得層には「受診機会それ自体の剝奪」となるなど、まことに冷徹で無慈悲なシステムであるというほかありません。後期高齢者医療制度の根拠法は「高齢者医療確保法」ですが、以上にみてきたことからあきらかなように、法律名とは裏腹に高齢者の医療を確保せず、むしろ簒奪する法律というほかなく（貧困な後期高齢者からすれば、受診自体をあきらめざるをえない）、法律名自体が悪い冗談という感じさえいたします。

先に、後期高齢者医療制度では一般の健康保険とは別種の診療報酬体系にすることが予定されていて、その趣旨が「後期高齢者の心身の特性におうじた医療サービス」ということになっているとしるしました。具体的には後期高齢者の心身の特性（老化現象）を理由に、後期高齢者の医療を制限することを意味しているものなのですが、そのあさましくも犯罪的な内実をしめす政府の意向のひとつが比較的最近あきらかになりました。「治療国家」が治療対象をきりすてて、文字どおりの殺意を剝き出しにするという一例です。

この問題の概要がしめされたのは二〇〇八年一月十八日、中央社会保険医療協議会の診療報酬基本問題小委員会の討議の経過報告「平成二十年度診療報酬改定に係る検討状況について（現時点での骨子）」においてでした。そのなかの「終末期医療について」の部分には、次のような文章がふくまれていました。

「一般的に認められている医学的知見に基づき回復を見込むことが難しいと医師が判断した後期高齢者について、患者本人の同意を得て、医師、看護師、その他の医療関連職種が共同し、患者本人及び主に患者の看護を行う家族等とともに、終末期における診療方針等について十分に話し合い、書面等にまとめて提供した場合に評価を行う」。

つまり、七十五歳以上で「終末期」の後期高齢患者が医師らと相談し、延命治療の要否などの希望を文書などでしめす「リビング・ウィル」を作成すると、病院などに診療報酬がしはらわれるという制度の導入を方針化したという次第です。中央社会保険医療協議会での討議結果をうけて、二〇〇八年三月五日、厚労省は保険局長名で、各地方社会保険事務局長および各都道府県知事あて「診療報酬の算定方法を定める件等について」通知しました。患者と家族が医療従事者と、終末期における診療方針について話し合いをおこなった場合の評価として、「後期高齢者終末期相談支援料」という名目で診療報酬点数二〇〇点（一点は十円）がしはらわれることを明記しました。

診療報酬というのは、医療行為の公定価格を意味します。つまり、この国はついに延命治療の非開始ないし中止（消極的安楽死の実施）に診療報酬をしはらうことによって、本質的にはいかなる意味においても治療的な意味のない「治療の非開始ないし中止」を正式かつ実質的に医療行為と認定したことになるのです。後期高齢者医療制度によって、後期高齢者を経済的に「半殺し」にしたうえで、この「後期高齢者終末期支援相談」によって「最後のとどめ」をさそうというのがこの国の国家意思であることがあきらかになりました（なお、この「後期高齢者終末期支援相談」はあまりの不評ゆえ、二〇〇八年七月からひとまず「凍結」されることになりました。しかし、厚労省はちかく年齢制限をとりはずすというさらなる改悪をほどこしたうえで「解凍」することを予定しています）。

先に後期高齢者の心身の特性（老化現象）を理由に、後期高齢者の医療を制限することが後期高齢者医療制度の本質であるとしるしましたが、後期高齢者の医療制限とは、とどのつまり、後期高齢者をしてみずからの生命を短縮させることであり、医師や医療機関はその生命短縮を慫慂することによっていくばくかの収入増をはかることができるばかりか、刑法上の訴追からもまぬかれうることになるわけです。また、医療費の面からみても、厚労省の試算では終末期医療費は年間九千億円となっており、いわば消極的安楽死を制度化することによって、わずかな「後期高齢者終末期支援相談」への診療報酬支払いがあったとしても、全体としては相当額の医療費の削減につながると政財界は皮算用しているはずです。

中央社会保険医療協議会の討議経過報告にたいしては、尊厳死の法制化運動をすすめてきた日本尊厳死協会でさえも一旦は慎重な姿勢をしめしたようで、同協議会の討議経過報告を報道した『毎日新聞』（二〇〇八年二月十日付）には、意外にも、「終末期に関しては法的、制度的にも議論が不十分で時期尚早だ。（リビング・ウィルの）作成が強要される雰囲気になっても困る」などという同協会副理事長・荒川迪生の談話が掲載されていました。実際、中央社会保険医療協議会の報告書には終末期の定義もなければ延命治療の定義もないのですから、尊厳死協会としてもこの方針がそのまま成立するようであれば、みずからの意図が誤解されるのではないかという危機意識がたちはたらいたのではないか、とその報道をみて私はひとまず推察したのですが、どうやらそれは私の早とちりのようでした。というのは、同協議会の報告をうけての厚労省保険局長通知について、尊厳死協会は井形昭弘理事長名の厚労大臣宛要望書(二〇〇八年二月二十五日)で、「患者本人の意思(リビング・ウィル)を尊重する体系を実施されることは当協会の主張に沿ったものであり、これを評価し、この制度が社会に定着するよう一層の努力をお願いいたします」と、全面肯定していたのです。

もしかすると、尊厳死協会はイデオロギー的に一枚岩ではなく、理事長と副理事長との見解にも多少のズレがあるのかもしれません。慎重論の副理事長の談話が新聞報道されてしまったので、尊厳死協会としては大急ぎで厚労大臣宛の要望書という形で打ち消しに躍起となったのかもしれません。しかし、私はこうした尊厳死協会内の若干の齟齬に問題点をみいだすわけではありません。厚労省宛要望書のなかで、尊厳死協会がその「要望」の中身を相当露骨にしめしている点にこそ私は問題性をみいだすのです。そこには次のように記述されていました。

「われわれは終末期医療において自発的な本人意思の尊重と携わる医師の免責を求め尊厳死の法制化を目指しております。また回復不可能な植物状態への対処、不治・末期の定義、あるいは延命治療のあり方などについても、研究、討議を続けておりますが、これらは後期高齢者医療制度の上でも大きな課題であると考えます。この点についても具体的かつ明確なルールを提示下さるよう要望いたします。今回のステップが尊厳死法制化へむけて大きなステップになるよう期待しております」――。

「自発的な本人意思の尊重」や「携わる医師の免責」については、厚労省保険局長通知によっておおむね担保されたものであることはすでにしるしました。それよりも、尊厳死協会がいわんとしているところは、「回復不可能な植物状態への対処」、すなわち、いわゆる「植物状態」患者に尊厳死を実施することへのなみなみならない思惑と決意でありましょう。「植物状態」なる命名は、医学的なタームであるというよりは、人間(動物)とは次元を異にする絶望的な存在であることを強調するためのイデオロギー用語であって、本来的には「遷延性意識障害」というべきです。しかも、本書第四章でくわしく事例報告したように、「遷延性意識障害」は不治ではありませんし、当然のことに「終末期」でもありません。それどころか、「遷延性意識障害」の状態から意識を回復し、日常生活に復帰をはたす人もないわけではないのが現状なのです。安楽死・尊厳死実施の対象でもなければ、延命治療不開始・中止の対象でもないことはすでに医学的にもあきらかになっています。

ところで、日本学術会議臨床医学委員会終末期医療分科会は二〇〇八年二月十四日、「終末期医療のあり方――亜急性型の終末期について」と題する対外報告を発表しました。学術会議はすでに一九九四年、死と医療特別委員会が意見表明「尊厳死について」をとりまとめ、患者の自己決定ないし治療拒否の意思を尊重して延命医療の中止＝尊厳死を容認していました。今回の「対外報告」も基本的におなじ路線をうけついでいますが、おおきくことなる部分もあります。今回の報告書の最終結論は次のようにしるされていました。

「医療の中止の条件を定めることよりも、わが国の終末期医療全般の質の向上、格差の是正を強く求めることこそ重要であり、これこそ本来の終末期医療のあるべき姿と当分科会は考える」——。

この結論部分にはなにも問題がありません。というのも、議論はしばしば延命治療の非開始・中止の条件やテクニック、さらにはその違法性阻却事由の拡大に議論が展開することがおおく、そのため安楽死・尊厳死の合法化に収斂していく傾向がつよいのであって、終末期医療そのものの改善について人びとはなぜか熱心ではなく、その点をこの結論部分は明快に指摘していたからです。しかし、まことに不可解なことながら、この報告書の基調は結論部分に合致していないのです。

「対外報告」は冒頭に「要旨」をおき、その最初に報告作成の背景を説明しているのですが、ここで終末期を急性型(救急医療等)、亜急性型(癌等)、慢性型(高齢者、植物状態、認知症等)に三分類しています。報告は対象を亜急性型に限定しているので、他のパターンは無視してもいいのですが、やはり、慢性型を終末期の類型にふくめている点には一応の注意が必要だとおもいます。高齢者や遷延性意識障害や認知症を終末期(報告の文言でいえば、「人が生を終わらんとする」時期)とはたしていえるのか、という疑問がまずうきあがります。高齢者や認知症はかりに不治ではあっても末期などではありませんし(認知症は、新治療薬の開発や治療法の向上によって、不治でさえなくなる可能性があります)、遷延性意識障害の場合は、すでにのべたように、ある程度まで寛解ないし治癒が展望できるのですから、不治かつ末期などとは到底いえません。ここで注意しておくべきことは、学術会議の延命治療の不開始・中止が、やがては急性型や慢性型にもその適用対象をひろげていく可能性がなきにしもあらず、という点であります（実際、「対外報告」では、今後、学術会議臨床医学委員会のなかにあらたな検討班をもうけ、数年をかけた綿密な検討が必要であると提言していました）。

今回の学術会議の報告の目玉は、いち早く『毎日新聞』（二〇〇八年二月十五日付）がつたえたように、「延命中止・本人の意思〈推定〉も認める」という部分です。まず第一は、患者本人の意思の尊重です。本人意思が明確な場合にはその意思を尊重し、長生きをもとめる患者には緩和治療を十分におこなって適切な治療を続行すべきだが、適切な緩和医療がおこなわれていても患者が延命治療を拒否する場合には延命治療を中止するというわけです。報告では一応、「注意すべきは本人意思が、実は家族に対する遠慮を背景としていたり、経済問題等による制限から発している場合もあり、表示された言葉に過度に依拠すると、時に患者の最善の医療が保障されない危険性もあることは考慮に含めておく必要がある」と重要な問題意識を披瀝しています。しかし、適切な緩和治療がおこなわれてなお患者が延命治療を拒否する理由の大部分が、実は、家族への遠慮や経済問題であることへの想像力をはたらかせるならば、本人意思の確認を第一条件にあげること自体にも問題があるといわねばなりません。

第二の、さらなる問題は、『毎日新聞』がもっとも問題にした本人意思の「推定」をとりあげた点です。一九九四年の同会議・死と医療特別委員会報告では「患者の意思が不明であるときは、延命治療の中止は認められるべきではなく、それゆえ、近親者等が本人の意思を代行するという考え方を採るべきではない」としていたにもかかわらず、今回の対外報告では、「患者が何を望むかを基本とした、家族による患者の意思の〈推定〉を容認し、家族が患者の意思を推定できない場合には、医療チームは家族と十分に話し合った上で、患者にとって最良の治療方針を判断する」というようにかわったわけです。見解の変化の理由については説得的な説明はなく、すでに公表されている厚労省「終末期医療の決定プロセスに関するガイドライン」(二〇〇七年五月)や、日本医師会生命倫理懇談会中間答申「終末期医療に関するガイドライン」(同年八月)につよく影響された結果の産物ではないかとおもわれるのです。

学術会議では、この問題を「〈自己決定〉を行う患者本人の意思を、近親者等が単純に〈代行〉するという考え方とは基本的に異なる」とも指摘しています。延命治療の中止については、家族構成者間に意思の相違はないかをふくめた家族意思のくりかえしての確認がまず必要であり、また、家族構成者の意思が一致していても、なぜ家族が延命医療の中止をもとめるのか、家族意思の内容の確認ももとめられる、とも指摘しています。さらには家族意思の医師による〈代行〉(医師による家族意思の誘導)の危険性についてもふれてはいます。また、独居老人や家族に拒絶された患者、介護破綻の老々介護などの場合、福祉やケアマネをふくめた医療機関内の倫理審査委員会が〈代行〉する機会がふえることにも言及しています。これだけおおくのクリアすべき課題をかかえる場合、普通は、家族による患者意思の〈代行〉という結論にはつながらないとかんがえるのが論理の筋道というものではないでしょうか。なお、学術会議の対外報告の公表のあと、時日をおかずに日本医師会・生命倫理懇談会は終末期医療の指針を発表しましたが(二〇〇八年二月二十八日)、家族による推定もふくめた患者の意思にもとづき、複数職種による医療チームが治療中止を判断するなど、学術会議の報告とほぼおなじ内容になっていました。学術会議の報告とことなるのは、「医師の免責」に非常に重点をおいた制度化（法制化）をもとめているところです（学術会議の報告では、法制化について議論はしたものの結論をだすことはしませんでした）。

個人の意思を真に「代行」することなどできないのは、家族であれアカの他人であれ、あたりまえのことです。まして、他者による個人意思の「推定」が妥当性および正当性をもつことの論証など、どうかんがえても不可能です。日本学術会議にしても日本医師会や厚労省にしても、ぬきさりがたい「家族幻想」の信仰者なのでしょうが、そうした信仰を担保する家族像など、もはやどこにも存在しません。ゲマインシャフトとしての家族（F・テンニエス）とか、対面型の親密な結合と協力を中心とする第一次集団としての家族（C・H・クーリー）といった古典的な社会学的言説は、家族役割構造の変化（たとえば、共働き）、福祉構造の変化（たとえば、少子高齢化）、家族形態の多様化（たとえば、ライフスタイルの変化）といった諸現象をつうじて、もはや妥当性のすべてを喪失したといっても過言ではありません。これが「家族崩壊」なのか、はたまた「脱近代家族化」なのかについては、ここでは深入りしませんが、とにもかくにも家族・近親者が他の家族成員・近親者の意思を推定したり、まして代行したりできる条件を現代家族はもっていませんし、もつこともできないのが現状です。百歩ゆずって、そのような古典的な家族機能を分有している家族が存在するとしても、日本学術会議が注意喚起しているように、老々介護、医療費、その他の諸条件が「推定」や「代行」の内容をゆがめてしまうことは十分にありうることです。労働者の三人に一人が非正規労働者で、その平均年収は二百万円を下まわるという現実と高騰化する医療費の推移や年金の漸減傾向などをあわせみる時、「国家の殺意」を家族・近親者がわが身の欲求にあわせて代行するばかりか、高齢者患者が「遠慮意識」を媒介させつつ、みずからが「国家の殺意」を体現し代行してしまいかねない点をこそ問題にすべきだとおもわれます。「役立たず、は死ね」という国家意思の家族内および本人内での実体化というおそるべき事態の出現です。なぜ国家意思を家族や患者本人が実体化してしまうのかという問題の背景には、「内なる優生思想」の深化拡大という重大な状況が伏在しているのですが、この問題領域については本書第五章で詳述しています。

3.「逸脱者から消費者へ」の限界

ここまでに記述してきたところには、私自身のある程度までの独断がふくまれている可能性もあるものの、一応は医療社会学的な手続きもふまえられていると、すくなくとも私自身はかんがえています。医療社会学というのは、ある社会内における健康と疾病の原因および結果にかかわる社会的な様相に焦点をあわせる研究の一分野です。社会の諸状況や社会的性格と疾病の変化・治療・治癒との間にある複雑な関連性を説明するのが医療社会学ですから、当然のことにヘルスケア・システムの研究もふくまれます。私の発想法のなかに、それらがひとまずはふくまれているのです。

私は、これまでの記述において、とくに健康と疾病についての規範的なモデルを意識しすぎたかもしれません。この領域における規範主義は、健康という概念が社会的な価値観や文化的な価値観と一体化していることを主張します。つまり、何を疾患であるとかんがえるかは、特定の文化が何を価値あるものとかんがえるかによってきまるという考え方です。たとえば、ものの本によれば、失読症（dyslexia）という疾患名があるらしいのですが、それは書き文字をもつ文化のなかでは疾患としてカウントされるかもしれないものの、書き文字をもたない社会では、当然、不健康な状態とはかんがえられないわけです。疾患の命名（診断）は、ある特定の状況を「のぞましくないもの＝逸脱」として分類しようとする社会の意向に依存していることになります。

周知のように、ＷＨＯ（世界保健機関）は一九四六年、「健康とは完全な肉体的、精神的、社会的福祉の状態であり、単に疾病または病弱の存在しないことではない」という、極端に幅ひろく、かつ曖昧な健康概念を提起しました。そもそも定義不能の健康を定義づけようとするところに無理があるといわねばなりませんが、それにしても、この曖昧模糊たるＷＨＯの定義はいったい世のヘルスケア・システムを勇気づけたのか、それともくじけさせたのか、断定はいささか困難です。なにしろ従来の肉体的な問題のほかに、不平・不満・不安といった精神状態、さらには貧困、失業、無教育、飢餓などの福祉安寧にはんする「社会病」をも診断と治療の対象にふくめようというのですから。ＷＨＯの定義が、一定の状態に「病気」のレッテルをはろうとする一般的なつよい衝動と連動したであろうことはまずまちがいないところです。このような衝動はまた、病者役割の拡張と治癒願望の強化という局面によっていっそう増幅されることになります。

健康状態を定義する困難にくらべれば、不健康状態を分類して定義することは比較的たやすく、それは実際に医学知識の進歩と医学的専門家の地位向上にみあう形ですすめられてきたといえます。専門家による病気の分類の細分化は、そうでなければ無視することのできた状態をも治療してもらいたいと願望するおおくの人びとをうみだしました。こうした動向が、おおくの人びとをして医学や医療はすべての社会的な悪を退治して治癒しうるものだとしんじさせるにいたったともいえるのです。医学と医療は多様な悪の原因を除去するうえでのサポーターとして行動すべく動機づけられ、それはナチス・ドイツにおける政治的道具としての医者の利用から、病気による学校や会社の欠席チェックにまでおよんでいるわけで、かくして社会の医療化はとどまるところをしらないまでに拡張されたのです。なにが健康を構成し、なにが不健康を構成するのか、あるいはヘルスケア・システムの役割が不健康状態を減少させ、もしくは健康を増進させるものなのかどうか、あらたな意味での厳密な検討が必要なのかもしれません。

　昔、人は危急の時に医療専門家をもとめ、そのときには不健康状態がまちがいなく存在しました。しかし、WHOのような健康観、つまり、健康が不健康状態の不在以上のものであるとする健康観が支配的であるなら、ヘルスケア・システムはたんに病人をなおす以上のことをしなければならなくなり、まさにこの国の現在のヘルスケア・システムの動向がしめすように、あらたな病気の発見と治療（医原病にかかわる「マッチ・ポンプ方式」）に邁進しつづけていくことになります。しかも、それはいまや高齢者や障害者を主対象に、優生思想を軸にした「民族浄化」の水準にまで到達しつつあるといわねばなりません。

　ところで、本書のいくつかの章で批判的に言及した機能主義社会学者T・パーソンズは、逸脱行動というものが社会システムを崩壊にみちびくものである以上、強力に統制されねばならないと主張しました（佐藤勉訳『社会体系論』青木書店、四二九〜四四九頁）。病気は人びとの役割義務の達成を妨害するものであるから、社会秩序を維持するには、パーソンズが命名した「病者役割」というあらたな役割を病者はひきうけねばならないというわけです。病気はのぞましくない状態だから、病者はよくなろうと努力しなければならないこと、よくなるために技術的に有能な助力（医師の診療）をもとめねばならず、その指示にしたがわねばならないことなどが病者の義務的な役割セットとして提示され、病者はこのような役割義務をえんじる報奨として、自分の病気への責任をまぬがれ、日常的な役割遂行も免除されることになるとしたのです。

他方、医者も一連の役割期待のセットのなかにあるとパーソンズは指摘しています。第一に、医者は自己の利益ではなく病者の最善の利益のなかで行動することが期待され、倫理的なガイドラインに治療中したがうことが期待され、病者の健康問題の解決のために高度な知識と技術を適用することが期待され、病者から情緒的にきれて客観的であることが期待されているというわけです。これらの役割期待をみたす代償として、医者は病者個人のプライバシーにアクセスすることがみとめられ、自主的に適切と判断した方法で医療をおこなうことがみとめられ、専門家として病者を支配することがみとめられるとのべています。

こうした病者の役割義務と医者の役割期待とが相互作用する時、パーソンズはその結果が予言可能なものになるとかんがえたのです。というのは、すでにのべたように、パーソンズは病気を逸脱行動のひとつのサブセットとみなしていたからで、医者が専門家役割として病者の行動を統制するにふさわしい地位にあるとおもうことが倫理的であるとかんがえられたからです。要するに、医者が統制側にあることは自明であるばかりか、病者自身が医者を統制者として委任しているというのです。まさに絵にかいたような予定調和論であるというほかありませんが、とはいえ、医者・患者関係の現実像をかなり鮮明にえがきだしていることはうたがいようもありません。パーソンズ流の構造機能主義的な医療社会学にたいして、その後、批判的な社会学の流れもあることはありました。『アウトサイダーズ』で有名なH・ベッカーの象徴的相互作用論とレイベリング（レッテル貼り）理論に立脚した研究や、『アサイラム』で精神病院をパノプチコン相似のトータル・インスティテューション（全制的施設）として描出したE・ゴッフマンなどの研究がありましたが、ここでは深入りしません。

たまたまみかけた比較的最近の研究で興味をもったのは、『医療における消費者中心主義』というアメリカの文献でした（M.R.Haug & B.Lavin, 1983, *Consumerism in Medicine; Challenging Physician Authority*, Sage Pub.）。実は、副題の「医者の権威への挑戦」という文言にひかれたのですが、その点についてはあまり瞠目的な記述はなかったけれども、そのかわりにアメリカの公的なヘルスケア・システムにおける消費者中心主義にかかわる記述に、少々アメリカ的にすぎるにもかかわらず、若干の興味をひかれました。

医者・患者関係についてのオルタナティヴというほどに大袈裟なものではないが、病者をパーソンズのように「逸脱者」としてはとらえずに「健康の消費者」としてとらえる視点が医者・患者関係についての今様のガイダンスにはなりえているとおもえ、ある程度まで新鮮だとかんじられたのです。

要するに、患者の要望を消費者運動の一環としてとらえ、患者もほかの分野の消費者とおなじように、自分たちがのぞむサービスの質と量を提供側（医者）にもとめる資格をもつようになったという主張です。この消費者という観点においては、患者はいつも医者にとことんまで質問する権利をもち、必要とあらば医者にチャレンジするものでもあるとみなされ、もはや医者の説示を拝聴し、その指示に平伏する必要がないとかんがえられたわけです。この発想の前提には、パーソンズが想定したような医者・患者間のギャップ（専門的な知識と技術におけるギャップ）が患者側の知的レベルの向上によってかなりの程度まで埋め合わせられてきたという事実認識があります。たしかに、医学的自助についての書籍や雑誌はかつてなく氾濫しているし、新聞もテレビも医学・医療情報を相当量提供していることは事実であり、現在の患者がかつてのような「しらしむべからず、よらしむべし」の状況に放置されているとはいえません。その意味では、この専門性におけるギャップの狭まりが多少は権力を患者側（消費者側）に移行させてきたということはかんがえられます。もっとも、ここでの「権力の移行」というのは、患者が消費者として医療提供側の医師をある程度まで評価できるという程度のことでしかないのであって、それ自体が医者・患者関係における従来の非対称性を根本的に止揚しうるものだとは到底おもえません。

「逸脱者」から「消費者」への病者モデルの転換は、いわゆるインフォームド・コンセント（よく説明されたうえでの同意）や、それをベースにした自己決定権の評価などとは出自を異にする発想ではありますが、にもかかわらず、それらの流れのなかに位置づけられるべきものだとはいえるとおもいます。インフォームド・コンセントと、それを基にした自己決定には、医療におけるパターナリズムに一定の歯止めをかけ、医療側の権力的な押しつけをチェックする意義が多少ともあるとおもわれ、「消費者」モデルにもそのような意味合いがある程度までふくまれているとおもわれるからです。

しかし私自身は、本書の多くの章で議論を展開したように、「消費者」モデルにたいしても、それを方法的に具現したインフォームド・コンセントや倫理的・法律的な自己決定権にたいしても疑問や否定感をもっています。アメリカで病者が「消費者」としての権利を主張しはじめた時、医者がインフォームド・コンセントの概念をもちいて対応するようになった背景には、続発する医療訴訟への医師の防御反応(責任逃れ)があったことも否定することのできない事実だからです。また、患者の自己決定権がインフォームド・コンセントにおけるキータームであることは事実ですが、その内実は曖昧です。たとえば、安楽死・尊厳死の法制化をすすめる人々は、憲法第十三条(幸福追求権)に「死への自己決定」の法的根拠をもとめようとする傾向がありますが、彼らはそもそも憲法十三条が「生への自己決定権」を視座においたものであることをわすれています。自己決定権は一般に、「一定の私的事柄について公権力から干渉をうけず、自ら決定すること」と定義されますが、これを医療の現場でいえば、「公権力」は「医療従事者」におきかえられます。しかし、病者が医者などの医療従事者から干渉をうけないで自ら決定するということは、実際の医療現場をみれば現実的でないことが誰の目にもあきらかです。

まずは「させられる自己決定」を問題とすべきでしょう。説明主体の医者と拝聴の客体でしかない病者との関係において、病者がほぼ一方的に医者の観点を内面化していくプロセスをへて「患者」

としての再社会化をはたしていくことは、すべての病者の共通体験だとおもいます。むろん、そこにはすでにのべたような医療費の問題や家族関係といった他の社会的なファクターも強力に作用することでありましょう。「させられる自己決定」とはいえ、そこにあるのは単純な強制的自己決定であるよりは、むしろよりマイルドな自己馴致のような位相の自己決定である場合がおおいとおもわれます。医者の説明は大部分、悪意ではなく善意によるものですから、自己馴致はかなりスムーズにおこなわれるはずです。この自己馴致が「同意」の形成につながるのであって、しかも、いったんおこなった同意は「自己決定」としてとらえられ、その自己決定には患者の自己責任がともなうと普通にはかんがえられているわけです（いわゆる「リビング・ウィル」の思想とは、おおむねそのようなものであります）。

また、別の問題もあります。自己決定の主体からあらかじめ「自己決定できない存在」（させられる自己決定もできない存在）を除外しているという点です。自己決定といううつくしい言葉には、自己決定ができるかどうかの能力の有無についての判断というはなはだ差別的な含意があるわけです。もちろん自己決定できない（自己決定の能力のない）存在にたいして自己責任をおしつけることはできませんから、自己決定できない存在の自己責任は他のなにものかによって肩代わりできるというあらたな物語づくりが必要になります。おおくの場合、それは家族であったり医師団であったりするでしょうが、その肩代わりの妥当性の証明は不可能であって、せいぜいのところ、本人意思を「推定」するにとどまるはずです。「推定」を媒介にして、実際上は不可能な「自己責任の肩代わり」ができると想定したうえで、架空の自己決定が病者の周囲世界の都合でいわばデッチあげられるということもありうるのです。

医療社会学は医者・患者関係について膨大な業績をつみあげてきたようですが、医者と患者の関係の非対称性を根底からくつがえす実践につながる理論をなおもうみだしえてはいません。もちろん、いうまでもなく医者・患者関係の分析は依然として必要不可欠ですが、社会構造や社会制度からきりはなした形で医者・患者関係のみを分析しても実はなにほどのこともないのです。ここでは、「治療国家がもつ殺意」にとりかこまれた病者と家族と医者の相互関係に焦点づけた議論を展開しながら、なるべく病者に身をよりそわせる方法を採用しました。本書の各章もそうした文脈において構成されています。国家の意思がみごとに人々のなかに内面化される場面としての医療世界の改変はいかにあるべきかという問題を、理論と現象を混淆させる形で展開したのが本書です。そして、思想的にいえば、私たちはどうすれば「内なる優生思想」(殺意国家の意思の内面化)にたちむかいうるのか、について議論を集約したつもりもあります。

第一章　健康至上主義と「癒し」イデオロギー

――禁煙言説にみる健康の義務化

1．はじめに

ここでのテーマは、「癒し」の幻想性をどのようによみとくかという課題への接近として設定されます。「癒し」は単なる名詞であって、この名詞からただちに「癒し」の主体と客体を析出することなどできる相談ではありません。「癒す・癒される」という動詞としてとらえた場合でも、主語と目的語がいつも明示的であるとはかぎりません。つまり、誰が誰を「癒す」のか、誰が誰によって「癒される」のか、などということをかんがえなくさせるのが「癒し」という名詞であるようにおもわれるのです。

人間の病いとの闘いは、ひとまず病原菌の排除という形態をとってきました。人間にとっての他者＝病原菌の排除、さらには病原菌によって他者化された人間の隔離が闘病の本質であるとかんがえられ、それが「癒し」の内実としてうけとめられてきたのです。しかし、細菌と共存しないではいられない人間にとって、それは深刻な自己矛盾をふくむ取り組みでもありました。病原菌を排除しなければならないとするならば、病原菌をふくむ各種細菌と共存している人間としては、究極的には自己をも排除の対象にしなければならないというぬきさしならぬジレンマに逢着しないではすまなかったのですから。

類似のジレンマは、健康を追求する場合にもついてまわります。そもそも健康それ自体には到達すべき実体的な目標などありえませんから、健康願望はいつも空洞化しないわけにはいかないという問題がそれです。正常をまもるために異常を析出して排除するのと同様に、健康をまもるには不健康を析出して排除する一手です。実際、病原菌を析出して抗生物質で一撃するやり方が最初の第一歩でした。正常も健康も内実をともなわない空洞ですから、正常と健康は、いうなれば異常と病気の残余概念でしかないともいえるでしょう。人びとは、次々につくりだされる異常や病気というスケープゴートを合わせ鏡にして、自らの健康度をとらえる以外にありません。

しかし、この国では、ことに健康増進法の施行（二〇〇三年五月）以後、この無実体の健康を維持し増進することが国民的義務として位置づけられることになりました。健康は誰もが希求してやまないものであるだけに、それを義務、つまりおしつけられたものと認識することはかならずしも容易ではなく、大部分の人が義務としての健康観を享受し、それへの自発的な同調ないし服従をきめこんだのです。ここに匿名の権力としての健康観念がひとつ完成したことになります。

健康が義務ならば、病気は義務違反（の結果）です。かくて病者は義務不履行者として社会的制裁の対象にされるのですが、その際、「生活習慣病」という命名は絶妙な意義をもつことになりました。そこに医療費の問題がのしかかり、さらに「役立たず、は死ね」の優生主義的な脅迫がくわわって、病者はもっぱら「自業自得」の犠牲者非難の言説につつみこまれることになったのです。本稿では主に「喫煙問題」を意識しながら、健康至上主義社会における「癒し」イデオロギーの権力性にかんする議論を展開してみたいとおもいます。

2.医原病としての「喫煙病」、そして禁煙ファシズム

二〇〇六年、この国の、すでに無数にある病気リストのうえに、確実にひとつのあらたな医原病がつけくわえられることになりました。いうまでもなく、「喫煙病」がそれです。この場合の医原病は、医師の診断・治療によって命名される点では伝統的な「臨床的医原病」と同様ですが、別の面に注目すればＩ・イリッチ流の「社会的医原病」に相当します。社会的医原病とは、イリッチによれば、「個人の健康に対する医学的損害が社会政治的伝達様式によって産みだされる」ものです（金子嗣郎訳『脱病院化社会』、晶文社、三八頁）。

厚生労働省は二〇〇六年度の診療報酬改定で、禁煙希望者の治療に保険を適用することとし、「ニコチン依存症管理料」を新設することにしました。一般に病者は医師によって診断され治療されることによって患者になるわけですが、喫煙者は保険適用を公的にうけることによって喫煙「患者」とみなされるようになり、ここにめでたく喫煙は治療されるべき独立の「疾病」として、その地歩

をかためることになったのです。貧者が社会学的なカテゴリーとして成立するのは、一定の欠乏と貧困によるのではなく、扶助をうけたり、あるいは社会規範からみて扶助をうけるべきであるということによる、と託宣した社会学者G・ジンメルをおもいだします（居安正訳『社会学』下巻、白水社、九六〜七頁）。レイベリング理論の先駆けともいえるこの言説は、そのままそっくり「喫煙病者」の創出過程にもあてはまります。この社会における喫煙者がはたす部分機能は、彼（彼女）が煙草をすっているということによってすでにあたえられているというよりは、単に社会が診断と治療によって、煙草をすうという状況に反応することによってのみ、彼（彼女）はその特殊な社会的役割（喫煙病者の役割）をえんじ（させられ）ることになるのです。

もちろん、喫煙者のすべてが喫煙患者になる（される）わけではなく、現段階では、禁煙治療を希望して喫煙患者としての「病者役割」をえんじ、それに呼応して医師が治療を開始した時にのみ喫煙患者が誕生することになるものとおもわれますが、しかし、やがては、もしかすると、喫煙者の総体が喫煙患者の役割演技を強制されることにならないともかぎりません。社会のなかで想定されていることは、あくまでも喫煙の社会的＝人口論的な逆意義（マイナス意義）というものであって、個人的な逆意義というものではありません。「喫煙病」を設定することによって、喫煙者はひとつの社会層としてまとめあげられることになるのです。あらたなスケープゴートの創出ともいえる事態ですが、この点には後に言及します。

本来は一人ひとりの喫煙者が問題であるはずですが、原則として社会は一人ひとりの個人に反応することはありません。しかし、この一人ひとりの喫煙者が診断され治療されることによって、

「喫煙患者」という特定の社会層が形成されるのです。この文脈を簡潔にいいかえるならば、喫煙するから「喫煙患者」になるのではなく、「喫煙患者」だから喫煙するのだ、という具合に解釈枠組みの変更がおこなわれるとかんがえるべきです。

ところで、今回の指針によると、治療費は初回が二三〇点、二～四回目が一八四点、最終回の五回目が一八〇点ということになっています（一点＝一〇円）。対象「患者」は、①スクリーニングテスト（ＴＤＳ）でニコチン依存症と診断されたものであること、②ブリンクマン指数（一日喫煙本数×喫煙年数）が二〇〇以上のものであること、③ただちに禁煙することを希望し、日本肺癌学会等作成の「禁煙治療のための標準手順書」についてインフォームド・コンセントが成立しているものであること、のすべての要件をみたしている人に限定されるということです。

一見したところ、対象「患者」の設定方法はある程度までもっともらしいのですが、はたしてそれでいいといえるのかどうか。煙草は元来、嗜好品の一種でしかありません。嗜好品とは、「栄養摂取を目的とせず、香味や刺激を得るための飲食物」（『広辞苑』）であって、煙草はカテゴリー的に酒・茶・コーヒーと同じ範疇にぞくするものです。茶やコーヒーは別にして、上記のような対象「患者」の設定基準をかりにアルコール依存者に適用するとなると、単なる嗜好が「依存症」に格上げされる結果、たとえば「一日一合以上の酒を二十年以上飲みつづける人」をアルコール依存「患者」としてカウントするなどという基準ができれば、その数はおそらく天文学的な数字にたっするものとおもわれます。「茶やコーヒーは別にして」としるしましたが、実は、茶やコーヒーを別にするのも非論理的であって、たとえばコーヒーの多飲が動脈硬化や心筋梗塞などの促進要因であると指摘されることもあるのですから、やがては「コーヒー依存症患者」などという新類型が誕生しないともかぎりません。厚生労働省によると、日本の喫煙者は三千万人で、その六割にあたる千八百万人が依存症という「病気」に罹患していることになるのですから、もしもその全員が治療を希望し、また、それ以外に茶やコーヒーの依存（症）の人びとにも治療が必要だということになれば（そのようなことは現実にはありえません、いや、ありうるかも）、その医療費は膨大なものになるにちがいありません。

アルコール依存者についての診断基準は、①離脱症状（禁断症状）の出現、②飲酒行動の異常（通常の社会生活をいとなめない等）の二点に要約できます（一九七九年、厚生省）。

離脱症状の出現はニコチン依存にもみられることがらではありますが、その様相はアルコール依存の場合とは相当にことなるのであって、かりに禁断症状にまけたとしても、現に制度化されている分煙によって、社会的な損失をうみだすことに直接的につながるわけではありません（ただし、誘惑に敗北したという自責感による個人的な心理的損失はありえます）。また、喫煙によって会社にいけないとか暴力をふるうといった「通常の社会生活がいとなめない」などという現象は、茶やコーヒーの愛飲者の場合と同様、実際問題としてもおこりえませんから、アルコール依存者への診断基準をそのままニコチン依存者に適用することにはかなり無理があるといわねばなりますまい。

もちろん、禁煙希望者が禁煙治療をうけることに問題があるとはいえません。しかし、はたして喫煙はそれ自体において「病気」といえるのかどうか、そこが問題です。禁煙希望者のうち治療をうけた者にのみ保険が適用され、自力で禁煙する者には保険適用はありませんし、もちろん、喫煙続行者には保険は適用されません。喫煙続行者に保険の適用がないのは当然だとしても、自分で禁煙する者にも保険適用がなく、診断・治療をうける者だけに保険が適用されるというのでは、「病気の定義」にダブル・スタンダードが大手をふって介入することをみとめるにひとしいのではありますまいか。いうなれば、統制側（この場合は治療側）の関与と非関与が、同じ喫煙という状態を「病気」と定義したり定義しなかったりすることに決定的な影響をおよぼすことになるわけです。

また、喫煙者の禁煙治療のために非喫煙者の保険料が充塡されることへの違和感もないわけではありません。JT執行役員の佐藤誠記によれば、米国カリフォルニア州で実施された禁煙治療の事後調査では、治療から二百五十日経過した時点で禁煙がつづいている割合は治療をうけないで自分の意思で禁煙した場合と大体おなじで、禁煙治療の効果もはっきりしていないということですから（〇六年二月二十日付『毎日新聞』）、もしこの調査結果が真実ならば、医療費や保険料が無意味に消費されることにもなりかねません。

ＷＨＯ（世界保健機関）はニコチン依存症を「依存症」として、そして日本循環器学会など関連九学会の合同委員会もニコチン依存症を「喫煙病」としてそれぞれ位置づけ、治療の対象として設定しています。たしかに煙草には依存性があり、離脱症状や禁断症状もあるのですが、すでにのべたとおり、喫煙者の大部分が積極的ないし消極的に分煙に服従している（つまり、服従が可能な）現状からすれば煙草への依存性は強力ではなく、分煙が可能である事実自体が離脱症状や禁断症状を大部分の喫煙者が克服していることを証しているとかんがえてよろしい。佐藤誠記は前記『毎日新聞』に「日本人男性の喫煙率はこの三十年で三割以上も下がったが、肺癌による死亡者は三倍以上に膨らんだ」と記述し、同じ記事のなかで富永祐民（愛知県がんセンター名誉総長）は、煙草は肺癌のほか口腔、喉頭、食道、肝臓、膵臓の癌の原因になるほか、慢性気管支炎、肺気腫にも影響し、さらに白内障、難聴、脳萎縮、アルツハイマー病にも関連していると指摘していました。前者は喫煙習慣と肺癌死亡率との相対的無因果性を、後者は両者の絶対的有因果性をそれぞれ主張しているのですが、実は両者の主張はどちらもただしく、かつ、ただしくないのであって、ことはどうやら単純ではなさそうなのであります。

煙草と肺癌死亡との因果性にかかわる複雑で曖昧な議論に深いりすることは本稿の目的ではありませんが、若干の注釈は必要かとおもわれます。佐藤の記述はたしかに両者の相対的無因果性について疫学的な推論を可能にさせるものですし、事実、厚生統計協会『国民衛生の動向』などの資料をみてもそれが裏づけられます。それならば確実に無相関かというと、そうともいえません。同じ『国民衛生の動向』をもとに、一人あたりの喫煙本数と肺癌死亡率との関連を計算し直してみると、因果性までは証明できませんが、ある程度の相関性があるようにもおもわれるのです。

喫煙者が減少しているのに肺癌死亡率が上昇する背景にはいくつかの要因が作用しているとかんがえざるをえません。誰にでも一番推測しやすいのは、喫煙に影響されない肺癌がふえているのではないかという点です。実際、「肺癌」を検索タームにしてネット・サーフィンしていて、浅村尚生（国立がんセンター中央病院呼吸器外科医長）の談話にヒットしたのですが、その議論の骨子は「あまり喫煙と関係のない腺癌がふえている」という点に集中していました（http:www.health-net.or.jp/

kenkouzukuri/healthnews/090/050/k1607/index.html)。

肺癌は、小細胞癌と非小細胞癌に大別され、後者は腺癌、扁平上皮癌、大細胞癌に分類されるのですが、そのうち腺癌の増加が顕著にみられるという次第です。国立がんセンターのデータによると、一九九〇年の肺癌切除患者百六十七人中、腺癌七十七人(四六%)、扁平上皮癌四十一人(二五%)だったのが、二〇〇〇年には百九十二人中、腺癌百二十五人(六五%)、扁平上皮癌四十三人(二二%)となっていて、腺癌の急増ぶりがうかがえます。扁平上皮癌が肺癌とふかい親和性があることはつとにしられており、欧米ではこの扁平上皮癌がきわめておおいことも周知の事実です。そもそも肺癌と喫煙の関連についての情報が欧米からもたらされたことをおもえば、肺癌喫煙起因説に一定の説得性があったことは確実だといえましょう。なぜにこの国において腺癌が増加してきたのか、現在のところ、たしかなことは何もわかってはいません。しかし、いずれにしても、喫煙とあまり関係のない腺癌の増加は、喫煙率の減少と肺癌の増加とが矛盾しないことを証明しますし、また、一人あたりの喫煙本数と肺癌発生率との一定の相関性をも同時に説明する事態ではあるようにかんがえられます。

禁煙論者の大多数は、喫煙率のたかい男性において肺癌の発症率および死亡率がたかいことをもって肺癌喫煙起因説を強調しますが、その主張はなかばただしく、なかばあやまっていることはすでにしるした事実によってあきらかでしょう。喫煙率の高さは扁平上皮癌の高率発症とある程度まで相関しているからです。しかし、喫煙と相対的に無関係な腺癌は性差とはかかわりなく増加する傾向にあるので(国立がんセンターの最近のデータではむしろ女性における発症率がたかい)、今後、肺癌発症の性差はおそらく平均化していくものと予測されます。喫煙由来の扁平上皮癌は喫煙率の減少とともに発症率が低下するけれども、喫煙と相対的に無関係の腺癌は増加傾向（というか、むしろ激増傾向）にある、というのが実際のところでしょう。問題は、なにゆえに腺癌が激増するのかという点にありますが、すでにしるしたように、その理由は不明です。もっともかんがえやすい理由は大気汚染とアスベストですが、リスクファクターはまだそれ以外にも多々存在する可能性もあります。

肺癌のリスクファクターが喫煙のほかにも多々ありうるにもかかわらず、喫煙を諸悪の根源であるかのように指弾するのはあきらかにイデオロギー的にすぎるというべきでありましょう。過剰な喫煙が健康上問題含みであることに争いはありませんが、それをいうならば、塩分、糖分、脂肪などの過剰摂取はさらに問題含みであるといわねばなりません。しかし、煙草が問題になるほどに塩分、糖分、脂肪などが問題にならないのは（それら自体が即座に病気に指定されないのは）、前者が単なる嗜好品であるのにたいして、後者は生活必需品と位置づけられているからにほかなりません。また、後者は栄養指導の対象ではあっても、それ自体としては治療の対象ではありえず、それらの過剰摂取の結果（たとえば高血圧症、脳卒中、糖尿病など）が治療の対象になるにすぎません。ところが、喫煙のみがそれ自体「喫煙病」として治療の対象にされるということは、論理の飛躍を覚悟していえば、どことなく「共謀罪」の議論の過程に類似しているようにおもわれるのですが、いかがでしょうか。

喫煙への集中砲火状況について、小谷野敦（東大非常勤講師）は「禁煙ファシズム」と命名しました

（〇六年五月十五日付『朝日新聞』）。事実として、「健康増進法」以後の禁煙キャンペーンは猛烈であって、喫煙者への迫害は徹底的に強化され、喫煙者への差別的処遇を当然視するかのような社会的な風潮を醸成したものでした。この事態は、多少ともおおげさに表現すれば、禁煙強制を媒介にした「民族浄化」ともいうべき様相をさえていしているというべきでしょう。ちなみに、「民族浄化」の絶望的な実践者だったアドルフ・ヒトラーが酒・煙草をたしなまぬ徹底的なベジタリアンだったことを想起するのも意味のあることかもしれません。ヒトラーは「私は父を尊敬していたが、母を愛していたのだった」としるしていますが（平野一郎ほか訳『わが闘争』上巻、角川文庫、四一頁）、父親がアルコールの多飲によるとおもわれる卒中で死亡し、母親が煙草を毛嫌いしていたことがヒトラーの酒・煙草嫌悪の出発点だったことは、たぶん、ほんとうでしょう。

禁煙強制にかかわって「民族浄化」といういささかセンセーショナルな表現を採用したことには理由があります。日本国憲法第二五条一項は「すべて国民は、健康で文化的な最低限度の生活を営む権利を有する」と規定していますが、健康増進法第二条は「国民は、健康な生活習慣の重要性に対する関心と理解を深め、生涯にわたって、自らの健康状態を自覚するとともに、健康の増進に努めなければならない」と規定しました。つまり、憲法では健康は「権利」として規定されましたが、健康増進法では「責務」（義務）にすりかえられたのです。いささか執拗にすぎるようですが、ここでもヒトラーの言説を引用しておきたいとおもいます。「自分の身体を処理することが、各個人だけに関する事柄であるかのような観念を取り除かねばならない。後世を犠牲にして、そしてそれとともに人種を犠牲にして罪を犯すような自由は決して存在しないのである」（前掲書、三六一頁)。本質的に権利であることがらが義務に転化される時のおぞましさが見事に表現されています。

さて、それでは禁煙強制によって「癒される」のは誰なのでしょうか。

喫煙者への早期予防による事前的癒しなのか、受動喫煙で迷惑をこうむる非喫煙者なのか。上杉正幸の細かな資料解析をへたのちの結論には興味ぶかいものがあります(上杉正幸『健康不安の社会学』、世界思想社、一六〇~一七三頁)。すなわち、喫煙者は、アルコールやコーヒーの愛飲者と人生観を異にする傾向があり、喫煙が健康に悪影響をおよぼすことを重々承知の上で喫煙習慣の続行を選択し、いわば「太く短い」人生を享受したいとかんがえている様子なのです。健康不安におびえて禁煙にふみきる人びとが年々増加しているとはいえ、上記の独特ともいえる人生観をいきようとするタイプの喫煙者にたいして禁煙強制が「癒し効果」を発揮することはほとんど期待できません。この点にすこしふれる議論をBJS(『英国社会学雑誌』)のなかに発見しました。それは青年のアイデンティティ・クライシスと喫煙との関わりをろんじたものでしたが、結論的には、おおくの青年にとって喫煙が不確かなアイデンティティと折り合いをつけるものだという点で一定の利益をもつ、とされていました(Martyn Denscombe, 2001, *Uncertain identities and health-risking behavior.*, The British Journal of Sociology, vol.52-1, pp.157-178)。

では、受動喫煙におびえる非喫煙者はどうかというと、すでにのべたように、全国的に全面禁煙場所が激増しており(実をいえば、全面禁煙の指示などはさすがの健康増進法も規定していないのですが)、相当に厳密な分煙状況が具現している実情からして、この場合も禁煙強制による非喫煙者への癒しの効果がさほどのものになるともおもわれません。

ついでに受動喫煙について言及しておきますが、受動喫煙問題の議論は一般に、単に「煙くて不快」だけではなく、受動喫煙と罹患率や死亡率との相関性に集中します。健康増進法が受動喫煙問題をとくに重視しているのもそのためです。しかし、これも少々あやしそうです。受動喫煙によって年間三千人が死亡しているとした米国環境保護庁一九九三年の報告書は全世界におおいなるセンセーションをまきおこしましたが、その報告書自体があまりあてにならないものであるらしいことが後になってわかりました。つまり、疫学上の信頼区間値は普通九五％が採用されるのに、この報告書では受動喫煙の影響をでやすくさせるために九〇％に変更していたとか、受動喫煙と死亡率との間に統計学的に有意の差がみられなかった研究二件が除外されていたとかの問題がそれです（『ワシントン・タイムズ』一九九四年四月五日付）。また、この一九九三年報告について、環境保護庁の研究者があらかじめ想定した結論をだすために学説をねじまげ恣意的にデータを選定したとして、米連邦裁判所が研究報告自体に無効判決をだしたこともありました（『ニューヨーク・タイムズ』一九九八年七月二十日付）。また、比較的最近の例でいうと、二〇〇五年九月二十九日付『タイムス』はティム・ラックハースト記者の署名入原稿を掲載し、『英国医学雑誌』に二〇〇三年に収録された包括的な論文に依拠しつつ分析した結果、受動喫煙と致命的な病気との間に因果関係はないとろんじました。同記事によれば、国際癌研究機関は、職場での受動喫煙の影響にかんする二十三本の論文のうち、肺癌との統計的に有意な関連性を見出した論文は一本だけだったと指摘したともほうじていました（二十三件中一件のみというのは、科学的には「例外」を意味します）。

次は医療経済の問題です。「健康日本21」（厚生労働省）によると、喫煙によって国民医療費の五％

（約一兆三千億円）が超過医療費になっているらしく、その他喫煙関連疾患による労働力損失をふくめると、社会全体で少なくとも四兆円以上の損失があると計算されています。この文脈でみるかぎり、医療費削減をふくむ医療経済状況はたしかに禁煙によって癒されそうにおもわれます。ところが、厚労省・厚生科学審議会地域保健健康増進栄養部会（二〇〇六年三月二日開催）の議事録を見ると、前記ＪＴ執行役員・佐藤誠記が参考人として堂々の煙草擁護論を展開しているのですが、その中で注目すべきは佐藤が自らの立論を補強するためにもちこんだ過去の研究報告の内容です。実際に喫煙者と非喫煙者の医療費を調査した一九八三年以降の研究報告九本のうち五本が喫煙経験者の医療費（年間または月間）が非喫煙者のそれよりひくいという結果をしめしていました。残念ながら、本稿執筆時点において私は各研究報告の現物を入手しえていませんので、それらの研究方法の妥当性や統計的有意性の有無などを検証できませんでしたが、すくなくとも禁煙強制によって超過医療費が癒されるかどうかには相当にあやしいものがあるのではないかという感じはいたします。

3.「癒す」権力と「癒される」権力

本来的ないし本質的には「嗜好」でしかなかった喫煙が「病気」としてカウントされることになると、社会のエトスとして醸成されてくるのは健康不安の一層の亢進という事態でありましょう。なにしろ個人の癒しの資源であった嗜好が、公的に癒されるべき治療対象に指定されたのですから。すなわち、あらたな医療カテゴリーが構築され、そうしたカテゴリーをうみだす医療的言説が一定の社会的な統制力をもつにいたったという次第です。このようにかんがえると、「喫煙病」は医学による発見というよりは、医学による発明（構成物）の性格が濃厚であるとみなす方が自然でしょう。

医学による発明は、しかし、それがたとえ政治や経済の要請によるものであるにせよ、つまり医学独自の科学的結果物ではないにせよ、いつも専門的な医学タームが多用されることによって、一般の人びとがそれを否定することはおろか疑問視することをさえ不可能にするものであります。医学的言説が社会的統制力をもつということは、それ自体が権力の様相をおびることを意味するのです。権力というものは、究極的には人間に生きさせるか死なせるかをせまる本質をもちますが、健康増進法やそれにふくまれる権力的強制は「生きさせる権力」の内実をともないますから、大部分の人々にそれが権力の作動であることをきづきにくくさせるのは当然といえばいえます。いったいどれだけの人が、生命を経営・管理し、維持・発展させる形の権力に異議をとなえられるでしょうか、否、そもそもそれを権力と見ぬくことができるでしょうか。山本哲士はM・フーコーの権力論によりそう議論のなかで、次のような興味ぶかい権力展開の模様を記述しています。

「（教師は）子どもたち一人ひとりにかかわり、しかも子どもたちを救済してやる。その時は教師は自己犠牲的に働きかける。そして良心を導き、内面を導く。今度は、子どもたちのほうは救われることが義務となり、救われるためにはともかく教師に服従しなければならない。さらに自分の内面を告白しなければならなくなり、その告白の内容は知識の材料として、認識の世界に引っぱり出し真理を産出するものとなっていく。そしてそれにたいし強制をほどこすというように、巧妙に権力が展開されてゆく」（山本哲士『フーコー権力論入門』日本エディタースクール出版部、一九八頁）。

「（子どもは）救われることが義務となり、救われるためにはともかく教師に服従しなければならない」とは、うまい表現です。健康であることが義務であり、健康であるためには医療的言説とその実践に服従しなければならない、とする論理構造にはなかなか歯がたつものではありません。というのも、教育にしても医療にしても、どちらかといえば、受益者の利益に奉仕するものであるとの認識に人びとをみちびく、ほとんどア・プリオリな同意ともいうべきコンセンサスが成立しているからです。

フーコー流権力論の骨子は、「相手の行動に影響をあたえる過程」として一応要約できます。要するに、フーコーにあっては、権力というのは実体であるよりは関係なのであって、つまり、他者の振舞いを方向づけ決定しようとする関係のなかに作用するもの、それが権力なのです。しかもそれは、人間の自由を抑圧するのではなく、人間の自由を前提として作用するものとされます。権力が権力の影響をうける側（受け手）の反応に依拠しているということは、権力が相手の人格を人格としてみとめているということを意味してもいます。

このようにかんがえると、「成人病」の「生活習慣病」への名称変更もそこで意味を発揮します。厚生省（当時）の公衆衛生審議会は一九九六年十二月十八日、生活習慣に着目した「生活習慣病」というあらたな疾病概念を導入し、病気にならないための予防対策を強力に推進することにしたのでした。名称変更の理由のひとつとされたのが、「成人病」は医学用語ではなく行政用語でしかないという点でした。しかし、これはおかしな話であって、医学用語でなければ、「大阪府立成人病センター」などという治療機関が設立されるはずもなく、「日本成人病学会」といった学会もできるはずがありませんでした（日本成人病学会は二〇〇二年四月から、「日本成人病（生活習慣病）学会」という、ひどく面倒くさい名称になっています）。

前記フーコー流の権力論を健康問題との関連でとらえる時、あきらかに予防言説の強調という状況がみえてくるのではないか。禁煙治療が共謀罪的な予防言説の強調という側面をもっていることはすでにみたとおりです。つまり、事後的な臨床状況を事前的な予防によって先取りした治療、それが禁煙治療という予防的治療なのです。一般に健康は定義不能なものであり（もちろん、WHOの定義などもありますが）、いうなれば健康上の問題が存在しない状態を健康とよぶ場合がおおく、したがって、健康は病気や障害のいわば残余概念としてのみ定義されるものである可能性がたかいのです（もともとこの国には「健康」という語彙は存在せず、この語彙が登場するのは一応の近代国家の体裁ができた明治期以降のことです）。それゆえ、イリッチがいうように、「健康とは（医療）サービスを受けるということではなく、サービスには頼らないということ」でもあるわけです（I・イリッチ、桜井直文訳『生きる思想』、藤原書店、二三三頁）。

健康問題がしょうじないように事前的（未然的）に運用される予防言説は、予防によって受益者になれるはずの人びとにたいしても、やはりフーコーのいうような意味での権力として作動するはずです。くりかえしますが、「他者の行為に影響をうみだすべく運用される行為の全体過程」がフーコーにおける権力定義でありました（Foucault, M., 1982, *The Subject and Power.*, in H.Dreyfes & P.Rabinow, *Michel Foucault: Beyond Strauturalism and Hermeneutics.* Harvester. p.220）。

予防は、一般に、次のような言説構造をもちます。まず、生活習慣をみなおして健康な体を保持して病気にならないことを目的とする第一次予防、次に、病気を早期発見して早期治療をする第二次予防、さらに罹患後の寛解や治癒といった改善をかちとったあとの再発を防止する第三次予防、という具合です。そして、医療的な言説としてはおおむね普段の生活習慣をみなおす第一次予防の重要性を指摘する内容のものがおおいようです。

この第一次予防を強調する言説に共通するのは、ある種の権力的な脅迫的傾向です。すなわち、「自業自得」の論理です。生活習慣病は、自分自身がもとめて自分自身の責任でおこなっている生活習慣が原因で発症する病気であり、それは運がわるくて発症する病気とは質をことにする「自業自得病」であるという脅しです（こうした脅迫的言説は、インターネットで医療側のホームページをサーフィンするだけでも、いたるところに流布していることがわかります。ここでは、一例として、「自業自得病」という名称を鮮明にもちいている安東メディカルセンター・安東晴博医師のＨＰを引用しました。（http://www.shukanbyou.com/sub-seikatsu01.htm））。

「喫煙病」というあらたな医原病をつくりだした医療側からすれば、喫煙している健康人間などありえないことになります。それゆえ、医療側にしてみれば、喫煙者を健康者にするためには、どうしても喫煙者に医療過程を通過させなければならないとかんがえるようになるのは必然の結果というべきでしょう。くりかえしますが、医療側としては、健康なるものは医療による認定以外にありえないのですから。このことは、次のような明白な事実を結果します。つまり、人びとが医療の門をたたけばたたくほどに、人びとは病人、さらには患者のレイベリングをこうむることになる、という事実です。

だが、しかし、元来、人間は健康的な存在だったのかどうか。一般に認知されているように、「生老病死」は人間の自然過程であって、その過程に「病」もふくまれている以上は、まったき健康人間などという存在はありえようもないはずです。病人は病気のゆえに社会的な義務を免除されるのだから、その代償として病人は医療側に全面協力する役割（sick-roll　病人役割）をおわねばならないと託宣した保守的な機能主義社会学者のパーソンズでさえも、実は、「病気というものと有機体の一般的均衡」といった表現において、人間には完璧な健康状態などありえないとかんがえていたようにおもわれます（武田良三監訳『社会構造とパーソナリティ』新泉社、四六二頁）。また、パーソンズは健康を貨幣とのアナロジーでとらえました（前掲書、一五五～六頁）。パーソンズはフロイトのリビドー理論を利用しながら、貨幣と快感の類似性に言及したものです。この部分をかなりかみくだいてみると、要するに、お金をつかって何かを手にいれる過程（快感）が持ち金の減少ないし消滅の過程に照応するのと同様、さまざまな人間活動を有意味的に遂行する快感の代償として、人間はおおかれすくなかれ健康を害さないではすまない生物有機体であるという次第です。

上記と関連するのは、医療化（medicalization）の局面ですね。構築主義的社会学の観点からいうと、医療化とは、もともと医療の対象ではないものを医療の対象として構成する状況を意味します。

誤解をおそれずに極端な言い方をすれば、医療化とは病気のデッチあげ過程の謂でもあります。

医療化はまた、医学が社会統制の強力なシステムとして機能する場合にも問題になります。これはいうまでもなく、ある種の権力作用というべきものであって、たとえば、従来は医学や医療の対象とされることのなかった老化や性関係や出産やアルコール依存やニコチン依存などの生活領域における各ステージを医学や医療の対象として定義しなおすというタイプの権力としてたちはたらき、結果的には人びとの自発的服従をよびさますものなのです。

この場合の「自発的服従」の源泉は、全体としてのあくなき健康欲求の気分であるといってもよろしい。すでにのべたように、健康欲求があらたに喫煙病をふくむ病気をうみだしてくるのですが、こうした健康欲求は、イリッチもいうように、近代の国民国家の誕生とともにはじめてつくりだされてきたものです（前掲書、二五五頁）。

つまり、こういうことです。近代国民国家において人びとは「人口」という資源になり、健康がまず軍隊のゲバルト力、次には労働者の生産性、さらには母親の再生産性をはかる尺度にされたということで、その尺度の測定には欧州各国につくられた医療警察が従事し、健康のおしつけに邁進したという次第。しかし、一方では近代的市民的権利（幸福追求権）としての健康への観念も成立し、この義務としての健康と権利としての健康が手をむすび、やがて自発的服従としての健康欲求が成立していった、というのがイリッチの議論にたいするここでの私の解釈です。

近代国民国家の成立が「義務としての健康」観をうみだした事情はこの国においても共通しています。田中聡は、健康義務感の成立を富国強兵政策の付随物ととらえて、次のように指摘しました。

「徴兵制のもと身体を合格・不合格にわける検査を、成人式のごとくすべての男子が一度は受けるようになった」(『健康法と癒しの社会史』青弓社、一三六頁)。

本質的にいえば、徴兵検査における「不合格」は天皇の軍隊の戦闘要員として体格的に不的確であるにすぎないのに、「不合格」を宣告された側としては健康増進とそれにともなう体力増強の努力をおこたった「非国民」として、その宣告に恥じいり、かつ天皇に謝罪しなければならないという境涯においこまれたわけですから、この徴兵検査は人びとの「自業自得」感情を刺激するうえでまさに効果てきめんであったといえるでしょう。

国家にとっての「資源としての人口」というイリッチの言説は、すでにふれたフーコーの命題にも一致しています。「バイオ・ポリティクス」の概念がそれを説明するものです。それは、権力の統治実践に供される問題を合理化するために、人間集団の現象的な特性を人口(健康、衛生、出生率、寿命など)として徹頭徹尾とりあつかうある種の技術を意味します。個人は「人口」に解消されるものではないのに、統治権力にとっての個人は「人口」そのものである、というか、「人口」そのものでなければならないのです。フーコーはこの点の究極形を次のように表現しました(手元に出典原本がないので、孫引きをおゆるしいただきたい。Dean, M., *Michel Foucault; A Man in Danger.*, in G.Ritzer & B.Smart eds., 2001, *Handbook of Social Theory.*, Sage Pub., p.332)。

「人口は国家が必要とする以上のものであってはならないので、必要とあらば国家は虐殺の権限をもつことになる」。

ナチス権力による「民族浄化」の史実をフーコー流にいいかえれば、バイオ・ポリティクス（生の政治学）の裏側には、いわばサナト・ポリティクス（死の政治学）がひそんでいたということになるわけです（本書第四章以下で詳述するように、いわゆる安楽死・尊厳死法制化の策動や脳死・臓器移植の医療化もこの範疇にぞくする問題です）。

周知のように、フーコーの権力論とは、実のところ、服従論の謂でもあるわけですから、こうしたバイオ・ポリティクスは服従者の自発性によって補完され、やがてそれ自体として完成することになるはずです。ここでの文脈にうつしかえていえば、服従者の自発性はあくなき健康至上主義（ヘルシズム）として具現されてくるものです。この場合のヘルシズムは健康欲求であると同時に、健康幻想でもあって、その点であきらかにイデオロギー形態をとることになります。

ヘルシズムとは健康への目的観念以外の何者でもありません。本来ならば、健康以外の何事かを達成するための手段として健康状態を維持しようとするものとおもわれますが、この場合は健康それ自体が目的になってしまい、にもかかわらず、健康にはそもそも実体がないという次第です。人びとが健康それ自体を目的視する背後には、本質的には何らかの他者（バイオ・ポリティクスの行使者をふくむ）による強制があるはずなのですが、人びとは個人的にはそうした強制には無自覚なまま、自らの主体意思でえらびとっていると観念してしまうような構造をヘルシズムとよぶわけで、それゆえにこそヘルシズムは純然たるイデオロギーになるのです。パーソンズは病気を「逸脱」ととらえましたが、実のところはアベコベであって、ヘルシズムをこそ「逸脱」というべきでありましょう。

誰もが健康にいきるということは、反語的にいえば、誰もが病人のようにいきるということです。とりあえず健康にいきて喫煙している人びとが、いまや喫煙「病者」としてカウントされるようになった結果、病人のようにいきることが社会的に要請ないし強制されることになりました。また、とりあえず健康にいきている人びとが、自発的ないし組織的要請にしたがって精密な健康診断をうけた結果、たとえば高脂血症と診断され、コレステロール低下剤を処方されることによって、おしもおされもせぬ「患者さま」に抜擢されてしまうのです。くりかえしのべたように、健康には実体がないのですから、とりあえず健康にいきていても、それは健康ではないという医療側の託宣をうけてしまえば、もうそれ以降は医療側によって命名された病名どおりの患者にならざるをえません。健康ファシズムはここに完成するわけです。

健康補助食品のCMに「健康な人がより健康になる」という文句がありますが、それは「より健康になる」前のフツーに健康な人は病人なのだ、とする意識誘導以外のなにものでもありません。健康な人がより健康になるには、現在の状態を健康とおもってはまずいわけです。したがって、「より健康になる」という言説の先にはたぶん「より、より健康になる」という言説空間が首をながくしてまっているにちがいありません。その先には、さらに「より、より、より健康」という無限のスパイラル状の刺激が。

「健康な人がより健康になる」という言説の、わけのわからぬ呪文性は、医療なのか医療でないのかが判然としない領域、たとえば美容整形（美容外科）で頂点にたっするようにおもわれます。関西のテレビCMでもっとも登場頻度のたかい高須クリニックのHPを閲覧していたらば、次のような絶妙な解説が目にとまりました。

「美容整形は患者の健康な体に直接メスを入れ、何かを注入したり反対に吸引したりするといった本来の生活の中では絶対に体に起こりうるはずのないことをするのですから、過剰にやりすぎますともちろん危険ですし、最悪命を落とすこともあるほどです」（http://www.biyo-geka.info/01.html）。

確かにそうだといえばそうなのですが、それにしても、「患者の健康な体」とは、まさしく「健康な人＝患者がより健康になる」を具現する洗練された表現というべきでしょうか？　なにしろ美容外科の消費者は「患者」なのに、その肉体は「健康」なのですから。健康な体にメスをいれて、最悪の転帰（死亡）をとることもあるというのは一種のアイロニーとしてうけとるべきでしょうか、それとも、これをこそ「逸脱」とよぶべきでしょうか。「健康な人にメスを入れる」ということで誰もがおもいだすのは富士見産婦人科病院事件（一九八〇年発覚）です。なにせ「疾患のない患者」（というのもヘンなのですが）を「あなたの卵巣は腐りかけている」と脅迫し、健康な子宮や卵巣を摘出して金儲けにいそしんでいたというのですから。

もちろん、美容外科は「健康な体」をターゲットにしているので、医療保険の適用にはならず、したがって長期入院が必要になるタイプの美容整形術では数十万円から百万円単位のお金を、そして日帰り整形術でも十万円ほどはそれぞれ請求されるようです。また、美容整形外科医は医師であり、実際、高須クリニックの高須克弥院長も昭和大整形外科の出身で医師免許をもち、日本医師会にも加入しています。

先に引用した田中聡は雑誌『別冊宝島一六二号・人体改造』（一九九二年）に掲載された高須克弥院

長のインタビュー記事を引用しているので、ここではそれを再引用します。そこでは、高須院長が美容整形を「第四次医療」と規定しながら、次のようにかたっていました。「美人の女性が年をとって、局アナをおろされたりモデルをやめることになったりしたのを、もう一回皺を伸ばして若がえらせ、仕事を続けられるようにすることも立派な治療であり、リハビリテーションなんです」(田中聡、前掲書、一二八頁)。

高須院長によれば、第一次医療は治療医学、第二次医療は予防医学、第三次医療はリハビリテーション医学、そして第四次医療(美容整形)は「健康な人をよりよくする医学」ということになるそうです。してみると、禁煙治療が「単に煙草をすう健康な人」を喫煙「病者」にしたてたうえで「健康状態をよりよくする医療」として保険適用になった実績からするならば、アイロニーとしていえば美容整形外科術も遠からず保険適用になるかもしれません。うつくしくなりたいという気持ちが病的だというとらえ方と、煙草をすいたいという気持ちが病的だというとらえ方との間にさほどの違いもないようにおもわれるからです。

「健康状態をよりよくする医学」としての第四次医療は、くりかえしますが、誰もが病者のようにいきることを前提とした医療(医療というべきかも相当に疑問ですが)の謂なのであって、健康者が病者の振舞い＝役割演技をひきうけることによってのみ成立する領域だといえましょう。そのようにかんがえると、この第四次医療は昨今流行の「癒し」ファッションの医学的言い回しであることが判然としてきます。

「癒し」は本質的に娯楽の様相をていする消費行動というべきです(ちょうど温泉治療が旅行娯楽の

付随物になり、やがて治療そのものが娯楽と観念されるようになった事態によく符号するようにおもわれます）。健康な肉体にメスをいれる美容整形外科は、消費者にとっては身体の消費であると同時に、提供者にとっては純然たる娯楽産業であるというべきでしょう。つまりは、人びとをさんざんストレスにさらしておきながら、笑いで「癒し」てくれる寄席を設定するこの社会の構造にみられるマヤカシにもにたものがそこにはありそうです。不美人が美人の欠損病態であり、しかめっ面は笑いの欠損病態であり（もちろん、笑いが免疫力をたかめることはありえます）、喫煙は非喫煙の欠損病態であるというわけですから、美容外科も寄席も禁煙外来もすべて「癒し」産業の範疇にぞくするものであるといわねばなりません。不美人であることは、感染によるものでもなければ依存によるものでもなく、もちろん何らかの病気の未然形でもありえないので、美容外科の処置はいささか医学的であるにもかかわらず、もしかすると「寄席」の木戸銭が保険適用になったとしても美容外科がそうなる可能性は、やはり、皆無でしょう。

ここで、アメリカでの医療社会学者の喫煙問題への一つの接近法を紹介しておきたいとおもいます。というのも、この国にもある程度まで類似した状況があるかもしれないのに、そのような観点にたった喫煙問題への言及が割合にすくないようにおもわれるからです。そのような観点とは、要するに、健康を社会問題として議論する観点のことです。

健康問題の重要な変数として社会階層をとりあげたコッカラムの論文をまずここでは検討します（William C.Cockerham, *Health as Social Problems.*, in George Ritzer, ed. 2004, *Handbook of Social Ploblems: International Perspective.*, Sage Pub. pp.281-293）。この論文には「喫煙」についての小項目がふくまれており、そこでは

喫煙行動が、エージェンシーとストラクチァーとの間の弁証法的な関係によって影響をうけるものであるととらえられています。エージェンシーとは自分の行動を選択する行為者の能力を意味し、ストラクチァーは社会的相互作用における秩序（制度や役割）、制度的な社会的関係性（地位や階層）などを意味します（p.281）。喫煙するかしないかの決定はエージェンシーの課題というように一般には理解されているけれども、実をいえばそうではなく、ストラクチァーとおおいに関連していることがすでに証明されており、喫煙にかんする決定が完全に個人的な事柄ではないことがあきらかになっているというわけです。

つまり、ジェンダー、民族、社会階層といった社会構造的な要因が関連しているのであり、コッカラム自身の研究によっても、次のような事実がみえてきたということです。「たとえば男性は女性よりも喫煙するが、男性の方が喫煙から離脱するのがはやい。非喫煙者についていえば、白人男性は黒人男性より、教育程度のたかい人はひくい人より、上層階層は下層階層よりも、いずれも喫煙から離脱しやすい。また、英国での研究によると、喫煙はおおむね貧困者の習慣であって、非熟練労働者は専門職の三倍も喫煙率がたかい。アメリカの健康統計センターによると、高卒以下の学歴の人は大卒以上とくらべると喫煙率がやはり三倍高いことがしめされている」（p.282）。つまり、喫煙には社会的なパターンがあって、このパターンはストラクチャーと完全に無関係でかつデタラメな個人的決定によるものではないことが示唆されているわけです。そこからコッカラムは次のように結論しています。「喫煙者にたいする（自業自得論的な）犠牲者非難のアプローチは有効ではない。というのも、（犠牲者非難だけでは）どうして不利な立場にある人が喫煙のようなまずしい健康習慣や、こうした行動を強化する社会状況の性質にひきずりこまれるのかを説明できない」（同上）。

同様の問題は、欧米社会では喫煙習慣と類似のスティグマのターゲットとされる肥満についての研究でも指摘されています。たとえば、フェラーノらの研究は、アメリカでの国民健康栄養調査とその疫学的追跡調査の分析という形をとりました（Ferrano, K.F & Jessica A. Kelley-Moore, 2003, *Cumulative Disadvantage and Health: Long-term consequence of Obesity.*, American Sociological Review. 2003, VOL.68, pp.707-729）。すなわち、一九七一年から七四年までにあつめられた六千九百十三人について、八二年、八七年、九二年に面接調査をおこなう形で追跡した結果の再分析です。

やはり、ここでも肥満が社会経済的にひくい地位の人によくみられるものであることがわかりました。「我々は、肥満が社会経済的地位と健康の媒介変数であることにきづいた」（p.723）と記述しています。それと関連して、肥満が地位獲得過程で不利に作用するばかりか、賃金をさえ抑制するという相当ヤバい事実も明確になりました。とくにフェラーノらが強調するのは、肥満の蔓延と社会変動との関連です。「実際、肥満の蔓延は社会的に構造化されているのであって、その構造化は食品産業や飲食産業、ダイエット産業の興隆によって証明されている」（同上）。

フェラーノらはそれ以外にも興味深い事実を指摘しています。たとえば、肥満はたしかに健康上の問題ではあるが、肥満からの離脱（痩せること）が健康問題を解決するものでもないという事実です。肥満状態からだっした人びとは平均以上に障害をもっていることがあきらかになり、その健康度はずっと肥満状態をつづけた人びととかなり類似していたというのです（p.724）。また、普通には、体重をへらすために持続的な運動が有効性をもつとかんがえられていますが、フェラーノらによれば、たしかに運動は健康上の利益に奉仕するが、体重減によって健康向上がはたされる事実はない、とものべていました（同上）。

社会構造と健康との間にはかなりの相関性がみられ、不利な社会的立場におかれた人びとにおいて喫煙や肥満が健康上の不利を一定具現するということは間違いないようです。したがって、かりに「生活習慣病　life-style disease」という用語に一定の正当性があるとしても、そうした「生活習慣」をうみだし、そだてあげる経済的・社会的・文化的な文脈をよみとかないかぎり、実は何をもいっていないにひとしいことになるわけです。

要するに、健康が社会問題になるのは、人口の特定部分が健康的な生活条件や適切なヘルスケアをうばわれる時なのです。世界規模で人びとはかつてなく長寿になってはきているものの、経済的な不平等がおおきくなっているのと同様に、健康における不均衡も地球規模で階層間格差を増大しているという次第です。これは欧米の状況からの指摘ですが、この国においても経済格差が増大しつづける現況において、同様の視点から社会問題としての健康にアプローチする努力がますます必要になるようにおもわれます。逆にいえば、あくまでも個人的要求としての「癒し」は、社会的な「癒し」にめくらましをかけ、社会問題としての健康を個人問題としての健康にすりかえ矮小化する詐術への同調をウォーム・アップするのです。

すでに縷々のべてきたように、喫煙者は現行の健康強制社会における典型的なひとつのスケープゴートとして類型化される存在になりました。もちろん、かんがえてみれば、「喫煙病」にかぎらず、新たに認定・創造されたすべての病気はそれぞれの社会におけるスケープゴートだったともいます。スケープゴートは自然的、自動的に湧出するものではありません。ことごとく人為的な産物であり、その意味で医療化の過程はスケープゴートの創出過程に照応するものであったともいえるでしょう。

4.「与死」もまた「癒し」の社会政策なのか?

英米語には「病気」に関連する多数の概念がありますが、代表的なものとしては、disease、illness、それにsicknessをあげることができます。英米語圏に居住しない人間には、この三種類の概念をなかなか区別することがむずかしい。試みにハンディな英和辞書をひいてみますと、diseaseには「病気・弊害」、illnessには「病気・不健康」、sicknessには「病気・不健康・吐き気」といった訳語がそれぞれついています(『新リトル英和辞典』第6版、研究社)。見てのとおり、これらの訳語によって上記三概念を意味的に区別することはできません。

しかし、やはり、これらの概念には意味上の違いがあるようでして、たとえば、次のような説明がなされることもあって、おおむね首肯できるようにおもわれます。diseaseとは「能力をうしなわせて生への期待をうしなわせる生理学的な出来事」、また、illnessとは「能力の感覚ないし知覚についての主観的な身体状態」、そして、sicknessとは「社会秩序への参加に基礎づけられた健康アイデンティティの社会的定義」ととらえる説明です（Andrew Twaddle, 2004, *How Medical Care Systems Become Social Problems*., in G.Ritzer ed. 2004, *Handbook of Social Problems: A Comparative International Perspective*., Sage Pub., p.299）。

本稿で問題にしてきた事柄が、sicknessの範疇に見あうものであることはいうまでもありません。diseaseが客観的な生理学的な出来事であるのにたいし、illnessはその生理学的な出来事に反応する身体への主観的な判断（不調や不快といった病感ないし愁訴）を意味するでしょう。それにたいして、sicknessは病気の社会学的な過程であるといってよろしい。その意味では、パーソンズが病人役割をdisease-rollやill-rollとはいわずにsick-rollとよんだのは、その限りで妥当であったといえます。むろん、これら三つの範疇がいずれも、「病める人」がヒーラー（健康問題と闘える特別な能力の所有者＝癒し師）をさがしもとめる時に直面する状況に照応するものであるとはいえますが。

文化人類学者・山口昌男は次のように記述しています。「病気というものはそれによって体内のみならず、外部の何らかの兆候（シンプトン）を読み込むメッセージだったのです。その媒体を追放するのではなく、それを〈飼う〉ことで、自分の身体と対話するという能力を備えることに意味があった」と（『病いの宇宙誌』、人間と歴史社、一一二頁）。

しかし、近代国民国家の成立は、そのような人間と病との関係性を見事に切断してしまいました。近代国民国家は、すなわち等質な基礎学力、等質な労働力のみならず、すでに指摘した富国強兵を射程においた等質な健康と体力を国民に強要するシステムを内包していました。かくてすべての病気は近代国民国家のエトスにおいて排除すべき異物として位置づけられることになったのです。近代医学の成立は一九世紀の出来事ですが、それは病原菌を排除すべきスケープゴートとしてとらえる認識の成立と照応していました。この際、判然とさせておくべきことは、病原菌を排除すべきスケープゴートとみなしただけではなく、当然のことに、病原菌の感染者をも同時に社会のスケープゴートとみなすようになったという事実です。

かくて病原菌の感染者は隔離されることになりました。しかし、どのような隔離にも感染・発病者への治療的な意味がないことはいうまでもありません。隔離は非感染・非発病者を中軸にすえた社会防衛的な意味しかもちえないのです。「社会秩序への参加に基礎づけられた健康アイデンティティの社会的定義」がsicknessの内実だということはすでに紹介したとおりですが、隔離とはまさに秩序現象の具体的な発露であるわけです。

秩序は、周縁部分の残余概念でしかありません。感染・発病者は、まさに感染し発病したという診断によって社会秩序の中心から周縁に排除・隔離され、その排除・隔離という形態において社会秩序への参加役割を強要された存在になりはてるわけです。換言するならば、感染・発病者という周縁部分の析出過程が、健康者という中心カテゴリーの産出ソース（資源）としてたちはたらくのであって、所詮、「フツー」とはそのようなものでしかありえません。近代国民国家の状況において成立した医学は、山口昌男がいうように、「病原菌をスケープゴートとして排除する技術として成立」したものであったのです（前掲書、七四頁）。

確認しておきたいことは、病者が「癒される」ことなどありえないという事実です。その理由は二つあります。一つは、原則的にいって、病者は「癒される」べき客体ではなく、自らを「癒す」べき主体であるからです。もう一つは、「癒し」によって「癒される」のは当該病者以外の存在であるからです。それにもかかわらず、現実には、人びとは「健康であると証明されるまでは病気であると見なされる」のです（前掲『脱病院化社会』、九三頁）。そのうえ、病気である自分を「癒してくれる」のはいつもヒーラー（癒し師＝医者）であるという常識的知識が蔓延していて、さらにそのヒーラーが官僚的な医療化社会のトップにたっている事実にかわりはありませんから、病者が自らの病気に正面からたちむかうことなどハナからできる相談ではありません。自らを「癒す」べき病者が、「癒し」をほっする周囲世界によって見事に消費されていく構図がここにできあがるのです。

「癒す」べき対象は「病者」ではなく、「病者」をうみだす「社会」であることを再度指摘しておきたいとおもいます。イリッチは、前掲『脱病院化社会』をいささか修正するために執筆した文章の中で、十二世紀前半のフランス人司祭・フーゴー（あるいはユーグ）の思想を肯定的に紹介していま す。とりあげられているのは、技術にかんする「緑の論理」についての議論です。「みずからの罪によって自然の秩序との葛藤におちいった社会が、その状態から癒されるための術、それが彼（フーゴー）にとっての技術なのです」（I・イリッチ、前掲『生きる思想』、一七七頁）。ここでいわれている社会にとっての「癒しの技術」には手仕事、採鉱、交通、それに演劇もふくまれます。こうした技術がどのような意味をもっていたかというと、「人間によって損なわれた自然と、それゆえにそうした自然から脅かされる人間とのあいだに生じた・歴史のなかで傷つけられた関係を、いくらかでも耐えやすくつくりかえようとする社会の努力の物質的表現」、それが技術のもつ意味だというわけです。

ところが、そのような意味での「癒し」の技術は、いまやほとんど問題にもなることがありません。くりかえしになりますが、いま、この国で最大の問題になっているのは（実をいえば、かならずしも「この国」だけの問題ではないのですが）、ヘルスケアにおける「健康への個人責任」というイデオロギーの強調なのです。それは、いわゆる補助医療や代替医療にみられる個人主義的なヘルスケアのファッション化としてはもちろん、健康と病気にかかわる社会科学の個人主義的アプローチの流行としても具現しています。「健康への個人責任」の強調は、病気の「自業自得」論を出発点にした「犠牲者非難」というきわめて今日的で社会政策的な健康イデオロギーにリンクし、旧式の優生思想をよみがえらせつつ新式の優生思想の土壌を準備するのです。

日本移植学会がそこまで考えているのかとおどろき、かつ、あきれ、はたまた恐怖するような文献にいきあたりました。もちろん、それは同学会の統一見解ではなく、その学会誌の一論文の論調でしかないといえば、それはそうなのですが、すくなくとも同学会誌の査読委員会ないし編集委員会によって掲載が決定されたものではあるはずですから、その論調が同学会の考え方の許容範囲におさまるものと判定されたことはまず間違いないとおもいます。同学会誌『移植』四〇巻二号（二〇〇五年四月）に掲載された「臓器提供に思う……直接本人の医療に係わらない人体組織等の取り扱いルールのたたき台提案」（一二九〜一四二頁）がそれであって、筆者は株式会社ローマン工業細胞工学センター所長・松村外志張でした。この筆者名には記憶がありました。それは、それ以前に収拾していた文献の筆者名であったからで、その文献の題目は「患者本人の治療以外の目的での人体ならびにその部分を対象とする取り扱いの在り方について」というものでした（日本組織培養学会編『組織培養研究』第二三号、二〇〇四年六月、九一〜一一四頁）。多量に収拾している医学関連資料の中でなぜこの筆者名および文献が印象ぶかかったかというと、その論文の書き出しに論文全体のある種のおぞましさが凝縮しているような感覚をもたねばならず、それゆえ記憶の襞にとどまっていたからです。

「医学生命科学研究ならびに関連実務分野と、患者本人に対する治療行為以外での生身の人体、あるいは切り離した人体の部分（ヒトモノ）を対象とする取り扱いはいまや不可分である」（九一頁）。

ある意味では、移植医療がもっている人間観・人体観が過不足なく表現されているともいえるのでしょうが、それにしても、「切り離した人体の部分＝ヒトモノ」とはなんともいえないレトリックであります。ここでいわれている「ヒトモノ」というのは、人体のあらゆる臓器、組織、細胞、遺伝子DNAなどをふくんでおり、要するに、今後、こうした「ヒトモノ」の輸出入をベンチャー企業がになう場合のリスクを軽減するために一定の法律的枠組みが必要だというのが論旨なのでした。

さて、このヒトモノ論者・松本外志張のもう一つの論文「臓器提供に思う」における論調ですが、ここでのキーワードは松本の造語「与死」です。松本は「与死」を「殺害」および「尊厳死」と区別して、次のように定義しています、実際には区別になってはいませんが。

「与死は殺害と類似して、本人以外の者（あるいは社会）がある者に対して死を求めるものであるが、ここで殺害と異なるのは、本人がその死を受け入れていることが条件であるという点である」「与死が尊厳死とは異なるのは、尊厳死は、死を選択するという本人の意思を尊重するという考え方であるのに対して、与死は、社会の規律によって与えられる死を本人が受容する形でなされる」（一三八頁）。

「与死」は、本人が死を受容している点で「殺害」とはことなるというのですが、死を受容しているとはいえ、その受容は「社会の規律によって与えられる死を本人が受容する」という意味での受容ですから（松本は「本人が受容していることを前提として、一定の社会的ルールのもとで生者に死の選択肢を選ばせる」ことを与死といっていますから）、結局は、社会的規律による死の強制的選択を主張している以外のなにものでもないことがわかります。

松本は、「社会的規律」の内容についてくわしくはふれていませんが、松本がかかげる「生存者意思優先の原則」からして、治療側、医療経済、家族の都合等々がすべて「社会的規律」を構成することは明白です。松本の文脈は、脳死・臓器移植の進展をはかる一点に集約される体のものではあるのですが、しかし、その時々に構成される「社会的規律」のありようによっては、脳死状態の人のみならず、移植臓器を待つレシピエント候補者をふくむ重症者にも「与死」行為がなされないという保障はありません。ここでは「尊厳死」問題や脳死・臓器移植問題はとりあげませんが、しかし、みてのとおり、松本の議論は、日本尊厳死協会や脳死・臓器移植の推進側が尊厳死や臓器抜き取りの対象に「末期ではない不治の人びと」、すなわち遷延性意識障害（いわゆる「植物」状態）やALS（筋萎縮性側索硬化症）、さらには重度重複障害の人びとをもふくめようとしている現実にかなりかさなりあうものであることが明白であります。

このように、松本の思考の中に極端な優生思想の吐露をみてとることも困難ではありません。それならば、松本の思考を特殊で異常なものとしてきりすてられるでしょうか。もちろん、一刀両断にきりすてるべきだとはおもいますが、そうしたとしても、実のところ何ほどの意味もないのです。それというのも、松本の思考内容はこの国の現在の社会変動の方向性を過不足なく先取りしているものでもあるからです。いうなれば、生命の切り捨てを視野にいれた医療・福祉の切り捨ての動向ですね。社会政策としての「与死」です。

高齢者は現役世代の五倍の医療費がかかるといわれます。ここに目をつけて高齢者切り捨てを露骨に政策化したのが、二〇〇六年六月に成立した医療制度改革関連法でした。主な内容は、周知のとおり、①七十～七十四歳の窓口負担を現行の原則一割から二割へ、②七十歳以上の現役並所得者（単身世帯年収三百八十万円以上、夫婦二人世帯で五百二十万円以上）の窓口負担を二割から三割へ、③七十歳以上の長期入院者の食費・居住費を自己負担に。一般世帯の人で月額五万二千円、④七十五歳以上の全高齢者から保険料を徴収する後期高齢者医療制度新設。想定保険料は全国平均六千二百円、⑤医療費の自己負担月額上限の引き上げ、等々です（その一部は「凍結」されましたが、「解凍」されるのは時間の問題だとおもわれます）。

これは、もはやエイジズムをこえた高齢者虐待というべきです。そもそも厚生労働省の医療費見積もり自体がきわめていい加減であることを指摘する必要があります。二〇〇六年度の医療給付費（医療費から患者自己負担を除いた各医療保険と税の合計）は二十七兆五千億円と見込まれていますが、厚労省は今回の改定がなければ二〇二五年度に五十六兆円にふくらむが、改定によって四十八兆円にとどめうると説明しています。ところが、同じ厚労省が一九九四年に二〇二五年の国民医療費を百四十一兆円と予測していたのに、二〇〇五年の二〇二五年予測では六十五兆円と半分以下に大幅下方修正していた事実があります。ここで厚労省の杜撰さを指摘すべきは当然だとしても、それ以上に、厚労省による高齢者虐待の政策化をこそ指弾すべきだとおもわれます。そのことは、いわゆる療養病床の六割削減法の内容に端的に見て取ることができるでしょう。

療養病床を従来の三十八万床から十五万床に減らすことで二〇一二年度までに、医療保険で四千億円が抑制されるという計算になっています（療養病床の削減は、二〇〇八年になって、いささかの緩和方針がだされましたが、それでも大幅削減の方針に変更はありません）。現在療養病床に入院している高齢者がどこに移動させられるかというと、リハビリ中心で医師・看護師がすくなくてもすむ老人保健施設（老健の場合は医師一人の配置でよい）や有料老人ホーム、特別養護老人ホーム、あるいは在宅ということになります。しかし、現実の問題として、たとえば特養への入所など二年待ち、三年待ちが一般的なのです。さらに今回の法改定によって、都道府県ごとに平均入院日数削減計画も策定させることになりました。療養病床からリハビリ中心の老健や老人ホームに転換するとしても、リハビリを担当する理学療法士の大部分は病院など医療施設に勤務しており、老健や老人ホームなどの福祉施設には一割ほどしか配置されていないのが実情です。さらに、二〇〇六年四月からの診療報酬改定によって、リハビリの利用日数に病気ごとの上限が設けられることになったこともわすれてはなりません。『朝日新聞』（〇六年六月五日付）の「時時刻刻」欄には「患者切り捨てだ」というリハビリ専門医の声、「寝たきりに戻る不安」をうったえる脳卒中後のリハビリ患者の悲鳴等が満載されていましたが、こうした痛切な訴えが政財界にはまったくとどく様子もありません。

今回の医療制度改革関連法の内容は、日本経団連の意向を完全に反映したものでありました。ここでは詳細にはふれませんが、法に盛り込まれた内容は、日本経団連が二〇〇五年十月に発表した「国民が納得して支える医療制度の実現……二〇〇六年度の医療制度改革に向けた日本経団連のスタンス」にすべてふくまれていたものばかりです。すなわち、企業の保険料負担を抑制して国際競争力をつけたい財界の意向がそのまま法案の形をとったといっても、けっして過言ではありません。「財政責任と権限をもった独立した保険者を設け、給付の平等・負担の公平の観点から、コントロールの効かない老人保健拠出金と退職者給付拠出金を廃止」云々の文言に、日本経団連のなみなみならぬ意向が凝縮しています。ここでの政財界の癒着的メッセージの本質的な中身は、末期ではないが不治の患者（障害者）、あるいは高齢者患者（障害者）にたいする「役立たず、は死ね」というものでありましょう。

「原野を遊牧する民は、移動生活に耐えられなくなった者を原野に置き去りにするのが習慣であった。ある地域では、ある程度以上に衰弱した身体状態（いわば死に体）となった者は、まだ息があっても埋葬した。（略）それでは生きながらに遺棄されたり埋葬される者は怨念の中に死んでいったのであろうか。そうではなかったであろう。それはその社会の掟であり、自分もその両親をそうしたのであり、いま自分の番となって従容としてそれを受け入れたに違いない」。

前記は、「ヒトモノ」概念にもとづいて「与死」の許容（強要）を主張した前掲・松本外志張の論文「臓器移植に思う」にふくまれた文章です（一三八頁）。医療制度改革関連法の思想は、あたかも「与死」思想の政財界版の具体化であるかのごとき様相をていしています。すなわち、「与死」の思想が法律の形で「社会の掟＝社会的規律」として具現したことになるわけです。『楢山節考』的な棄老がかつて現実にあったと仮定しても、高齢病弱化した地域の権力層が棄老の対象にされることはおそらくなかったはずです。厚労省研究班による介護者アンケートによると、高齢者介護を担う六十五歳以上の三割が「死にたい」とかんじている実態があきらかになりました（『朝日新聞』二〇〇六年四月二十日付）。現実にも、老・老介護による悲劇はあとをたたないのですが、松本や政財界は、介護されている高齢者にたいしても、介護している高齢者にたいしても、おそらく、即座に「従容として死ね」と命令するのではありますまいか。

すでにのべたように、自らを「癒す」べき病者・高齢者・障害者が、病者・高齢者・障害者の「癒し」とはまったく次元のことなる「癒し」をほっする（命令する）周囲世界によって見事に消費されていく構図がこの国においてはいまや完成の域にたっしたといっても過言ではありません。こうした統制側のめいじるタイプの「癒し」政策に迎合する人びとだけがある程度の温情をさしむけられるのです。

たとえば、日本経団連二〇〇五年五月の意見書「医療制度のあり方について……制度存続のための公的給付費の効率化・重点化」の中には、次のような提言がありました。「疾病予防、とりわけ健康づくりに積極的に取り組む者とそうでない者とは、医療保険制度上、差異を設けることも検討に値する」。すなわち、食事、睡眠、運動、喫煙等といった生活習慣をみなおすことが、医療機関の適切利用の責務の履行につながると主張することによって、それらの生活習慣の是正にとりくむ者のみを期待される「健康づくり」の義務履行者とみなして、医療保険上優遇すべきだというわけです。逆に、健康づくりの義務を履行しない者（生活習慣をあらためない者）は、疾病の「自業自得」性の論理のもとに、制度上、「癒すべきでない」存在に指定され、医療保険上のペナルティ（差別的な取り扱い、排除等々）をあまんじてうけいれねばならないというのです。

5．おわりに

ここでは、いささか喫煙・禁煙問題についてのおしゃべりがすぎたかもしれません。しかし、禁煙ファシズムともいうべき社会的なエトスの醸成が、「生活習慣病」なる脅迫的な医療言説をベースにして、疾病の「自業自得」観を強化し、人びとをさらなる健康幻想に強迫的に同調させている状況は、まことにシンボリックなのであります。

煙草が健康によくないこと、このことは一般論としては自明にぞくする事柄です。だが、しかし、健康によくないことなどこの世の中にはゴマンとあって、たとえば、私はこのあまりデキのよくない文章をかきつづるために「寝食をわすれる」という不健康な数日をすごしています。しかし、かきたいために「寝食をわすれる」不健康を選択しているのであって、もし、一週五コマの授業をこなしつつ他の本務・雑務を消化しながら、毎日、八時間以上の睡眠をとり、一日二時間ほどのウォーキングをつづけ、一食に必要な三十食材を方々かけまわってかいあつめ、三度の食事を数時間かけてたのしむ、などという生活習慣を貫徹していたらば、この原稿をかけないどころか、かきたいという意欲までうしなってしまったにちがいありません。ありていにいって、この原稿を完成させることがさしあたりの私の「生き甲斐」なのであって、そうした生き甲斐をかんじるために「寝食をわすれる」というはなはだ不健康な生活を数日間「享受」している次第なのです。この原稿を完成させれば、久々に三千メートル級の登山にいどみたいのですが、もしかすると、崖からの転落といった不健康どころではない生命の危機がまっているかもしれません。だが、それをしも「生き甲斐」をかんじるためのコストととらえる考え方もないわけではありません。本質的に喫煙も同類の問題でしかありえないのです。

私の考えでは、もし健康にあえて一定の定義をあたえねばならないとすれば、それは、さまざまな個人的・集団的・社会的な「生き甲斐」を個人的に感得しうる過程ないし状態ということになりましょうか。しかしながら、健康至上主義（ヘルシズム）流行の現状をみるとき、「生き甲斐」のないノッペラボーな健康、つまり、健康それ自体を目的視するような空洞化された健康観が大手をふってあるいているようにおもわれるのです。

問題は、それにとどまりません。喫煙は健康によくない個人的な嗜好でしかありませんが、統制側にとっての問題は個人ではなくどこまでも「人口」なのであって、いわば「民族浄化」の対象設定の問題なのです（その意味で、「受動喫煙」問題のことあげは、ますます喫煙者排除を合理化することになりました）。いまは喫煙者が集中砲火をあびていますが、次はどこに飛び火するかしれたものではありません。

医療費や福祉予算の削減という統制側の意図でしかないものが、人びとの「癒し」願望を刺激し、統制側の意図への人びとの積極的服従をうみだすところに問題の本質があるのです。人びとが「癒し」をもとめるのは、さらなる自らの健康増進をねがってのことであることはわかりきっているのですが、しかし、おいもとめている健康に到達すべき実態などありえようもないことに、おおくの人びとはきづこうとはしません。その意味で、いかに癒されようとしても、最終的に癒されるなどということはありえないのであって、逆にいえば、だからこそ人びとはますます「癒し」への渇きをおぼえつづけることになるのでしょう。そこに統制側の「自業自得」論的な脅迫作用が作動すれば、なおさらのことであります。

健康であることへの無限の価値付与は、必然的に病者・高齢者・障害者への無限の価値剥奪へと連動していくはずです。それを自明視させる「優生思想」（とくに権力的強制をまたずに自発的に作用する「内なる優生思想」）にどのようにたちむかうべきか、それを考察するのが本稿の目的でありました。

第二章　ヘルシズムの納得強制パワー

——健康増進法と優生思想

1．問題の所在

『癒しの時代をひらく』の著者・上田紀行は、「二一世紀を拓くキーワードのひとつは、間違いなく〈癒し〉だと思う」としるしています（法藏館、一九九七、一頁）。実際、世はあげてヒーリング・ブームであって、〈癒し〉は商業的にも活況をていし、ヘルシズム（健康至上主義）にとりつかれた人びとは各種のレベルで〈癒し〉の消費活動に邁進しているかのようであります。

手元にある『広辞苑』第四版（一九九一年一一月）をみると、「癒す」という動詞はあるものの「癒し」という名詞は掲載されていません。しかし、私が最近購入した『新和英大辞典』第五版（研究社・二〇〇三年七月）にはすでにその名詞が掲載され、親切にも関連項目として「癒し系」とか「癒しブーム」なども記載されています。この名詞は辞書的概念としてもほぼ定着しつつあるものとおもわれます。

もともと〈癒し〉の元祖ないし発信地は魂の救済を媒介する宗教であったにちがいありません。宗教への社会学的あるいは文化人類学的な接近が、宗教における〈癒し〉メッセージを、部分細分化の近代医学の止揚をめざすホリスティック・メディスンのメッセージにシンクロナイズさせる役割をはたしたことも、たぶん、まちがいないでしょう。その点、〈癒し〉言説が「全体性としての人間」への再注目を人びとに慫慂していることの功績は、もしかすると、それなりに評価されてしかるべきであるのかもしれません。*1

ところで、消費としての〈癒し〉を人びとに体験させるメディアは、たとえばヒーリング・グッズ、ヒーリング・ミュージック、ヒーリング・アート等々でありましょうが（実際、よしあしぬきに、〈癒し〉はこのレベルにおいてブームなのであります）、それらが「人間の全体性の回復」とどれほどの関連性をもつかについては、すくなくとも私のしるかぎりにおいて、あまり説得的な説明はないようにおもわれます。否、説明不足というか説明不可能というか、そうした不定型な曖昧性（別言すれば、神秘性）の蔓延こそが、ブームをブームたらしめている所以なのではありますまいか。

〈癒し〉言説の唱導者ともいうべき前掲・上田は同書末尾に、じつに正当にも「〈傷ついた私〉を深く探究することもせず、安心できる世界を〈癒し〉のパッケージとして買ってきて、そこにしがみつくことは実は〈癒し〉とはほど遠い」と指摘しています（前掲書、一二九頁）。

いうまでもなく、「傷ついた私」とは「傷つけられた私」の謂でもあるはずですが、人びとは傷つけられた自己存在に意外に自覚的でない場合がおおく、そうでない場合には、逆に、過剰に被害者意識にこりかたまる傾向がつよいものです。「傷つけられた私」を、傷つけた犯人の正体を真にみとどけないままに、根源的にではなく中途半端に（つまり、妥協的に）たちなおらせたいというのが、現今の癒しブームの中にある人びとの現実的な姿なのではないでしょうか。そういえば、〈癒し〉には、「完治」よりも「寛解」のニュアンスがつよいようにかんじられますが、さて、どうでしょうか。

周知のように、心理学には「欲求不満→攻撃」という仮説があります（むろん、フラストレーションがつねにアグレッシヴな活動をみちびくとはかぎらず、それゆえに、あくまでも「仮説」でしかないのですが）。江戸の仇を長崎でうつようなよじれた情念をもふくめて、「攻撃」それ自体が〈癒し〉として感得されることも十分にありうるでしょう。たとえば、長崎で発生した小児殺人事件における被害者家族にみられる応報主義的な態度の表明、あるいは「拉致」問題についての拉致被害者・家族および関係者（「救う会」など）を中心とする共和国敵視の報復主義的な態度など、家族主義やナショナリズムそれ自体がもつ〈癒し〉の組織的な攻撃効果を計算しつくしているようにもみえて、私などはきわめて不快におもいます。

＊1　中川米造は、「治癒する」の英語がhealであり、ギリシャ語のホロス（全体）に由来することをしめし、「治すにしても治るにしても、部分ではなく全体だという意味」だととらえ、さらに「身体的な問題に限定されない。喉の渇きや飢えを癒すのも癒しなら、心の悩みを癒すというのもある。そのような用語を用いることによって、医学でいわれる治療を、人間の苦痛、苦悩の解放という一般的な枠でみなおすことができる」とのべています（中川米造、一九九六、『医療の原点』岩波書店、一一八頁）。いわばホリスティック・メディスンの観点からした〈癒し〉の肯定的評価ですが、私がここで問題としているイデオロギーとしての〈癒し〉との距離はかなりおおきいとおもいます。私が強調したいのは、中川のいう語源学的解釈と現実の〈癒しブーム〉との乖離のあまりの大きさであり、別言すれば、〈癒す〉という動詞の〈癒し〉という名詞への変換にふくまれる意味性の問題なのであります。

また、差別問題の社会学を勉強している私の目からすれば、最近の差別事件のかなりの部分がこの文脈で読解されるべき内実をふくんでいるようにみえるのです。いうなれば、「差別の〈癒し〉効果」。問題の所在を根源にまでたどることなく、安易に周囲世界で帳尻をあわせる、そんな思想の怠惰が〈癒しブーム〉をささえていそうでもあります。

〈癒し〉、ことにそのブーム化現象は、以上にみるだけでも十分にイデオロギー的な現象であるがゆえに、私は、ほとんど自然に〈イヤシズム〉なる造語をかんがえついたのでありました。この〈イヤシズム〉とイデオロギー的に連動する現今の重要な現象が〈ヘルシズム〉であります。

〈ヘルシズム〉は、むろん、私の造語ではなく、すでにれっきとした社会科学用語として定着しているといってよろしい。すなわち、その意味するところは、「人びとが健康状態を達成しようとすることを何かの手段としてではなく、それ自身を目的とし、強制されるのではなく、むしろ積極的に自らすすんで心がけ実践するという社会現象あるいはイデオロギーである」[*2]（池田光穂、佐藤純一、一九九五、「健康ブーム」、黒田浩一郎編、一九九五、『現代医療の社会学――日本の現状と課題』世界思想社、二六五頁）。

しかし、じつをいうと、〈ヘルシズム〉をイデオロギーとみたてて定義する場合、上記の記述だけでは不十分だとおもいます。つまり、「積極的に自らすすんで心掛け実践する」ことそれ自体はかならずしもイデオロギー（もしくは、その具現）ではありません。そうではなく、積極的実践がすでに操作されたものであることを曖昧に目隠しされ、それゆえにしょうじるいわば自発的服従としての実践の本質が証明された時に、それははじめてイデオロギーといえるはずであります。

したがって、この局面において、〈イヤシズム〉も〈ヘルシズム〉も、ともに〈セクシズム〉や〈レイシズム〉から湧出してくる一種の差別的なエトスとなにほどか共通性をもつものであることがほのみえてくるはずです（あらゆる差別的言説にうめこまれた「納得」強要のパワーを想起してください）。問題は、人びとが何故にかくまで〈癒し〉を欲求し、また〈健康〉に拘泥するのかであり、そして、それ以上に重要な事柄は、そうした〈癒し・健康〉幻想を人びとにうえつける社会的文化的な装置の内実がいかなるものであるのかという、その点なのです。

2. 健康増進法の問題性

二〇〇三年五月一日に施行された健康増進法という法律は、まことに奇妙な法律であります。何が奇妙といって、増進されるべき「健康」についての定義がなされていないことほど奇妙なことはありますまい。通常、いかなる法律であっても、それが規定すべき事柄について、まずはその概念規定から出発するものであるにもかかわらず、この法律にはそれがまるでないのです。法律制定の背景には、一般的にいって、当該法律の網の目にかかるべき客観的な問題存在があるか、すくなくとも当該法律の制定を要求する人びとの問題存在についての主観的な意識や認識

＊2　もともとこの〈ヘルシズム〉なる概念は、I・ケネス・ゾラ「健康主義と人の能力を奪う医療化」（I・イリイチ他編、尾崎浩訳、一九八四、『専門家時代の幻想』新評論）によりますが、ここでは池田・佐藤論文から孫引きさせていただきました。

があるはずであり、それがまずは説明されるべき概念として提示されるものであります。しかし、はたして〈健康〉は解決されるべき客観的な「問題」状況なのでありましょうか。むしろ〈健康〉とは、その語感からも感得できるように「非問題」状況を意味するものというべきではないでしょうか。〈健康〉とは人間の良好な心身状態の謂である、とする一定の常識的知識がすでに〈健康〉の「非問題」性をてらしだしているとさえいえるのです。

一般に、「非問題」群にたいする概念規定は非常に困難であります。すべての「非問題」群についての概念規定が困難であるとまではいえないにしても、ここで問題にしている〈健康〉といった「非問題」状況（「問題欠如」状況といったほうがよいかもしれない）については、概念規定がいっそう困難です。というのは、どうかんがえても、〈健康〉に「実体」があるとはいえず、それゆえに実体なきものへの定義などは困難どころか、ほとんど不可能であるといわざるをえないからであります。

ある状況や状態から反射的に〈健康〉が析出されるわけではなく、せいぜいのところ、〈病気〉や〈病弱〉あるいは〈障害〉との相対性において、〈健康〉がかたられる程度でありましょう。

なるほど、かの有名なWHO（世界保健機関）はその憲章前文のなかで、〈健康〉を「完全な肉体的、精神的及び社会的福祉の状態であり、単に疾病又は病弱の存在しないことではない」（一九五一年官報掲載時の訳文）と定義し、〈健康〉をたんに疾病や病弱から相対的に区別されたものではないことを強調してはいます。これはこれで〈健康〉への一定積極的な見地の披瀝といっていえなくもありませんが、しかし、「完全な肉体的、精神的及び社会的福祉の状態」が現実にいかなる状態を意味するのかを説明することは実質的に不可能ですから（ありえないものを説明するのは不可能、という意味です）、これを定義として了解するわけにはいきません。それどころか、〈健康〉目標達成の施策にしても、その評価方法についても明確ではないのが現実であるとおもいます。

そして、上記ＷＨＯの定義それ自体が安定しているわけでもないのです。周知のように、ＷＨＯは一九九八年の執行理事会（総会の下部機関）で、上記定義の見直し作業をおこない、賛成多数で改正案を総会の議題とすることを採択しました。しかし、翌一九九九年のＷＨＯ総会はほとんど実質審議にはいらないまま、改正案の採択も見おくりにして、そのまま現在にいたっています。

この時の改正案のおもな論点は、①「状態」の前に「ダイナミック」という形容詞を付加する、②「精神的」と「社会的」の間に「スピリチュアル」という形容詞を付加する、の二点でありました。この定義改正については、厚生省（当時）の報道発表資料（一九九九年三月十九日付）が手元にありますが、そこでは「スピリチュアリティは人間の尊厳の確保やクオリティ・オブ・ライフ（生活の質）を考えていくために必要な、本質的なものである」とあり、そして、「ダイナミック」については「健康と疾病は別個のものではなく連続したものである」という意味づけの発言がなされている、と解説されていました。

ＷＨＯでの議論についての臼田寛と玉城英彦の報告によると、〈健康〉定義改正の提案者は主にアラブ諸国で、スピリチュアリティ（霊性）なる概念を挿入することによって、宗教性をも加味した伝統医療（一般には「代替医療」とよばれる）の重要性を主張したかったようであります（臼田寛、玉城英彦、二〇〇〇、「ＷＨＯ憲章の健康定義が改正に至らなかった経緯」、『日本公衆衛生雑誌』第四七巻第一二号、一〇一三〜一〇一七頁）。

上記厚生省資料の解説をこえる意味が提案者によって付与されていたわけであり、おそらくはそれゆえにこそ、主として欧米諸国（日本もふくむ）の反対によってこの提案は日の目をみることがなかったようにおもわれます。すなわち、スピリチュアリティにしても、ダイナミック・ステートにしても、デカルト的二元論を基調とする近代西洋医学の根本原理をゆるがす内実をもっており、おいそれとは近代西洋医学派が同調できるものではなかったのでありましょう。

ことに「ダイナミック・ステート」が、当時の厚生省もいうように、「健康と疾病との間に線引きが不可能である状態」を意味する用語であってみれば、〈健康〉定義のなかにそれ自体の定義不能性を明記するような提案がうけいれられるはずもなかったというべきであるかもしれません。この改正提案は継続審議扱いになっていますが、議論の再燃はありえても、如上の事情からして、改正につながる可能性は今後もほとんどありえないとおもわれます。

閑話休題。今回制定された健康増進法は、かくのごとく定義不能の〈健康〉を自明の理想状態（所与としての健康）ととらえるところから出発しているわけで、立法自体がまことに奇態であるというほかありません。法律の第1章は「総則」で、その第1条「目的」には次のようにしるされています。

「この法律は、我が国における急速な高齢化の進展及び疾病構造の変化に伴い、国民の健康の増進の重要性が著しく増大していることにかんがみ、国民の健康の増進の総合的な推進に関し基本的な事項を定めるとともに、国民の栄養の改善その他の国民の健康の増進を図るための措置を講じ、もって国民保健の向上を図ることを目的とする」。

この「目的」は、「21世紀における国民健康づくり運動（健康日本21）」の趣旨を具体化したものといえます。

すなわち「健康日本21」では、人口の高齢化にともなう「生活習慣病」の第一次予防が運動の基本路線とされ、癌、心臓病、脳卒中、糖尿病等の「生活習慣病」の予防により、健康寿命（痴呆や寝たきりにならない状態で生活できる期間）を延長することを目的としていました（厚生事務次官通知・二〇〇〇年三月三十一日）。

現在、この国の平均寿命は女性85歳、男性79歳、健康寿命は女性77歳、男性72歳であり、男女の双方において平均寿命、健康寿命とも世界一であります（二〇〇四年時点）。「健康日本21」においても、健康増進法においても、男性の健康寿命を五年、女性のそれを七年延長すること、それがさしあたっての目標とされていることになります。

平均寿命と健康寿命との一致が実現した時のメリットとは何でありましょうか。医療費削減であることはいうまでもなく、このことは健康増進法の法案審議の過程をインターネットで粗雑におうだけであきらかになります。

また、日常生活の現実においては、二〇〇三年四月から、サラリーマンが病院窓口で支払う医療費自己負担が二割から三割にふえ、市町村が運営する介護保険も大部分の自治体で保険料が平均11・3％アップし、さらに高齢者への年金給付は物価スライドの運用で0・9％引き下げられました。健康増進法の目的はまず、こうした社会保障関連予算削減の文脈（広義の社会防衛論的文脈）の中に位置づけられているにちがいありません。

健康寿命の延長は、医療費削減の観点からして、第一義的に国家の都合が優先されていることが明白でありますが、同法は第2条において「国民の責務」を規定し（「国及び地方公共団体の責務」は第3条）、「国民は、健康な生活習慣の重要性に対する関心と理解を深め、生涯にわたって、自らの健康状態を自覚するとともに、健康の増進に努めなければならない」としています。定義不能の〈健康〉の維持増進が国家の都合に同調すべき国民の努力義務として位置づけられたことになるのです。

ここでさらに注目すべきは、疾病なるものがなによりも「生活習慣病」としてとらえられている点でありましょう。この場合の「生活」とは、あくまでも個人のそれであって、したがって、個人の生活状態がうみだす病気が生活習慣病であることになります。疾病を自助努力の欠如＝自業自得のレベルで認識するならば、疾病予防は個人の生活改変にむけての努力義務の範疇においてのみとらえられることになるかもしれません。

しかし、生活習慣病の最たるものとしてカウントされる癌や糖尿病、あるいは脳血管系疾患にしても、その発生メカニズムは単純ではなく、きわめて多様な諸要因が複雑にからんでいることはよくしられた事実であって、すべてを個人の生活習慣に還元して（押しつけて）すむ問題では、だんじてありません。まして環境・公害病、労働災害としての各種疾病等は（裁判にでもなれば、おおくの場合、個人の生活習慣に矮小化する議論が当局側から強力に展開されるものの）、これまでの事態の推移がしめすように、当局側の歪曲工作が破綻して、国家や企業の責任が追及されることになることはいうまでもないことです。

さらにいえば、いわゆる医原病（ドクター・ハラスメントによるものもふくむ）などは、個人の責任とはまったく無関係にひきおこされる災厄（犯罪的行為）でさえあるのです。かくのごとく、「生活習慣病」なる名称自体が世論誘導的な色彩をもつイデオロギーとして機能することはもはや明白、というほかありません。

もとより、大部分の人は自分や親しい他者の〈健康〉には十分に意識的であり、昨今の〈ヘルシズム〉と〈イヤシズム〉のブームともあいまって、積極的ないし消極的な健康努力を多少ともかさねているのも事実です。

こうしたプライベート・ヘルスへの注目が国家によって組織され、命令的に指示される時、人びとは何をどうすべきだとかんがえるでしょうか。定義されない（できない）健康を、いかにすれば増進できるのかなどと生真面目にかんがえる人がいれば是非ともお目にかかりたいものであります。

健康増進法第3条は「国及び地方公共団体の責務」を規定し、その内容として健康の増進にかんするただしい知識の普及、情報の収集・整理・分析・提供、人材育成等があげられています。ここでもっとも問題とすべきは、おそらく「情報の収集・整理・分析・提供」の項目です。その具体化は、同法第3章「国民健康・栄養調査等」にみられます。

これら調査は、厚生労働大臣が独立行政法人国立健康・栄養研究所に実施させるものであって、実務は都道府県知事（特別市・区は市長・区長）があたるとされ（第10条）、被調査世帯にぞくする者はこの調査の実施に「協力しなければならない」とあります（第11条2項）。これらの条文において、すでに指摘した医療費問題以上の国家意思の存在が浮き彫りになっているとおもわれます。

この調査の目的は、「国民の健康の増進の総合的な推進を図るための基礎資料」を提供するため（第10条1項目）とされているのですが、たかがその程度の目的のために国民（被調査世帯員）は調査への協力義務をおわねばならないわけです。

これはあきらかにヘルシンキ宣言（一九六四年世界医師会採択）に違反しており、昨今、部分的にせよ市民権を獲得しつつある限定的なインフォームド・コンセントの方向性にも背をむけるものといわねばなりますまい。この国の医学界はいまなおインフォームド・コンセントを医療側の被害者意識の位相においてのみとらえる傾向がつよいのですが、監督官庁たる厚労省もまたそれを追認しているかのようであります。

それよりもさらに重要な問題があります。それは、調査結果の利用についての疑問です。この調査の「調査票は、第10条第1項に定める目的以外の目的のために使用してはならない」（第14条）とあるのですが、これはあくまで調査票の目的外使用を禁止したものであるにすぎず、調査結果それ自体の目的外使用を禁止したものではないのです。

日本共産党系の全日本民医連は、水戸部秀利副会長名で健康増進法についての見解を公表しており、その中で「現在行なわれている保健予防事業の国家による一元的管理、国民の健康への国家統制につながる危険性がある」と指摘していました（水戸部秀利、「健康増進法についての見解」（『民医連新聞』二〇〇二年六月十一日））。

もちろん、その危険性がおおきいことはいうまでもありません。というのは、同法附則において、この法律の施行によって、健康保険法、国民健康保険法、国家公務員・地方公務員共済組合法、私立学校教職員共済法、学校保健法、母子保健法、労働安全衛生法、老人保健法も一部改定され、すべて健康増進法と連動することが明記されているからであります。しかし、問題はそれにとどまりません。

一九七〇年代初頭、厚生省（当時）が「健康の指標策定のための調査」を実施した際の滝沢正・厚生省公衆衛生局長（当時）の新聞談話に次のようなくだりがあったことを、ここで想起しないわけにはいきません。

「70年代における公衆衛生行政の最重点課題として、国民健康総背番号制度の具体化と本格化に取り組む。国民一人一人の健康状態を生涯にわたってコンピュータに記憶させ、全国的規模での国民健康管理体制を確立させる」のが狙いで、具体的には「①まず国民一人一人の体位、体力、栄養状態から過去に罹った病名、現在どんな病気で治療を受けているかなどをコンピュータに記憶させる②一定の地域ブロック単位に健康管理センターを設け、そのセンターと医療機関を回線で連結する」（『日本経済新聞』一九七一年三月二十日付夕刊）。

健康増進法の「目玉」が健康・栄養調査であることはあきらかであり、その目指すところはかつての「健康の指標策定のための調査」をいっそう高度化した国民「健康」総背番号制の確立でありましょう。さらにさかのぼれば、戦前の厚生・医療行政の基本方針にまでいきつかざるをえないのですが、その点については後述します。

いずれにせよ、まさにこの国民「健康」総背番号制こそが、〈健康〉の国家管理の最大問題として指摘されねばならないのです。二〇〇二年五月に発覚した防衛庁の情報公開請求者の個人情報リスト作成問題や二〇〇三年四月に露見した住民基本台帳をもとにした自衛官募集問題に連動させて、今回の健康増進法における健康・栄養調査をとらえる必要があるのです。

二〇〇三年八月の住民基本台帳ネットワークシステムの本格稼働によって、さまざまな情報が結合され一元的に行政機関に蓄積されていくなかで、健康・栄養調査のデータがその情報群の中核的な位置を獲得していくであろうことはほとんど疑いえないところです。

3．イデオロギーとしての〈健康〉

最近の医療社会学者たちはしばしば「健康言説」という用語によって、かたられつくりあげられる〈健康〉論、すなわち社会的に構築される〈健康〉について議論することがおおいようであります。むろん、それは健康人間や健康社会を展望するための作業でもなければ、健康増進の社会学を発展させるための作業でもありません。いうなれば、〈健康言説〉が構築されるある種の権力空間を説明するための作業という形をとっているのであり、本稿でも原則的にそのような観点にたって議論をすすめているつもりであります。

すでにのべたように、純粋理念型としての〈健康〉などありえず、それゆえ、〈健康〉とは何であり何でないのかについての一元的な定義もありえないのです。極論すれば、「〈健康〉は病気・病弱・障害にかかわる社会意識としての相対化概念」でしかないかもしれないのです。〈健康〉に実体がないというのはそのような意味においてであります。

しかし、現実には、おおくの人びとがなんらかの方法をもちいて自らの〈健康〉を自覚したいとかんがえています（ねがっています）。

私自身にしても、一年に一度は胃・大腸内視鏡検査をふくむかなり徹底的な検査をうけ、また年数回は26項目にわたる血液検査（その中にはなんとCEAやPSAといった腫瘍マーカーまでふくまれている）をもうけています。

血液検査の検査報告書をみると、「基準内」「低値」「高値」のどこかに星印がマークされていて、その都度、大部分の項目が「基準内」におさまっていることを確認してなにがなし安堵するという次第であります。

だが、「基準値」とは何なのか。かつては「正常値」とよばれていましたが、「正常値」から逸脱するものは「異常」すなわち「病人」にカウントされかねないので、最近ではいささか価値中立的な「基準値」なる用語がもちいられています。その「基準値」なるものは、〈健康〉とおもわれる人びとの検査値の上下2・5％を除外した数値、つまり95％の人びとがもつ値として設定されています。

しかし、その「基準値」なるものも、じつはまことに曖昧であって、たしかな「基準」にはまったくなりえません。性差や年齢差によっても「基準値」は変動するし、検査機関によっても微妙に差異がでます。さらに、検査値が異常値をしめしても当人は〈健康〉である場合が大部分をしめますし、逆に検査値が正常であっても、当人が病気を自覚すれば〈病人〉をえんじなければならない場合もあります。また、自覚症状があろうとなかろうと、医者が病名を診断すれば、その診断名をもつ患者にならざるをえません。検査項目がふえれば、あるいは検査・分析技法が精緻化すれば、ますます「基準値」を逸脱する被験者がふえるのも道理であります。

要するに、客観的数値とされる「基準値」それ自体がきわめて恣意的なものであり、それはもはやほとんど「神話」の領域にぞくするものというべきなのです。

問題は、「基準値」だけではありません。有名な米国メイヨー・クリニックにおける肺癌検診の無効性確認の事例をあげるまでもなく、健康診断自体の問題性もおおきい。佐藤純一は、いわゆる「人間ドック」の問題性を指摘するなかで、端的に「成人病（生活習慣病）罹患率の増加の原因を、それらの疾病を構成する（つくりだす）〈まなざしと医療システム〉に求めるのではなく、個人の〈ライフスタイル〉〈習慣〉または〈現代文明〉などに求めるというレトリック」という表現で説明しています（佐藤純一、「人間ドック」、佐藤純一・黒田浩一郎編、一九九八、『医療神話の社会学』世界思想社、一六頁）。

本稿で問題にしている健康増進法が、まさにこうしたレトリックそのものであり、さらにそれを増殖させるものであることを強調しておきたい。

医療経済研究機構が一九九五年に発表した「健康増進事業の経済的評価に関する研究」（中間報告）によると、①健康増進活動への支払意思額は一人月一万円程度である、②収入の多い人ほど健康意識は高く、健康増進への支出が多い（http://www.ihep.jp/research/h7-4.htm）。いわゆる「人間ドック」の半日～一日コースの費用はおおむね三～五万円であり、その費用の大部分は企業と健康保険組合の支出によっているので、「支払意思額」にはふくまれません。しかし、医療という名の経済活動以外のなにものでもないのであって、こうした経済活動（人間ドック利用）がじつは厚生労働省によっても推奨されているわけです。

政府、企業、健保組合が「人間ドック」をはじめとする健康産業を媒介させてさまざまな「異常」＝疾病をうみだし、しかも、それらの「異常」＝疾病はすべからく個人のライフスタイル・生活習慣に由来するものであるとする意識誘導がおこなわれるのです。

問題になるのは、意識誘導がおこなわれるにしても、そこには誘導されるべき人びとの意識状況がなければならないという点でありましょう。この場合、医療消費者側のヘルシズム・イヤシズムが意識誘導のレセプター（誘導される意識客体）になることはいうまでもありません。

ヘルシズム（健康至上主義ないし健康ブーム）は、この国にあっては一九七〇年代後半、また、イヤシズムについては一九九〇年代後半からそれぞれ顕著になった社会現象です。ヘルシズムが流行しはじめた時期は、厚生省（当時）が成人病（生活習慣病）対策を健康政策の中核にすえた時期でありましたし、また、イヤシズムが流行しはじめた時期は、「失われた10年」の出発期、すなわちバブル経済の崩壊期でありました。

黒田浩一郎は、この国のヘルシズム流行の背景になった社会的背景を、①第二次大戦後の生活水準上昇などによる衣食住の基本的欲求の軽減、②乳幼児死亡や感染症死亡の減少による「老齢以前の死」の無意味化、③肉体的精神的な「若さ」への無限価値付与の浸透などと説明しています（黒田浩一郎、一九九二、「情報の観点からみた現代医療」、『思想』八一七号、岩波書店）九五〜一〇七頁）。

また、一九九〇年代後半になると、イヤシズム（癒しブーム）に火がつきます。ヘルシズムがどちらかといえば「個人のライフスタイル・生活習慣」とむすびつくのにたいし、イヤシズムは「現代文明」との対応関係がふかいようにみえます（私自身、線香たなびく暗室の中での〈足裏マッサージ〉を体験したことがあります。妙齢の女性ヒーラーがひたすら足裏だけをおしつづけること三十分、お代は六千円でした）。

むろん、ヘルシズムもイヤシズムも、個人意識への「強迫性」という側面からみれば、どちらもおなじ事柄です。いずれにしても、スーザン・ソンタグがいうように「患者にしてみれば、知らないうちに病気の原因を作っていたのだと言われた上に、それは自業自得という気持ちにさせられてしまう」のです（富山太佳夫訳、『隠喩としての病い』みすず書房、八六頁）。[*3]

また、〈健康〉イデオロギーについては、荻野美穂がいうように、「ジェンダー・バイアス」の側面もみのがすわけにはまいりません。〈健康〉ブームは男女の両性に共通しているかにみえますが、じつはそうではないのです。それは、男性における「筋肉」と女性における「脂肪」への考え方の中にも象徴的にみてとることが可能です。

さらに荻野が、「健康法の中できわめて大きな比重を占める食事についてみれば、〈健康のために食事に気をくばっている〉という男性の中でも、実際に栄養バランスの研究や健康食品の購入、調理などにあたっているのは女性であるケースが少なくない（夫のための手作り愛妻弁当！）」というように、女性の家事労働の一環としての健康管理が想定されているわけであります（荻野美穂、一九九六、「美と健康という病――ジェンダーと身体管理のオブセッション」岩波講座現代社会学第一四巻・『病と医療の社会学』、一八四頁）。

ません。〈健康〉イデオロギーが、やがては「女よ、家にかえれ」の大合唱と連動していかない保障もありません。

ヘルシズムとイヤシズムがうみだしたものは、要するに、「健康の消費者」でありました。病気の責任は個人にあり、それゆえ個人は自発的に健康増進に邁進する健康アイデンティティをもたねばならず、しかもそのアイデンティティはすでに消費社会のマーケットにからめとられているという仕儀であります。

健康へのリスクはあらゆる手段をこうじても予防的につみとらねばならず（健康ブーム、癒しブーム）、さらにそのうえに、できることならば自らの肉体に一定の付加価値を付与しなければならないという強迫性（ダイエットやフィットネスの流行）を能動的に受容することが現代人の常識だといわんばかりの状況であります。

こうして〈健康〉は、人びとの文化的威信だけではなく経済的威信を下支えする社会的な装置としてうけいれられ、投資の対象としてさえ設定されるにいたるわけです。これが、〈健康〉への自発的服従の完成態様です。

〈健康言説〉が構築される権力空間のイデオロギー性は、おおよそ以上のような説明によってあきらかなように、健康的な生活習慣を道徳的に正当化する役割をはたすものです。〈健康〉が道徳的

＊3　『隠喩としての病い』は、彼女自身の癌体験をもとに書かれたエッセーではありますが、たんなる体験談ではありません。体験が思想化され、病者が病気のもつ様々な隠喩とたたかうありさまがえがきだされ、それは感動的でさえあります。

に正当化されることによって、反射的に〈不健康〉は道徳的な非難をあびないではすまなくなります。

しかし、くりかえしますが、〈健康〉には実体がなく、〈健康〉をおびやかすリスクの羅列によってしか、〈健康〉を析出できないという基本的な問題がのこります。元来実体のない〈健康〉を実体化させるための様々なリスク要因の恣意的な提示（「生活習慣病」という名のイデオロギー性をみよ）の脅迫性もさることながら、それがふくむ不健康者への差別・排外主義の自明化作用はよりおおきな問題性をはらみます。

健康増進法が〈健康〉を「国民の義務」と規定する時、不健康者は「義務不履行者」としてあぶりだされないわけにはいきません。スーザン・ソンタグのいう「自業自得」論を基軸とした犠牲者非難の諸言説の登場であります。

4．健康増進法と優生思想

戦前厚生省が設置されたのは一九三八（昭和十三）年でした。それ以前の衛生行政は内務省の管轄下にありました。〈健康〉は警察行政的な取締りの対象であり、国家的健康政策がその当初から社会防衛論的な見地にたっていたことも明白であります。

すなわち、〈健康〉はこの国の近代初期から個々人の問題ではなく、「国民の健康」として位置づけられていたのです。

厚生省が設置された年は、いうまでもなく中国への全面侵略戦争開始の年でした。兵士の供給源としての農村部の疲弊と、それに照応する兵士予備軍たる農村青年の体力低下を憂慮した軍部（主として陸軍省）の「国民体力管理」の主張を具体化したもの、それが厚生省設置であったのです。

厚生省設置二年後の一九四〇年、「国民体力法」と「国民優生法」があいついで制定されました。「国民体力法」はその第1条第1項で「政府ハ国民体力ノ向上ヲ図ル為本法ノ定ムル所ニ依リ国民ノ体力ヲ管理ス」とし、同第2項で「前項ノ管理トハ国民ノ体力ヲ検査シ其ノ向上ニ付指導其ノ他必要ナル措置ヲ為スヲ謂フ」と規定しました。

すなわち、政府が国民の体力を管理することを明記し、管理の中身としては体力検査の実施とその結果についての指導ないし措置とさだめたのです（特定健康診査が義務づけられた二〇〇八年に、「全国体力テスト」が開始された事態を想起してください）。対象は、現役中の軍人、招集中の軍人、陸海軍の学生生徒等をのぞく「帝国臣民タル未成年者」で、すべて体力検査をうける義務をゆうし、保護者は体力検査をうけさせる義務をゆうするとし、義務違反者には罰金または科料がかせられるとしていました。

他方、「国民優生法」はその第1条で法の目的を次のように規定しました。「本法ハ悪質ナル遺伝性疾患ノ素養ヲ有スル者ノ増加ヲ防遏スルト共ニ健全ナル素質ヲ有スル者ノ増加ヲ図リ以テ国民素養ノ向上ヲ期スルコトヲ目的トス」。

そして、第2条では「本法ニ於テ優生手術ト称スルハ生殖ヲ不能ナラシムル手術又ハ処置」と規定しており、この「国民優生法」が「断種法」以外のなにものでもなかったことをあきらかにしています。

このように、出生前は、「国民優生法」によって「遺伝性」ときめつけられた病者・障害者に断種を強要し、出生後は、「国民体力法」によって体力検査を強制的にうけさせるなど、両者あいまって国民を産業・軍事上の人的資源（国力の根幹として位置づけられていた）として選別していく国家体制を明確にしたわけです。

「国民体力法」における「政府ハ（略）国民ノ体力ヲ管理ス」という規定と、「国民優生法」における「国民素養ノ向上ヲ期スル」という規定をつなぎあわせて、いささかマイルドに表現したものが、今回の健康増進法における「国民保健の向上を図る」という目的規定なのではありますまいか。

機能主義社会学者タルコット・パーソンズはかつて次のようにのべていました。「健康と病気は、単にパーソナリティ・レベルおよび有機体レベルでみられる人間の条件または状態であるだけではなく、（略）文化と社会構造の中で評価され制度的に認知された状態」である（武田良三監訳、一九七三、『社会構造とパーソナリティ』新泉社、三五一頁）。

パーソンズはパーソナリティ・レベルおよび有機体レベルの〈健康・病気〉と、構造的制度的な文脈でのそれとを並列的にとりあつかっていますが、近代以降の社会にあっては、むしろ前者から後者への移行もしくは後者による前者のからめとりとしてとらえる必要があるとおもいます。この両者における〈健康・病気〉観は本来的には矛盾し、しばしば対立する関係にあるにもかかわらず、その矛盾・対立が火をふいて混乱状態におちいることがないのは、病気否定（障害否定もふくむ）と健康肯定の個人意識（健康幻想）が非常につよいからでありましょう。

つまり、あくまでインフォーマルに自覚され、主体的に選択されるべきミクロ・レベルの〈健康〉観が、フォーマルな押し付け型のマクロ・レベルの〈健康〉観に回収されるわけですが、しかし、まさにそこにこそ〈健康幻想〉のイデオロギー性がよこたわっているのであります。そして、このような〈健康〉イデオロギーはまた次のような病人役割を想定してうたがうことがないのです。パーソンズは、病人役割（sick role）の限定的な特徴として、①病人は能力損傷状態にたいして免責される、②病人は健康時の役割・義務を免除される正当な根拠となる、③病人は「よくなろう」とつとめる義務があり、この目的のために他の人びとと協力する義務がある、④病人とその家族は病人の回復を援助する医療機関に協力する義務がある、の4点を強調していました[*4]（前掲書、三六一～二頁）。

パーソンズにあっては、病気なるものが、少なくとも部分的ないし一時的には社会的に範疇化された逸脱行動の一類型として把握されているわけです。その意味では、病気が単なる個人的な自然現象であるのみならず、すぐれて社会現象である事態を解明したことになるわけで、そのかぎりではパーソンズの業績を評価することができます。

＊4　パーソンズの議論は、現実の病人および医療従事者の日常的知識（常識）に合致する知見をふくんでいますが、あまりにも社会規範（ここでは病院規範）の内面化のメカニズムが強調されすぎ、病人は〈患者〉としてじゅうぶんに社会化されることによって、その逸脱性が免責されるにすぎないという受動性に力点がおかれています。仮に病人が患者役割から逸脱して社会（病院）規範に造反したりすれば、ただちに統制側（病院や医療従事者）からの反作用がくわえられてしかるべきである、といわんばかりの論調です。

だが、そこにおいては、役割免除の権利と病気回復の義務とが病人がうけもつ社会的役割の主軸であり、通常、この権利と義務が矛盾することはないとかんがえられています。病気はすべからく忌避すべき状態であり、運わるく病気になって社会的に逸脱したときには、病人は回復のための努力義務をはたし、社会は反射的に病人の役割を免除して回復への支援をするという了解、すなわち個人と社会における一定の機能主義的予定調和の展望がそこには前提されているのです。したがって、こうしたパーソンズの議論もまた、〈健康幻想〉のイデオロギーを増幅させるものであることは自明であります。

機能主義の理論的基調は、周知のように、部分（個人）の全体（社会）への貢献度評価にあり、ここからは、「健康であることの義務」の社会的な議論が展開されるであろうことに疑いはないでしょう。なにしろ逸脱はすべて〈逆機能〉なのですから。

要するに、こういうことです。パーソンズ流の「社会的に制度化された健康役割」とは、ありていにいえば生産の効率化や国力増強の指標化の結実でしかないのです。だが、こうした社会的な健康圧力に大部分の個人は積極的に同調せざるをえない（長生きしたい！　病気になりたくない！）のであり、その意味で人びとは〈健康〉イデオロギー・スモッグにおおわれているといわねばなりません。

しかし、くりかえしのべるように、〈健康〉は実体ではなく、〈病気・病弱・障害〉にかかわる社会意識としての相対化概念でしかありません。いいかえれば、〈健康〉とは異常のない状態、異常のよりすくない（と観念される）状態の謂であります。ＷＨＯの定義にしても、すでに引用したように、

「単に疾病又は病弱の存在しないことではない」としていました。

元来は、疾病や虚弱あるいは障害にかかわる社会意識としての相対化概念でしかない〈健康〉であるにもかかわらず、〈健康〉の内実にはそれ以上のものがある（はずだ）というわけであります。ここには、いわば無限に追求されるべき達成目標としての〈健康〉イメージが提起されていることがわかります。

こうした〈健康〉イメージの行く末について、上杉正幸は「より以上の健康を目指そうとすると、消去すべき異常が微細化していくことになる。そして異常の探索・消去は、ついに無限連鎖の世界に入り込んでしまう」と指摘していますが、まさにそのとおりであります（上杉正幸、二〇〇〇、『健康不安の社会学――健康社会のパラドックス』世界思想社、一一頁）。

すでに触れた〈人間ドック〉ブームにしても、消去すべき異常を微細に剔出する装置であり、通常の市民検診ならおおむね20項目ほどの検査項目が50項目またはそれ以上に細分化されている事態にそれをみることができるでしょう。

何が〈異常〉で、何が〈病気〉であるのかの判定主体は常に統制側の恣意にゆだねられることは、従来の「成人病」が当局によって一九九六年以降、「生活習慣病」と改名された事態によっても明白であります。今回の健康増進法の精神はまさにこの点に凝縮しているのであって、なんらかの〈異常〉を招来するかもしれないあれこれの「生活習慣」の是正が国民の義務として課せられるのみならず、そうした「生活習慣」それ自体をも消去すべき〈異常〉として規定するのです。しかし、「生活習慣」とは、すなわち「文化」の謂であることをわすれてはなりません。

健康増進法では、その第5章「特定給食施設等」の中にまったく唐突に「受動喫煙の防止」なる項目が登場します。私の喫煙者なればこそのこだわりもないではないのですが、愛煙家のエチケットの範疇で解決しうる問題を「特定給食施設」以外の広範な施設における「受動喫煙防止義務」として法的に拡大適用することは、おそらく〈文化〉の否定にもつながる性格をもつはずです。

なるほど喫煙（能動喫煙も受動喫煙もふくめて）と悪性腫瘍との間の相関性はある程度まで否定できないにしても、現在までのところ、それらの間の因果性まで証明されているわけではありません。コンポーネント・ファクターではあっても、必要十分条件ではないのです。よしんば必要十分条件であることが解明されたとしても、能動喫煙による自己被害は自己責任としてうけいれる一方、受動喫煙については喫煙者のエチケットとして自己規制し他者を加害しなければ一応はすむ話であって、法文化されるべき筋合いの問題ではありません（それでも煙いというのであれば、自動車も工場も即時ストップさせよ）。さらにいえば、喫煙状況において、喫煙者と非喫煙者との対話のチャンスをもこの法律は剥奪するものであります。

篠原睦治は「〈バリア・フリー化〉の〈便利さ〉を考え続ける」と題する文章の中で次のように記述していて、私の目をとらえました。

「ぼくにはとても偶然とは思えないが、もはや2年ぐらいになるのだろうか。〈全館禁煙〉を要求して、それを実現させた〈嫌煙・禁煙〉を主張するグループは、この〈エレベーター棟建設〉推進の声を上げた群とも重なっている。二つの主張、運動には、〈みんなに迷惑をかけてはならない。自分のことは自分で処理すべきである〉〈整然と、清潔に、そして秩序正しく〉といった姿勢、そして、なによりも〈健康・健常〉幻想（つまり優生思想）が共通にある。このような姿勢、思想が〈障害者〉を排除してきたのではないか。ここ三十年ほど、このように繰り返してきた反省は、〈嫌煙・禁煙〉運動と〈バリア・フリー化〉のなかで、風化しつつある」（篠原睦治、「〈バリア・フリー化〉の〈便利さ〉を考えつづける」『ゆきわたり』第三四六号、二〇〇三年七月号、子供問題研究会、二〇頁）。

バリア・フリー化（上記ではエレベーター棟建設）が障害者にとって便利である場合もあるのは当然です。「場合もある」と限定するのは、篠原もいうように、バリア・フリー化が「健常者と障害者を切り離して並行関係にすることに寄与しがち」であるからです。障害者と健常者とが日常生活世界の中で向きあったとき、そこにはさまざまに複雑な思惑や試行錯誤、さらには葛藤等が展開されることになるはずであって、それをこそ「関係」というべきであると、篠原とともに私もかんがえます。

バリア・フリー化は便利ではあっても、健常者と障害者との関係的色合いを（篠原の言葉でいえば）「隠蔽」する側面をもちます。つまりは「礼儀正しい無視」の正当化装置にもなりかねないのです。私自身の理想をいえば、バリア・フリー化もユニバーサル・デザインも追求しながら、しかし、健常者のボランタリーな「総ヘルパー化」をも達成することでありますが、しかし、現実問題としては容易に実現できることがらではありますまい。仮に、矛盾含みの「関係」か、矛盾のない「切断」かの二者択一をせまられるならば、私自身は躊躇することなく前者を選ぶにちがいありません。

ことは喫煙問題についてもあてはまります。喫煙習慣が〈健康〉にわるいことは大部分の愛煙家にも同意されていますが、愛煙家は喫煙をやめようとはしません。意志の弱さをさしひいた上で、なお〈健康〉のみに一元的な価値をおかない文化の体現者でもあるから、といえば贔屓の引き倒しになるでしょうか。

それはともかくとして、問題はやはり〈健康・健常〉幻想（優生思想）であります。今回の健康増進法は、国民が健康診査や健康・栄養調査に積極的に参加して、各人の日常の生活習慣の中から〈異常〉を微細に探索して、すみやかにそれを排除・消去すべく邁進することを〈国民的義務〉として規定しているのでありますから、骨の髄まで優生思想の法であるといわざるをえません。

私はすでに、戦前の「国民体力法」と「国民優生法」とを、国力の根幹たる「人的資源」確保法として特徴づけながら説明しました。しかも、「人的資源の確保」の裏側に、「異常者狩り」があったことも歴史的事実なのです。

「国民体力法」と「国民優生法」の時代、統制側は、〈異常者〉の人口にしめる比率が増加し、結果的として〈健康・健常者〉の比率が減少する事態を「逆淘汰」としておそれていたがゆえに、〈健康・健常者〉の出生率上昇と〈異常者〉の出生防止を政策化し実行したのでした。その歴史的な背景に、すでにしるしたように、この国の軍国主義的膨張政策があったことはいくら強調してもしすぎるということはないとおもいます。

健康増進法について将来かたりあわれるにちがいない要素は、やはり、同法成立時の歴史的背景でありましょう。同法が成立した二〇〇三年、この国は有事法制を成立させ、イラク復興支援特措法という名のアメリカ軍事支援法を成立させました。国家が国民の〈体力〉を取締り、〈健康〉を管理する時には、常に一朝有事の国民動員計画が画策されているとかんがえるべきです（有事三法は、一九三八年成立の「国家総動員法」と内容的に酷似しています）。

そこまでいうのが神経過敏であるなら、立岩真也にならって「平時の思想としての優生学」とよんでもさしつかえありません（立岩真也、二〇〇〇、『弱くある自由へ――自己決定・介護・生死の技術』青土社、一二〇〜一七四頁）。

しかし、集団的自衛権の枠組みをさえとりはらって自衛隊を海外派兵しうる状況はすでに「平時」ではなく、「常時非常時」体制というべきでありましょう。そのような時の統制側の健康観が、軍事的・産業的健康増進と〈異常者＝劣者淘汰〉に収斂していくことも自明であります。「成人病」を「生活習慣病」と改名することで国民の健康不安をあおりたて、人びとを〈健康ナショナリズム〉の旗印の下に動員するところに、今回の健康増進法の眼目があるのです。

ところで、私はここまで、今回の健康増進法を〈健康・健常〉幻想（優生思想）の今日的具現物としてとらえてきました。もちろん、それで大筋のところ問題はないのですが、いわゆる「優生学」の動向については多少議論しなければならないところがあります。

第三者がもっぱら社会や集団の利益をもとめて個人の生殖に介入する優生学を「旧優生学」というなら、一九七〇年代以降、個人の利益や個人の選択による「新優生学」（出生前診断、中絶など）ともいうべき動向が顕著になってきているからです。松原洋子によれば、それらの「新優生学」は、「商業的優生学」「裏口からの優生学」「自家製優生学」「自発的優生学」「個人的優生学」「私的優生学」などともよばれているようです（松原洋子、「優生学」、『現代思想』臨時増刊、第二八巻第三号、二〇〇〇年二月、一九六〜一九九頁）。

これら「新優生学」は、松原の紹介によれば、「個人の利益が最優先され、自由な選択を保証する。また選別の直接的対象は胎児または初期胚であるから、個人（親）は直接的な差別をまぬがれる。さらに生殖細胞系列の遺伝子治療というアイデアは、遺伝に関わる病気や障害を〈不治〉ではなく治療可能な存在に意味を転換する」と評価されているらしいのです。

要するに、「新優生学」の主張は、私的な優生思想は強制・抑圧ではないとか、優秀な子どもをもうとする人に差別心があるとはいえないとか、完全な人間がおおくつくられれば差異はなくなり、不利益をこうむるような〈欠陥〉や〈障害〉をもつ人びとはいなくなるとか、といったものであって、ことさらに「旧優生学」と比較対照すべきほどのプラスの内実はないのであります。せいぜいのところ、「旧優生学」から強権的強制部分を取りのぞいただけのソフィスティケーションにすぎないというべきです。

「新優生学」の各論者たちは、これによって「旧優生学」の強権的〈異常者＝劣者抹殺〉を基軸にしたスティグマをとりさることができたとかんがえているようですが、まことにあさましく、かつ浅薄であります。なぜなら、「強制された自発性」や「自発的服従」を基本的なイデオロギー的属性とする〈健康・健常〉幻想に骨絡みにつつみこまれているばかりか、障害者解放運動からの異議申立てになにひとつこたえることのできない議論でしかないからです。

だがしかし、「出生前診断」や「遺伝子治療」といった先端医療との関連ばかりではなく、いままさに問題にしている健康増進法における優生思想もまたこうした「新優生学」の装いをこらしていることに特段の注目が必要です。したがって、「新優生学」の跳梁跋扈については、今後も真剣な理論的実践的な監視と打倒が必要であると私はかんがえます。

5．結論

イヴァン・イリッチはきわめて正当に「若くして死ぬ人が減るだけ、慢性病の有病率は上昇する」と記述しました（金子嗣郎訳、一九七九、『脱病院化社会――医療の限界』晶文社、一七四頁）。

まさに現代は慢性病（半健康・半病気）の時代であって、大部分の成人は〈健康〉と〈病気〉の境界領域をいきています。境界は時に恐怖をうみだしますが、おおくの場合、明確な対象をもつ恐怖よりは対象をもたない不安との親和性の方がつよいものです。現代人の〈健康〉感覚は、内的な矛盾に端をはっする明確な対象を欠いた情緒的混乱というべき不安にいろどられた心理現象としてとらえられるでしょう。くりかえしてのべてきたように、そもそも〈健康〉は定義不能であって、だからこそ、対象をもつことのない不安という心理を容易にとりこんでしまうのです。

自分が健康かどうかを自問して、ただちに自答できる成人はほとんどいません。慢性病の罹患者はことに複雑であり、有病者であることは否定できないにしても、パーソンズのいう「病人役割」を演じきることもできないし、演じたくもないとかんがえており、また、社会の側がそのような役割演技をもとめるわけでもありません。一般的な日常生活が破綻なくつづいているという点では〈健康〉とおもえるが、一定のセルフ・ケアをふくむ医療的なまなざしから完全に自由になりえないという点では〈健康〉に自信をもてない。このように慢性病の罹患者は、いわばＴＰＯにおうじてその都度、自己の〈健康〉度を定義し、社会からもおおむねそれを追認されている存在といえばいえるわけです。

生老病死を煩悩としてとらえる人は、宗教に救いをもとめるかもしれません。しかし、宗教の衰退過程としても特徴づけられる近代以降をいきる人びとは専門家の権威に救いをもとめます。自分が〈健康〉かどうかを判断できない（しない）場合、専門家にたよる以外にないとかんがえるわけです。専門家支配とパターナリズムへの自発的服従の実現。しかし、じつのところ、専門家にも判断がつかない場合がすくなくありません。いわゆる「検査漬け」はここからはじまるのです。

すでにのべたように、検査結果もけっして客観的なものではありませんが、数値のしめす確からしさに専門家も素人もすがる以外にありません。単なる統計学的蓋然性をしか意味しない数値がうごかすべからざる「基準値」と観念されるのです。専門家も素人も「基準値」を「正常値」としてうけいれ、そこからの若干のズレをさえ「異常」として感得します。そうした若干のズレが将来の重大な不幸につながる（かもしれない）とおもえば、世にあふれるヘルシズムやイヤシズムに便乗しないテはないとかんがえるのも自然かもしれません。

ヘルシズムがどれほどヘルシーなものなのか、イヤシズムによって何をどのように癒されるのか、そんなことはわからない。総合ビタミン剤を多めにのんで、ヒーリング・グッズにとりかこまれる方が、すくなくとも生活習慣としては、何もしないよりはいくらか〈健康〉的であるはずだ。国家も「お前の悪い生活習慣が病気を引きおこす」といっているのだから、ヘルシズムやイヤシズムに漬かりきっておれば、将来病気になっても「オレの生活習慣は悪くなかった、と言い逃れができるかもしれないし、良い生活習慣をたもちつづけてきたオレには、将来、高齢者医療・福祉の面でも特別扱いがまっているかもしれない。悪い生活習慣のヤツラと良い生活習慣のオレとが同列に扱われてたまるか」――。

「成人病」が「生活習慣病」と改名されたこと自体が、きわめてイデオロギー的でありました。語意からしても、あきらかに「成人病」と「生活習慣病」とはことなります。前者は加齢にもとづく客観的な変化を意味するが、後者は自業自得、悪因悪果の意味あいがつよいようです。ここに「優生思想」がきわめて容易にすべりこみうる余地があります。

しかも、自分の〈健康〉願望が、〈病気・病弱・障害〉の排除に一役かっているとは想像することもありません。自分が癒されたいだけのことであって、誰に迷惑をかけているわけでもないという次第。だがしかし、〈健康〉への過剰な価値付与は、〈病気・病弱・障害〉への過剰な価値剥奪と並行しないではすみません、論理的にみて。誰に迷惑をかけるわけでもないどころの話ではないのであります。

ぬけだす道はただひとつ、〈健康〉への過剰な価値付与をしないことと、〈病気・病弱・障害〉の価値剥奪をしないことにつきます。

いかにヘルシズムやイヤシズムに過同調しても人は早晩〈病気・病弱・障害〉に遭遇します。「健康国」は「病気国」を仮想敵国視するけれども、「病気国」はいつも「健康国」との平和共存をのぞんでいるのです。ヘルシズムやイヤシズムという名の優生思想は、「健康国」による「病気国」への侵略を正当化するものです。してみれば、人びとにとって重要なことは、スーザン・ソンタグがいうところの「最も健康に病気になる」ことでありましょう（前掲書、六頁）。

スーザン・ソンタグの主張点は、単なる肉体の病気にあたえられた「癌」という言葉がもつ隠喩の暴力性に集中していました。おなじ現象がかつては「結核」に、「ハンセン病」に、そして最近では「ＨＩＶ」にみられました。本稿の文脈でいえば、「生活習慣病」がそれにあたり、その隠喩がふるう暴力（時にはそれ以上の直接的暴力）についてはこれまでみてきたとおりであります。「最も健康に病気になる」ためには、とりあえず、そのような暴力的で権力的な隠喩にひきまわされないことです。

私たちは、強制的〈健康〉状態を拒否する権利をもっているし、そうした構えの上でしか、〈病気・病弱・障害〉と共生できないのではありますまいか。自らの内部にある〈病気・病弱・障害〉と折りあいをつけたり、「病気になって何が悪い」といなおったりして、「健康に病気になる」こともできずに、どうして外部の〈病気・病弱・障害〉にむけて想像力を飛翔させることができるでありましょうか。とわれているのは、ここでも「わが内なる優生思想」なのです。

第三章 「生命の消費」としての医療

――パターナリズムと自己決定権

1．はじめに

社会学者C・W・ミルズの古典的名著『社会学的想像力』が次のような書き出しではじまっていることはよくしられています。

「こんにち、人びとはしばしば自分たちの私的な生活には、一連の罠が仕掛けられていると感じている」（鈴木広訳、紀伊国屋書店、三頁）。

「一連の罠」とは、人びとがその日常経験の中で自分たちのおかれた社会的な位置をまちがってとらえるようにしくまれたトリックの連鎖体のことです。なぜ人びとが罠にかけられトリックにはめられているという感じをもつのかについて、ミルズは「自分の意志でしているつもりの生活が、実は個人の世界ではいかんともしがたい全体社会の構造そのものに生じる、さまざまの変化によって支配されているからである」と説明しました。

「一連の罠」は個人の私的生活と、その個人の私的生活にいやおうなく影響をあたえる社会構造上の公的な問題との混合（場合によっては両者の化合）のなかにうみだされるものですから、この「一連の罠」の解明と克服・解決はまさに社会学的想像力こそが全面的にたちはたらくべきフィールドであるといえましょう。ただし、その作動範囲はあまりにも広大にすぎて、「罠」の全面突破はほとんど不可能にちかいといわざるをえませんが。したがって、この小さな文章において、やはり私も自制的ないし禁欲的に（より正確にいえば能力的限界に正直になって）対象をせまく限定して「罠」に接近することになります。

たとえば、I・イリッチは『脱学校化社会』『脱病院化社会』という有名な著作において、学校と教育、病院と医療を議論の直接的な俎上にのせながら、実は、そのどちらの書物においてもみごとに「専門家支配による管理社会」への批判理論を展開したものでした。

私がここで展開しようとしているのも、医学・医療・病院・医師を対象にしながら、その対象との関係において私たちが遭遇せざるをえず、しかもおおむね勝ち目がなさそうにみえる「一連の罠」とは何であって何でないのか、という疑問の炙り出しであって、それ以上のだいそれた目論見があるわけではありません。ここでの鍵概念は「医療化 medicalization」とそれへの批判であって、その意味ではアプローチ的にイリッチににていなくもありません。しかし、残念ながらイリッチほどに説得的な展開になるという自信はまるでありません。そんなわけでひとつの読み物として提供する以上の生産的な狙いもあるわけではありません。

いま「読み物」という言葉をもちいましたが、この小さな文章を執筆するにさいして、私は遠藤周作と渡辺淳一という二人の現代作家の一連の医療小説（医療小説という文学ジャンルが成立しているのかどうかは別として）を全部ではありませんが、その代表的な作品の大部分を再読または初読してみました。それは、文学がかたるところに耳をかたむけて社会学的な概念の理解をふかめるとか、文学のなかに社会学的に有効な素材をみいだすとかといった、いわばさもしい読書ではありましたが、単純にいえば、おもしろいからよんだといった方がただしいかもしれません。後にものべるように、一方の遠藤は患者としては「プロ級」の履歴をもっていましたし、他方の渡辺は医者（整形外科医）のキャリアをつんでいました（医者出身の作家は、ふるくは森鷗外、ちかくは北杜夫、加賀乙彦、藤枝静男などかなりの数にたっしますが、外科畑出身というのは渡辺しかいないのではないでしょうか）。両者における医療の現実体験が、文学における想像的体験にどのような影響をおよぼしたのかという点も若干は焦点化しながら、本稿の「読み物」性に多少のふくらみをもたせたいとかんがえた次第です。

2．儀式と司祭

「承認された、あるいは誤用された、無感覚な、もしくは適用に反した、医療技術体系との触れあいから生じる望ましからざる副作用は、病原をつくる医学の、まさに最初のレベルにすぎない」と断言したのはI・イリッチでした（金子嗣郎訳『脱病院化社会・医療の限界』晶文社、三一頁）。

イリッチは医原病の成立を三つのレベルで説明しましたが、第一にとりあげたのが、上記した医療技術体系の問題でした（第二のレベルは、人びとを医学の消費者にすることで病的な社会を強化し、医療が病気の後押しをすること。第三のレベルは、専門家が人びとの自然治癒力を破壊することによって健康否定の効果をふかめること）。ここではひとまず、第一のレベルにこだわってみたいとおもいます。

医療技術体系は確固とした自然科学パラダイムのうえに成立しているようにとらえられることがおおいようですが、かならずしもそうとばかりはいえません。そうとばかりはいえないという場合、そこには二つの含意があります。第一は、医療技術体系が自然科学パラダイムとしては未熟であるということ、第二は、医療技術体系が自然科学パラダイムのうえに成立することがいつでも医療の本質を具現するものではないということ。しかし、この二つの含意はつまるところ、同一の問題に帰着します。

科学においては、なによりも客観主義的な普遍主義が要請されます。主観的な価値判断の排除を前提に、万人による追試が可能であるような方法論が採用されていなければ、それは科学の名にあたいしません。しかし、医学とその臨床的応用である医療に客観主義的普遍主義を期待することは、ある意味で、的はずれのないものねだりにひとしいといわねばなりません。どのような意味で的はずれかといえば、医学・医療には厳然とした主観的価値判断がふくまれている、すなわち、医学・医療の前提は「治さねばならない」という治療至上主義の構え（価値判断）によって特徴づけられているという意味において、医学・医療はどこまでも疑似科学以上のものではないといわざるをえないのです。

近代西洋医学においては、原則として人体をモノの寄せ集め（各種臓器の集合体）としてとらえるところから出発します。いわば要素還元主義です。しかし、人間は肉体であると同時に精神でもあって、各種臓器のそれぞれが精神のありようとの間に不変の必然的な照応関係をつくりあげているとはかぎりません。もちろん、広義の心身症においては、一定の不定愁訴につながる特定臓器の不調を指摘することができるにしても、臓器への医療技術的な手入れが不定愁訴の治癒や寛解を保障するわけではなく、むしろおおくの場合はその逆であるはずです。

すなわち、不定愁訴（それは大部分社会的なストレッサーによってひきおこされます）の除去が結果的に臓器の不調を改善するのであって、たとえば、夏目漱石の胃潰瘍はけっして抗潰瘍薬の投与によって治癒ないし寛解するものではなく、漱石の近代的個人主義を抑圧する社会的圧力（弾圧）が解消されることこそ眼目であったはずですが、あの時代にはその方向性に見込みがあったはずもなく（また、当然のことに、当時の医者にそうした社会医学的常識どころか心療内科的常識さえあったわけもなく）、結局、漱石は胃から血をはきつづけて死なねばならなかったのです。

「治さねばならない」という治療至上主義と人間機械論的な要素還元主義とが医療技術体系として全面展開される場、それが「部品修理工場」としての病院です。病院は基本的に「部品修理工場」として成立しているのに、胃をわずらう人は胃の患部だけを病院にあずけて自宅で修理の終了をまつというわけにはまいりません。胃のほかにどこもわるいところがなくても、人間総体が入院しなければならないというシステムが制度化されているからです。胃という部分臓器がわるいだけなのに、医学・医療の消費者は、病院というパノプティコン（一望監視装置）に全面参入することを余儀なくされるのです。にもかかわらず、医学・医療の側は入院中の患者総体をみることなく、患部である胃にしか関心をもとうとはしません。

社会学者E・ゴッフマンが、こうしたパノプティコン的施設を一括して全制的施設（total institution）と名づけたことはよくしられています（石黒毅訳『アサイラム』誠信書房）。すべての病める人はこの全制的施設のなかで、トータルとしての病人（a sick person）、つまり医者からみればトータルとしての患者（a patient）として再社会化されねばならなくなるわけです。

病院とはそのような施設であって、遠藤周作は小説『満潮の時刻』において、「人々が死ぬためか生きるためかの、どちらかで住んでいるこの場所。人々が自分の死や自分の生を考えこむように仕向けてくるこの建物」とうまく描写しました（新潮文庫版、一七三頁）。

この再社会化は、実のところ、思いのほか容易に遂行され達成されます。「治さねばならない」という医学・医療側の治療至上主義は、患者における「治らねばならない」という健康至上主義によって追認または補完される関係になっているために、この再社会化はおおくの場合、患者みずからがえらびとるという形をさえとるのが普通です。「治さねばならない」というのは医学・医療側の職業倫理ですが、「治らねばならない」のも実は患者側の職業倫理なのであって、こうした両側における職業倫理の一致が患者としての再社会化を一層促進するという点もみておかねばなりません。

患者側の職業倫理という言い方には若干の注釈が必要かもしれません。つまり、こういうことです。人は病んでいる間にかぎって健康時の役割・義務（その中核に職業が位置しています）を一時的に免除される権利を享受できるというとらえ方が一般的に成立しており、したがって、病んでいる人はなるべく病んでいる期間を短縮して、可及的すみやかに職業を中心とする役割・義務のソーシャル・ネットワークに復帰するように期待され、または動機づけられているのです。

機能主義社会学者T・パーソンズは、病気を一種の社会的逸脱行動と把握し、病む人が逸脱行動から回復できるためにはたすべき「病人役割（sick role）」について議論をくわえました。パーソンズがいくつか提起した病人役割のなかで、重要なものは「病人は〈よくなろう〉と努める義務があり、この目的のために他の人びとと協力する義務がある」と、「病人とその家族は病人の回復を援助する医療機関に協力する義務がある」の二点であるとおもいます（武田良三監訳『社会構造とパーソナリティ』新泉社、三五一頁）。

パーソンズにあっては、病気や病人は社会にとって逆機能的なものではあるけれども、逸脱者たる病人がなおるための役割・義務を遂行しているかぎりはひとまず機能的存在として大目にみることができるというわけです。その言外には、病人がなおるための義務をもし放棄したりするならば、逸脱的逆機能の体現者として、多大の制裁をこうむることになったとしても自業自得であるという冷酷な意味がこめられているとみなしてもよろしい。

ちなみに「patient」という単語の形容詞としての意味は「忍耐強い」であり、名詞としての「patience」の意味は「忍耐（心）」です。パーソンズの視界には、病院という全制的施設の、そして医学・医療という技術体系の問題性などなにひとつはいってはいません。

ここで渡辺淳一の短編小説『宣告』にふくまれるエピソードを引用します。この作品は全体として癌告知をめぐる大問題をとりあつかっています。主人公・船津医師は相手が超一流の芸術家（画家）なので、癌を宣告しても死の恐怖にとりつかれはしまいと確信して告知するが、芸術家は死生観を超越できてはいず、それどころか画家が告知後にえがいた絵には露骨に生への執着が表現されていたといった作品です。

この画家が直腸癌の末期になるまで、なぜ医師を受診しなかったのかといえば、それはわかい頃の痔疾診察体験に由来していたということです。この画家はこの診察体験を以前にある雑誌の随筆欄に執筆していました。

「本来、医学というものは人間に対し冒瀆的なものであるが、中でも痔の診察程、人間性を無視し精神の荒廃を誘うものはない。仰向けになり脚を挙げ、股を開いて局所をむき出すという姿勢は本来人間として取るべき姿態ではない。人間の形としてはありえない。あり得べき形ではない。動物ならともかく人間はどんなことがあってもあのような姿態を取るべきではないし、取れと命ずべきものでもない。あれは人間の形ではない」（『光と影』文春文庫版所収、九九頁）。

まことにもって屈辱的な受診スタイルであって、フォルムにこだわる誇りたかい画家としては到底許容できないものだったようです。渡辺淳一には「隠喩としての痔」にいくぶんかの執着があるようで、代表作のひとつとされる『無影燈』のなかでも、人気絶頂のうらわかい女性流行歌手の痔疾をとりあげ、やはり同様の恥ずべき姿態を克明に描写しています（文春文庫版・上巻、二六八頁）。高名な芸術家、わかい女性流行歌手と「痔」との非対称性が作品効果をたかめる役割をはたしていることは一応みとめられます。

大便排泄の役割をになう消化管の最末端部（直腸・肛門）は人体のなかで「恥と汚穢」にかかわる

意味を付与されやすい臓器であると同時に、その部分にしょうじる「痔」は人間だけのものであって、人間以外の動物に「痔」はありません。「恥と汚穢」にかかわる「痔」はまたもっとも高級な人間だけの疾患であり、しかもその発生頻度は約四〇%、消化管に食物をおくりこむべき口にできる「虫歯」とほぼ同程度にたかいのです。

それはともかく、痔疾の診察に、このような屈辱的な姿態がいつも不可避であるわけではありません（私自身、過去に一度だけ直腸鏡検査をうけ、また大腸内視鏡検査はほぼ毎年うけていますが、そのような姿態を一度もとったことがありません。痔の診察は普通、右側を下にして下着をすこしずらす程度でおこなわれますし、直腸鏡検査にしても大腸内視鏡検査にしても、尻の部分がわれた検査衣をもちいます）。実際、痔疾の手術は渡辺がえがいたような姿態では実施不可能であり、したがって、診察も手術とおなじ姿態のもとにおこなわれるのが一般的です。

してみれば、この診察時の姿態強要が何を意味するのかはあきらかでしょう。本項の冒頭部分で引用したイリッチを想起せざるをえません。「承認された、あるいは誤用された、無感覚な、もしくは適用に反した、医療技術体系との触れあいから生じる望ましからざる副作用は、病原をつくる医学の、まさに最初のレベルにすぎない」。

いうなれば病人が患者になる（させられる）ための通過儀礼であって、病人を無力化させるための儀式としての意味以上のものはないようにおもわれます。この誇りたかい芸術家は「本来、医学というものは人間に対し冒瀆的なものである」とみぬいており、痔疾診療においてそれを確信したわけです。しかし画家は、医学・医療への全面屈伏をいさぎよしとせず、結果的に、直腸癌が発見された時には手遅れでした。

小説では、この画家の文章につづく地の文章が次のようになっていました。「この文章も姿態が許せないというだけで、彼がどのような種類の痔疾なのか、そうだとしたらどの程度のものか、といった点については一切触れていない。いずれにせよ彼は〈痔が痛む〉ということは云うがその程度や苦痛の激しさについては尋ねても答えない」。誇り高い芸術家の視線は、船津医師にまるでとどいていないし、おそらくは作者で整形外科医でもあった渡辺淳一にもとどいていないようにもおもわれるのです、なにせ画家は屈辱について立論しているのに、医療の側は「痔」の病態にしか関心がないのですから。

私自身が経験した通過儀礼について次にしるします。私は一九八八年晩春、大腸癌の開腹手術をうけました。術前の下腹動脈血管造影検査も大腸内視鏡検査もそれぞれに苛酷なものではありましたが、何が衝撃的だったといって術前剃毛ほど衝撃的だったものはありません。全裸体をわかい女性看護師の眼前にさらし、局所を全面的にそりあげられてしまうのです。彼女の手が局所にふれた時に私の身体にいささかでも変化がしょうじた場合のわが身の置き所のなさを予感するだけで、私ははげしい屈辱感と恥辱感にみまわれました。いまでも判然と記憶していますが、彼女の手になる剃刀が私の下腹部を往来している間、入院直前によんだ大西巨人の長編小説『神聖喜劇』の主人公・東堂太郎のエピソード（東堂は全制的施設の最たるものというべき軍隊に入営する直前、自分で剃毛して記念とし、その足で女性にあいにでかけたのでした）を懸命におもいうかべて、わが意識の拡散をはかったものでした。

その時、私は明確に「医の軍門」にくだった自己を認識しました。つまり、屈辱と羞恥の儀式をへて、私もまためでたく「患者」としての再社会化をはたしてしまったことはまちがいありません（ただ、その時、私は自分の人権をかんがえるばかりで、わかい女性看護師のそれにまでは考えがおよばなかったことを告白しなければなりませんが）。

私は術後、主治医に質問しました、なぜに術前剃毛はおこなわれるのか、と。手術創感染（現在では手術部位感染という）を予防するため、と主治医は返答しました。しかし、実をいえば、私が手術をうけた一九八〇年代後半の時点で、アメリカでは原則として術前剃毛をしないことが主流になっていたのです。なぜ、アメリカでは術前剃毛を実施しなくなったのかというと、その理由はなんと術前剃毛をするのと同じ理由、すなわち手術創感染（手術部位感染）を予防するためだったのです。この問題についての最近の情勢をインターネットで検索してみて、アメリカ連邦疾病予防局（CDC）が一九九九年、いかなる方法による術前剃毛も手術部位感染率を増加させるので除毛は原則的にすべきではないと勧告していたことをしりました（http://www.cdc.gov/ncidod/hip/SSI/）。

病院という全制的施設が準備している儀式には、たとえば教授（院長）回診としょうとする「大名行列」をはじめとするさまざまなものがあります。おそらくその大部分は、イリッチのいう「承認された、あるいは誤用された、無感覚な、もしくは適用に反した」ものばかりです。私自身が体験した術前剃毛もまたあきらかに「承認された、あるいは誤用された、無感覚な、もしくは適用に反した」ものであって、病人を患者として再社会化し、病人自身をして病人役割の遂行者にしてしまう院内儀式の重要な一幕であったことは、ほとんどうたがいえないところでしょう。

儀礼とは、社会学的にいえば、逸脱をゆるさぬ一定形式の行為を要求する積極的な慣行のことを意味します。換言すれば、儀礼とは個人が集団の規範に同質化する際の支えになり、他の規範を維持させるための規範として作動するモラル維持のひとつの手段ということになりましょうか。

逸脱をゆるさぬ一定形式の行為は、病院にあっては、入院患者と医療側の双方にもとめられるものであり、その両者の共同正犯的な共謀なしにはそうした行為は十分なものになりません。しかし、その場合の共謀共同は、たとえば医者と患者の対称性＝対等性をかならずしもあらわすものではありません。患者が医者の視点をとりいれて、かぎりなく自らを医者化すること（医者の役割取得）によってのみ成立する共謀共同なのであって、共犯としての患者の同調対象は自分自身ではなく、いわば主犯としての医者なのです。

診断・処方・手術といった医療の核心的業務は医者によって独占されていることとあわせて、医者こそが医療現場における司祭であり、子羊たる患者にむけてのすべての医療儀礼・祭祀をつかさどることになるわけです。もろもろのコ・メディカル・スタッフはおおむね助祭の位置づけとなり、患者はさしあたり信者ないし折伏対象者としての役割演技者にならざるをえないのであります。

3．神と悪魔

近代以降の西洋医学の「進歩」の大部分は戦争におっていたといってもけっして過言ではありま

せん。侵略者医学による被侵略者人体の資源化、すなわち人体実験による医学的知見の集積はすでにドイツにおけるナチス医学やこの国における七三一部隊の所業の中に典型的にみてとることができるものでした。

しかし、このような戦時医学の人体実験体質がながい医学史のなかで例外的（非常時的）な存在であったとはかならずしもいうことができません。医学における人体実験は現在の問題であり、さらにいえば未来の問題でもあるのです。

このことにはふたつの意味があります。ひとつは、医学という領域が人体を対象にしたはてしない試行錯誤（すなわち人体実験）の連続であるということ、もうひとつは、人体実験の被験者はほぼ例外なく「社会的弱者」であるということです。

たとえば臓器移植の場合、移植免疫反応（拒絶反応）をおさえるための免疫抑制剤が多用される結果、必然的に感染症を誘発することになり、この感染症をおさえるための抗生物質が多量かつ多様に処方されることによって常在菌バランスの混乱とそれにもとづく菌交代、菌の突然変異による耐性菌の発生などが問題になります。これら一連の試行錯誤（モグラ叩き医療）はしばしば臓器移植の副作用とよばれますが、正確には主作用というべきものであって、臓器移植が本質的に人体実験の域をでることがない事情をものがたっているというべきでしょう。

人体実験の被験者の大部分が社会的弱者であることは明白な歴史的事実であって、もはや議論の余地さえないとおもいます。ナチス医学の人体実験の被害者の大部分はユダヤ人でしたし、この国の戦陣医学の被害者の大部分は中国人や朝鮮人でした。脳に外科的手術をおこなうことにより精神疾患の治療が可能になるとした精神外科（中心はロボトミー＝前頭葉切裁術）は精神障害者（主として統合失調症）を犠牲者としてえらびだしました。この国では新潟大学の中田瑞穂が一九四二年にはじめて以来、日本精神神経学会が一九七五年に「精神外科を否定する決議」をするまでに、三万人から十二万人の精神障害者が犠牲になったといわれています。

社会的弱者を対象にするならば人体実験による人体の資源化（医師たちは被験者をマテリアル＝素材・材料とよび、七三一部隊の医官はアジア人犠牲者をマルタ＝丸太とよびました）も免罪されるという暗黙の了解が成立しているとさえいえる状況がつづいてきたのです。

また、七三一部隊における人体実験は過去の問題であるばかりではなく、まさに現代のそれでもあるのです。中国駐福岡総領事館ホームページの二〇〇五年八月三日の記載によると、ごく最近になって旧日本軍の人体実験の犠牲になった外国人リストがみつかったということです（http://chn-consulate-fukuoka.or.jp）。

戦争中に旧日本軍に逮捕された後、関東憲兵隊司令部から七三一部隊に特別移送され、細菌をつかった人体実験の犠牲になった外国人（「特別扱い」とよばれた）の名簿と資料が〇五年八月一日、中国人歴史研究者によってはじめて公開されました。犠牲者は旧ソ連の兵士やスパイ、旧ソ連のために活動していた朝鮮人スパイなどで、旧ソ連人十五人、朝鮮人六人。名簿と資料は、旧日本軍が未廃棄のままのこし、黒龍江省・吉林省の資料館や中央の資料館に保存されていた日本語書類の中からみつかったもの。書類は関東憲兵隊司令部司令官が署名発行したもので、外国人犠牲者の氏名・本籍地・職業・身分・当時の住所・逮捕地点とその理由、各憲兵隊長による「特別扱い」

伺い、関東憲兵隊司令官による承認番号などのデータが比較的完全な形でのこっているということでした。この国は、こうした過去の問題をいまだに清算しえていないという点においても、これはまさに現在と今後の問題でもあるというべきなのであります。

戦後のこの国が人体実験を人権の観点から問題にしたのは、私のしるかぎり、一九五七年四月七日の日弁連人権委員会総会における決議が最初だったのではないかとおもいます（一九五一年に日本医師会が四四項目からなる「医師の倫理」を公表していますが、それは〈仁〉を基本においた一般的なものでしかありませんでした）。決議の内容は次のようなものでした。

「名古屋市立医科大学（当時）における乳児院乳児に対し、保護者の承諾を受けることなく、大腸菌の人体実験をなしたる事件あり。更にまた、新潟精神病院は入院患者に対し、発熱療法として恙虫の病原体を接種しながら診療録の記載をなさず、新潟大学医学部と協力して一部の患者より保護義務者の承諾なくして患部の皮膚を切除し傷害を与えた事実あり。かくの如きは、医学の進歩、或いは医療に名を藉る人権侵害にして厳に戒告すべきものと認む」。

社会的弱者にたいする人体実験の内実は、七三一部隊による人体実験とほとんどかわるところがなく、この時点ですでにニュールンベルク医の倫理綱領（一九四七年）が成立していたことをおもえば、敗戦を経験してもこの国の医学・医療およびその専門家集団は戦前の体質をまるで反省しなかったことが証明されています。すなわち、戦前の反省のもとに前掲ニュールンベルク医の倫理綱領以降、ヘルシンキ宣言（一九六四年）、リスボン宣言（一九八一年）などをへて「医の倫理」「患者の権利」がタテマエ的には国際レベルでうちたてられたはずですが、専門的医業集団にあってはほとんど血肉化されないまま現在にいたっているといわざるをえません。

戦陣医学が否定的に総括されなかった最大の理由は、占領軍（特にアメリカ）との細菌兵器情報の取引きの結果、人体実験が戦争犯罪として訴追されることはほとんどなく、また日本の医学会も人体実験を自らの問題として、戦陣医学関係者を糾弾・処分することもなかったところにあると断言しうるとおもいます。このことは芝田進午の指摘どおり、たとえば七三一部隊関係者のかなりの部分が戦後の各大学や研究機関のトップを独占していた事実によってもしめされましょう（「医学者の倫理と責任」、山口研一郎編『操られる生と死・生命の誕生から終焉まで』小学館、二一三～五頁）。

ところで、人体実験を真正面からとりあげた戦後日本文学といえば、だれもがまずは遠藤周作を想起するにちがいありません。そして、人体実験にかかわる遠藤周作の医療小説の代表作を『海と毒薬』（一九五八年）と、その続編ともいうべき『悲しみの歌』（一九七七年）にもとめることにもおそらく、さほどの異論はないものとおもわれます。『海と毒薬』は、戦争末期に九州大学付属病院でおこなわれた人体実験（米兵捕虜生体解剖事件）を軸に小説化した作品で、カトリック作家・遠藤が、神をもたない日本人とはどのような人間か、そのような日本人にあっての「罪と罰」の意識とはいかなるものかについて深刻にといかけたものです。こうした問題意識は、遠藤がカトリック留学生としてフランスにおもむいた時から一貫して保持しつづけていたものでもありました。

一九四五年五月五日、沖縄戦支援のために米軍は九州の特攻隊基地爆撃「作戦任務第一四五号・コード名：Aghast No.7」を実施しましたが、その際、米軍は福岡県大刀洗飛行場を襲撃した十一機のうち二機を損失しました。この二機のうち一機は、日本海軍機の体当たりによって大分県竹田市近郊の明治村（当時）に墜落するのですが、落下傘で脱出した米兵をまっていた運命が、この九大生体解剖事件だったのです（上記経緯は小説には記載がなく、主に小山仁示訳『米軍資料〈日本空襲の全容〉』東方出版、一九九五年によりました）。

生体解剖という悪逆非道の人体実験に、主人公・勝呂をふくむ第一外科の成員が参画していくについては、もちろん軍の命令があったほか、重要な手術に失敗した第一外科教授が医学部長選挙で劣勢にたっていて、汚名挽回のために教室としてこの企画に参画せざるをえなかったといった事情などがあげられますが、一医員にすぎない主人公・勝呂は立場的には生体解剖への参加を拒否しようとすればできるチャンスもあったのです。しかし、勝呂は結局、同僚の戸田とともに生体解剖にたちあうことになってしまいます。生体解剖を目前にして、戸田と勝呂は次のような会話をかわします。

戸田「お前も、阿呆やなあ」／勝呂「ああ」／戸田「断わろうと思えばまだ機会があるのやで」／勝呂「うん」／戸田「断わらんのか」／勝呂「うん」／戸田「神というものはあるのかなあ」／勝呂「神？」／戸田「なんや、まあヘンな話やけど、こう、人間は自分を押しながすものから――運命というんやろうが、どうしても脱れられんやろ。そういうものから自由にしてくれるものを神とよぶならばや」／勝呂「さあ、俺にはわからん。俺にはもう神があっても、なくてもどうでもいいんや」（新潮文庫版、九一～二頁）。

神はあるのか、という戸田の発言にはいささか唐突の感なきにしもあらずなのですが、作者・遠藤にとってはぬきさしならない問題です。実際、戸田は第一外科の柴田助教授と浅井助手から最終決断をもとめられた時に次のように自問したものでした。「これ（生体解剖）をやった後、俺は心の呵責に悩まされるやろか。自分の犯した殺人に震えおののくやろか。生きた人間を生きたまま殺す。こんな大それた行為を果たしたあと、俺は生涯くるしむやろか」（一四六頁）。そして、戸田は柴田助教授と浅井助手の顔をみながら、「この人たちも結局、俺と同じやな。やがて罰せられる日が来ても、彼等の恐怖は世間や社会の罰にたいしてだけだ。自分の良心にたいしてではないのだ」と。

先の勝呂との会話における戸田の発言、それに決断をせまられた時の戸田の自問においては、むしろ勝呂の優柔不断、戸田のおののきが強調されていますが、生体解剖を実施した後では、逆に勝呂のおののきがめだつように展開します。小説の最終部分での戸田と勝呂の会話は次のようになっていました。

戸田「なにも苦しむようなことないやないか」／勝呂「お前は強いなあ。俺あ……今日手術室で眼をつむっておった。どう考えてよいんか、俺にはさっぱり今でも、わからん」／戸田「何が苦しいんや。（略）あの捕虜を殺したことか。だが、あの捕虜のおかげで何千人の結核患者の治療法がわかるとすれば、あれは殺したんやないぜ。生かしたんや。人間の良心なんて、考えよう一つで、どうにも変わるもんやわ」／勝呂「でも俺たち、いつか罰をうけるやろ。え、そやないか。罰をうけても当り前やけんど」／戸田「罰って世間の罰か。世間の罰だけじゃ、なにも変わらんぜ」（一九四〜五頁）。

この小説の冒頭部には、戦後の勝呂のありようが描写されています。生体解剖をおこなった教授ら五人は戦後の横浜軍事法廷で死刑が宣告されますが、勝呂ら三人は懲役二年を言いわたされ、その後、勝呂は東京新宿から電車で一時間ほどの、すべてが埃っぽい下町で地味な開業医の生活をおくります。しかし、ひょんなことから患者の一人に自らの過去をしられてしまうのですが、それについて勝呂はその患者に次のように述懐するだけでした。

「仕方がないからねえ。あの時だってどうにも仕方がなかったのだが、これからだって自信がない。これからもおなじような境遇におかれたら僕はやはり、アレをやってしまうかもしれない……アレをねえ」（三〇頁）。

作者・遠藤にあっては、運命から自由にしてくれる「神」をもたないがゆえにおしながされるばかりの日本人をどのようにかんがえるかが主題であったにしても、否、そうであったがゆえに、生体解剖という究極的な悪魔的所業への評価については、小説において非常に寡黙であったようにみえます。人体実験（生体解剖）への断罪も糺弾も、小説上の言説としてはほとんど登場してはきません（それをすれば小説としては崩壊したこと、まちがいありませんが）。そうして、この小説の続編ともいうべき『悲しみの歌』（続編とはいえ、『海と毒薬』の発表から約二十年の歳月がながれているのですが）にも、そうした遠藤周作の思想ないし心情には基本的な変化がみられないようにおもわれるのです。

『悲しみの歌』の主人公は、やはり勝呂医師であって、この作品においては新宿の場末でひっそりと開業している「顔色のわるいむくんだ顔」（新潮文庫版、三四三頁）の持ち主として登場します。かつて生体解剖に消極的ながら参画し、戦後はすくなからざる堕胎に手をそめ、やがては「不治の癌患者」の真摯な請託をうけて安楽死を実施する、それが戦後の「陰気くさい医院の愛想のない医者」（六一頁）としての勝呂医師でした。

本来的には戦前の勝呂にも戦後の勝呂にも医師としての理想というものがありました。「春になると白い花の咲くような村の医者になろう。自転車をこいで遠い農家に診察に行こう。寝たっきりの老人たちを診たあとは、茶をすすりながら彼等の愚痴を聞こう。養鶏の話や牛が子をうんだ話も面倒くさがらずに相手になってやろう」(五一頁)。善良で良心的で地味な医師になることを理想にしながら、運命から人間を自由にする神をもたない日本人として、勝呂は医師としておちるところまでおちてしまったことになるのですが、それを作者・遠藤は「哀しみ」の情念によってとらえるわけです。

そのことは、「人がもう一人の人間を救うことなど、できるかね。そんなことは、できはせん。私は人間ば救うため、医者になった男だが……この五十年でやったことは……人間ば殺すことだけだった」(三四四頁)という勝呂の慚愧の念にみちあふれた述懐によってもあきらかでしょう。

やがて単純無比に正義漢の青年新聞記者によって、勝呂の過去があばかれていきます。最終的に勝呂がおこなった末期癌患者への安楽死が新聞記者にあばかれた後、勝呂は近所の神社の楠に首をつって自殺します。勝呂の自殺死体をみまもるようにうごかない野良犬がえがかれます。「まるで野良犬は(発見者の青年に)こう訴えているようだった。〈あんたには……この人の……哀しみがわかるか……〉」(三九四頁)。

こうした犬のイメージは、ほとんど遠藤自身の入院体験がえがきだされているといえる『満潮の時刻』という作品にも登場します。主人公の少年時代の追想の中で、雑木林での自殺体をみまもる飼い犬について、「あの犬は自分の主人がおそらく誰にも言わなかった心の奥底のひだをその眼で、じっと見つめていたのかもしれぬ」（新潮文庫版、一九四頁）。

犬のイメージは、遠藤の小説においては、九官鳥のイメージにもつながります。『満潮の時刻』では、病室でかっていた九官鳥について「九官鳥の眼は濡れて、哀しそうに見開かれていた。（略）この眼を何処かで見たことがある」（一九二頁）と描写され、主人の自殺体をみまもる犬のイメージにダブらせるのです。

九官鳥はまた、遠藤の短編「なまぬるい春の黄昏」（『影法師』新潮文庫版所収）にも登場します。「真夜中、闇のなかにじっと眼を開けている。自分のこれからや、死のことを考える。（略）彼は九官鳥に小声で話しかける。〈おいおい、神さまなんていているのだろうか〉」（一一〇頁）。遠藤は三十七歳で肺結核のため、二年半の入院生活を余儀なくされるのですが、妻が病室にもちこんできた九官鳥にかなりすくわれつつ、手違いでその九官鳥を死なせた経験をもっています。

犬の眼のイメージ、九官鳥の眼のイメージは、『満潮の時刻』において、踏絵の基督の眼に同一化されます。

「（踏絵の基督の眼の）その眼差しは決して恨んではいなかった。自分の顔に足をかけるものを恨んではいなかった」（二七四頁）。

それらはすべて、遠藤にあっては「同伴者としての神」を意味しました。人の苦しみをしった時には自ら犠牲になっても何かをしないではいられない底抜けのお人好し（身代わりのイエス）の存在がそれであって、遠藤は『海と毒薬』での問題提起を『悲しみの歌』で完結させようとした時、主人公・勝呂の〈悪〉の救済者として、もう一人の主人公「ガストン・ボナパルト」を造形せざるをえなかったようにおもわれます。

遠藤は、勝呂の自殺のあと、勝呂を糺弾した新聞記者とガストンとの会話のなかで、ガストンに「ほんとにあの人、今、天国にいますです。天国であの人のなみだ、だれかがふいていますです。わたくーし、そう思う」（四〇八頁）といわせています。

遠藤が、最終的には主人公・勝呂を自殺させ、しかし、もう一人の主人公・ガストン（イエス）によって救済が予告されるという構成を採用したところに、遠藤の特質ないし限界がしめされているようにも私にはみえます。新潮文庫版の解説をかいている遠丸立は、安楽死事件の発覚の後の勝呂の自殺について「追いつめられたというより、医師という職業にまつわる基本的矛盾を骨身に泌みて受けとめ、ついには忍耐の限界を越えてしまった結果であるとも考えられよう」（四二六頁）としるしていますが、もしかりにそうであるならば、勝呂は生体解剖の直後に自殺ないし医師の廃業を決意してもよさそうなものではないか。

しかし、遠藤は勝呂を戦後にまでいきのびさせて医業を継続させ、のみならず医師としての大中小の〈悪〉をおこなわせたうえで自殺させ、しかも、救済を約束さえしたわけです。私は、ここに遠藤の医者や医療へのアンビヴァレント（両価的）な姿勢が端的にしめされているとかんがえます。むろん、このことは遠藤作品への文学的感動や評価とは別枠の、いうなれば遠藤周作という人物への本質的な感想や批評であって、この点については次項で再度とりあげます。

遠藤周作による長編推理小説と銘うたれた『真昼の悪魔』には、陰湿でいやらしい悪を執拗にもとめる若い美貌の女医が主人公として登場します。この女医の正体が小説の最後までわからないという点では推理小説的ですが、この女医には悪魔がすみついているのだけれども、その悪魔性が、いうなれば現代人の総体が共有しているはずの心の空虚ともいうべきものを象徴している、すなわち女医が現代の普遍的存在であるという位置づけになっている点ではことさらに推理小説とよぶ必要もないでしょう。

理由のある悪（たとえば金ほしさの強殺犯罪）などはみみっちい悪なのであって、女医がもとめるものは「良心をえぐるような辛さを感じる」タイプの悪、自己弁解さえできない動機のない悪、それがなければ自分の心の渇きをいやせない種類の悪なのです。

「子供は悪を知らぬ存在である。だから、その無垢な心に悪の染みをつけることほど大きな悪はない」（三二頁）と女医はかんがえ、院内にいる知的障害の男児に鼠を水中でおぼれさせることをおぼえさせ、その結果、男児は女の子を院内の池につきおとすという、そのような悪からまず着手するのです。

女医の悪のきわめつけは人体実験であって、上司の吉田講師に次のような台詞でその実施をせまります。

「先生、もしこの三つの抗癌剤の併用が動物だけでなく人間にも著しい効果をもたらすなら……その方法で救われる癌患者がたくさんいますわ。その人たちのためにあまり生きる価値もない小林さんが実験の対象になっても……わたくし、かまわないと思うんです」（一九三頁）。ドストエフスキーの『悪霊』のスタヴローギン、『罪と罰』のラスコリニコフの犯罪論理を彷彿させるものであることはいうまでもありません。

『罪と罰』のラスコリニコフには聖女ともいうべきソーニャが配置されたのと同様に、『悲しみの歌』の勝呂医師にはイエスの再来たるガストン・ボナパルトが、また、『真昼の悪魔』の女医には中世カトリック神学の権威ウッサン神父が配置されました。ソーニャによってラスコリニコフが本質的な改心(回心)をとげえたかどうかはともかく、一応はソーニャの説得をうけて自首にふみきりますが、勝呂はガストンによって赦しを示唆されはしたものの自殺し、女医はウッサン神父から「良心の呵責を求めるために悪を行うよりも心の悦びを得るために善いことをなさい」(一二五頁)と慫慂されても何も反応せずに悪を続行し、人体実験によっても何らの傷をもうけることなく、それどころか、はなやかな結婚式をさえむかえるのでした。

すでにのべたように、遠藤は肺結核で二年半入院し、その間に三度も肺の外科手術をうけました。それはとてつもなく苛酷な体験であり、ことに三度目の手術はいちかばちかの大手術、いうなればそれ自体が人体実験にかぎりなくちかいものであったようです。おそらくはそれ以外にも自らの人権を蹂躙されるような体験を院内でかずおおく体験したものと推察されます。だからこそ、遠藤は『真昼の悪魔』をかきあげた一九八〇年のころ、新聞紙上などをつうじて「心あたたかな病院」キャンペーンを展開したはずです。

もっともそれは、医者糾弾や病院変革といったラディカルな方法論ではなしに、医者と患者の心の邂逅を軸にした、いわば病院の人間化をもとめるゆるやかな運動でしかありませんでしたが。遠藤の思想的穏健主義や人柄のよさを反映した取り組みではあったでしょうが、ここでとりあげた三つの医療小説がしめすように、カトリック作家として現代人の心の荒廃にメスをいれることには成功したものの、病院や医療にたいするメスさばきはいたって不徹底のままにおわっていたと私にはかんじられます。

生体解剖事件を小説化した遠藤は、次のような出来事を当然知っていたはずです。すなわち、一九七七年、外務省の外交資料の中に発見された「広島で被爆した米兵捕虜二十人」のリストに、一九四五年、九州大学でおこなわれた米兵生体解剖実験の犠牲者六人がふくまれていたという事実です。生体解剖実験の発覚をおそれた日本軍が「被曝死者」とすりかえたわけです。事件発覚の端緒は、一九四五年五月初旬、熊本県阿蘇郡小国村付近で撃墜され捕虜となって被曝死したとされていたB29の搭乗員William Fredwicks少尉の存在。生体解剖をさばいた横浜裁判で判明した犠牲者ウィリアム・R・フレドリックス少尉と同一人物とみられ、同裁判のなかで被告のひとりが「四五年十一月頃の証拠隠蔽会議で広島の原子爆弾のため死亡したと報告することに決まった」と証言したということです（『中国新聞』一九七八年七月二十四日付）。

『海と毒薬』の続編たる『悲しみの歌』を刊行したのが一九七七年一月ですから、遠藤が上記事実を『悲しみの歌』に反映しえなかったのはやむをえなかったにしても、やはり、人体実験を一つのテーマにした『真昼の悪魔』の刊行は一九八〇年ですから、この作品に上記の事実が何らの痕跡ものこしていないことはむしろ不思議というべきであり、さらに遠藤が死去する一九九六年までこの問題にまったく言及していないことは問題だといわねばなりますまい。

生体解剖の被害者を被曝死者とすりかえたのが軍部だったのか医者たちだったのかは不明ですが、いずれにせよこの問題についての遠藤の沈黙が私には不可解におもえるのです。すでに鬼界にいて返答のできぬ遠藤に詰問するのはいささか酷かもしれませんが、「人間の弱さや哀しさに対する共感」という遠藤のカトリック文学の、思想的想像力の「弱さと哀しさ」に私などは注目しないではいられません。

さて、人体実験は、現在、先端医療にかかわるバイオ・エシックス（生命倫理）の課題にたいしても重大な問題をなげかけています。いわゆる「試験管ベビー」とよばれる体外受精（一九七八年、イギリス）、「クローン羊」の誕生（一九九六年、イギリス）、受精卵・胚からヒトのすべての組織や臓器に分化する可能性のある胚性幹細胞＝ＥＳ細胞の樹立（一九九八年、アメリカ）などもこの文脈からよみとる必要があります。こうした先端医療といわれるそれぞれのイッシューをみるとき、ことばの真の意味での「医の倫理」をバイオ・エシックスとのかかわりなしに議論することは、いまやほとんど不可能になっているといわねばなりません。

木村利人はバイオ・エシックスの研究対象と領域を次のような三領域に設定していまして、それ自体としてはさほど的外れとはいえないとおもいます（「医の倫理の課題と展望・バイオ・エシックスの視座から」、『最新内科学体系・別冊・医師と患者』中山書店、一二三～三一頁）。

第一は、生物・医科学実験および人間生命の始期をめぐってのバイオ・エシックス（遺伝子操作、人工受精、胎児実験、体外受精、胎児の保護、妊娠中絶、遺伝相談、人口政策など）、第二は、人間生命の質の向上をめぐってのバイオ・エシックス（自然・社会・環境と生命、生命権・健康権・医療・保健と財政・法律・政治・経済の構造、治療と看護、人工臓器とその移植、生物・医科学専門家・医療従事者・患者・被験者をふくむ倫理基準・指針、歴史・伝統・文化・社会・宗教・教育とバイオ・エシックスなど）、第三は、人間生命の終期をめぐってのバイオ・エシックス（死の判定の再定義＝自然死・尊厳死などの立法、ホスピスなどにおける死期の看護、植物状態人間、延命操作の使用とその停止、安楽死、医療辞退など）。三つの領域は相互に関連しあっており、たとえば本項で問題にしている人体実験は三領域のすべてにかかわる問題であるといえましょう。

木村は、患者への手術などの医療措置の内容について、患者が、検査結果や診断内容をふくめて医療側からの十分な情報にもとづき納得して自分で自分の価値判断で決断することを「バイオ・エシックス的な意味での〈自己決定〉」とよんでいます。こうした論点もそれ自体としては的外れではありません。しかしながら、前項でもふれたように、患者が医者の視点をとりいれて、かぎりなく自らを医者化すること（医者の役割取得）によってのみ成立する共謀共同の場が現実の医療現場であることにいささかの変動もない現状において、患者自身の価値判断による自己決定などありうるわけもないのです。そこにあるのは「操作された自己決定」、あるいは「させられる自己決定」でしかなく、しかも、おおくの場合は、「操作されている」とか「させられている」とかの自覚のチャンスをさえ患者は剝奪されているのです。

そうした意味では、木村のいう「バイオ・エシックス的な自己決定」は現状においてはかぎりなく的外れにちかい画餅というほかありますまい。結局、現在までのところ、医療、とくに日本の医療が人体実験的な傾向性を止揚しえてはいないことを判然とさせておく必要があると私はかんがえます。

4．パターナリズムと死の人為

現代の日本人なら誰もがしっている大量人体実験は薬害エイズ事件でしょう（水俣病もまたかぎりなく大量人体実験の様相をおびていましたが、ここではふれません）。裁判過程であきらかになったように、医師、製薬会社、厚生労働省は血液製剤が汚染されていることを知りつつ、高価な製剤を消費しきるべく処方しつづけたのですから。

この薬害エイズ事件について、近藤誠は「その本質において臨床試験と共通します」と指摘していますが（『患者よ、がんと闘うな』文藝春秋、一五三頁）、私もこの指摘に基本的に同意します。それというのも、臨床試験（治験）は、それによって重い副作用（重い副作用は時に被験者の死を結果します）があることを認識しつつ、重症患者を被験者として実施するものなのですから。臨床試験が患者の死の転帰を結果する場合もあるということは、皇軍の七三一部隊や『海と毒薬』『悲しみの歌』の九州帝大医学部の所業との共通性を示唆するものでもあります。また、札幌医大における「和田心臓移植事件」（一九六八年）もけっしてわすれるわけにはまいりません。こうした事実をふまえ、後述するように、日弁連も臨床試験を基本的に人体実験の範疇でとらえているわけです。

臨床試験の実施については、当然、患者の納得がえられなければなりません。しかし、臨床試験が日常医療の一環であるかの装いのもとに、患者に問題の所在をしらせず、あるいは患者をことわれない状況においたうえで実施されることがないとはいえないのが現状です。こうした問題の所在が十分に想定されるがゆえに、日弁連はすでに一九八〇年十一月八日の人権擁護大会で「〈人体実験〉に関する第三者審査委員会制度の確立に関する決議」を採択したのでした。その内容は、以下のようなものでした。

第一。大学病院などは人体実験（臨床試験）についての第三者審査委員会を設置し、委員会の事前承認を実験実施の条件とする制度を確立すべきである。第三者としては、動物実験などのデータや人体実験の計画管理について科学的評価のできる基礎医学系医師、および、被験者が実験の目的、方法、危険性などについて十分に情報を与えられたうえ任意の承諾を与えたかどうかについて法的評価のできる法律家を加えること。これらの者は、いずれも大学病院などと雇用関係があってはならない。

第二。人体実験の結果については、情報を与えられたうえでの被験者の任意の承諾が得られ、かつ、第三者審査委員会の承認が得られている旨明示してある研究についてのみ学会、機関誌などに発表の機会が与えられるべきである。

ところで、実際におこなわれる臨床試験で試験側（医療側）は、日弁連の決議にもあるように、被験者になる患者から同意書を事前にえなければなりませんが、その同意をもとめるための試験側の説明文書の内容にはおおむね次のような共通点があるようです。

すなわち、「①あなたの病気に効果が期待できる薬です。②この薬を使用するにはあなたの同意が必要なので、署名捺印をお願いします。③あなたの病気に対する今まで以上の治療法を確立するためのものです。④副作用があるかもしれませんが、その都度十分に検査して対応します。⑤

あなたの病気に対する治療法は他にもありますが、なかなか十分な効果がえられません」といった内容です。

「効果が期待できる薬」であると同時に、「効果が期待できない薬」または「逆効果をもたらす薬」である可能性についての言及がないところが問題です。同様に、「今まで以上の治療法を確立するためのもの」である可能性とともに、それには無効である可能性についての言及がない点も問題です。「副作用があるかもしれません」というのもいささか胡散臭い言いまわし方であって、薬というものには主作用と副作用とがあるのが当然なのです。また、主作用および副作用に致命的な問題がふくまれうることに言及していないところも問題です、まさか「この薬の副作用の有無をあなたの体でしらべます」などとはいえないにしても。さらに、「⑤あなたの病気に対する治療法は他にもありますが、なかなか十分な効果がえられません」という説明には、いささかの恫喝的な響きもあって、被験者としては不愉快であるにもかかわらず、なかなか断りにくいムードをかもしだすようにもおもわれます。

こうしたさまざまな問題をふくむ同意書ですが、それが被験者側から提出されることをもって実験側（医療側）は「インフォームド・コンセント」が成立したと認識するようですが、はたしてそのようなものを「インフォームド・コンセント」とよびうるでしょうか。近藤誠がいうように、「日本のインフォームド・コンセントは一般に、公正でない説明によって、それとわからないように、患者に科学的でない治療をおしつけるための技術に堕しています」との指摘のほうにかえって一定の説得力があるのではないか（前掲書、七三頁）。

もちろん、「よく説明されたうえでの同意」を意味する「インフォームド・コンセント」概念の登場は、従来の「患者は知らしむべからず依らしむべし」よりも、医者・患者関係がそれなりに底上げされた状況を意味することはまちがいありません。ただし、「インフォームド・コンセント」なる概念は、原則的にみて医者・病人関係における対等平等性を所与的要件としないかぎり成立しないものですが、にもかかわらずそうした対等平等性など現実的にありうるわけもなく、本質的に幻想であるというほかありません。医者はどこまでも玄人であり、病人はどこまでも素人なのであって、玄人と素人との非対称性が止揚される局面を実現することはもちろん、想定することさえ現実の医療の場においてはほとんど不可能であるといわざるをえません。

ところで、「インフォームド・コンセント」は一般に、患者の自己決定権と正の相関をもち、医者のパターナリズムと負の相関をもつとかんがえられているようですが、はたしてそのようにいえるでしょうか。

たとえば、遠藤周作『真昼の悪魔』の主人公である悪魔のような女医は、一方では患者が退院していくのがうれしいといいつつ、しかし、それは職業的達成感や医学的ヒューマニズムのゆえではなく、「誰かの人生を左右できたのが、まあ、嬉しいんです」といいきったものでした（新潮文庫版、五五頁）。患者が治癒ないし寛解して退院をかちとるのも、人体実験（臨床試験もふくむ）によって死の転帰をとるのも、医者による患者の生命支配の帰結であるとすれば、そこにいくばくかの「インフォームド・コンセント」が実施されていたとしても、実はなにほどのこともないわけです。

渡辺淳一の小説『無影燈』には、主人公・直江医師とその後輩の小橋医師との次のような会話がえがかれていました。

小橋「（患者は医師に）嘘をつかれて、欺されて黙っているわけはないでしょう」／直江「彼等はそんなことを考えたくないのだ。自分は駄目だと思いたくない。だから、そんな怖いことは訊いてはこない。医者は嘘を言っていると知りながら嘘のなかに入っていこうとする。われわれがとやかく言わなくても、向こうからはいってくる」／小橋「……」／直江「お互いに嘘をつき合ったまま、嘘のなかで死んでいく。それでいいのだ」（文春文庫版上巻、九八頁）。

直江医師（もしかすると、作者で整形外科医の渡辺淳一かもしれませんし、医者一般かもしれません）にあっての、患者の自己決定権への眼差しは、この程度のもの（嘘のなかに入っていって嘘のなかで死んでいくということの選択）であることがおおいのではありますまいか。実際、実力派の直江医師は、患者の死に方の「型」をさえきめるところがありました。痰がつまって死ぬかもしれない患者についての直江医師とその恋人の看護師・倫子との会話は次のようでありました。患者の〈死に型〉にまで作用する医者のパターナリズムがリアルに表現されています。

直江「（痰がつまって）それで死んだのでは形が悪い」／倫子「かたち？」／直江「そうだ、死に型だ。痰で死ぬと、いかにも突発的に死んだようで、家族に悔いがのこる。将棋をしっているか」／倫子「いいえ」／直江「将棋で投了する時には、実際はかなりの差があっても、一手違いの差のようにして終る。少なくとも終った時の盤だけを見たらそのように見える。死に型を整えるのだ」（下巻、一六七頁）。

パターナリズム（父権的干渉主義ないし父権的温情主義）にはなかなか抵抗しがたいものがあること

がわかります。パターナリズムは翻訳しにくい概念ですが、たとえばG・ドゥオーキンは「もっぱら、その強制をうける人の福祉、善、幸福、必要、利益、価値に関する理由によって正当化されるその人の行為の自由への干渉」と定義しています（P.Dworkin, *Paternalism,* in Rolf Sartorious ed. *Paternalism,* Minnesota Univ.Press, p.20）。

医療の場におけるパターナリズムは、医師が患者の福祉、善、幸福、必要、利益、価値を全面におしだしながら、その実、それは患者にたいする正当化された自由への干渉という形をとるものですから、一般的な視点からはもちろん、肝心要の患者の視点からも否定したり拒否したりすることがきわめて困難なものとしてあることになります。

要するに、医療現場におけるパターナリズム（医療父権主義）というのは、患者の最善の利益の決定の権利と責任は（患者側ではなく）医療側にあり、患者は医療側の専門的判断と行動に自らのすべてをゆだねればよいという思想の謂なのです。すでに紹介した機能主義社会学者T・パーソンズの「病者役割」とは、この医療側のパターナリズムに患者側が全面的に同調すること（病者の患者としての過剰社会化状況）を強調したものでありました。しかも、ここでの重大問題は、このような「病者役割」の遂行が患者の「自己決定」としてとらえられてほとんどうたがわれることがないところにあります。

人体実験が、おおくの場合、「社会的弱者」を犠牲者（被験者）にしておこなわれることについてはすでに指摘したとおりです。大学病院においては臨床試験（治験）に動員する患者のことをかつては「学用患者」（学問の発展のために利用できる患者）とよんでいました。このような尊大な医学的思考が、人体実験の温床になってきたことはいうまでもありません。しかも、医療側はこのような根本的な人権無視の思考をしながら、否、するがゆえに、自らが実施する人体実験を人類の福祉に貢献するものとしんじてうたがわなくなるのです。

医療のパターナリズムの前にひざまずき、医学の軍門にくだってしまった患者が医療側の意向に抵抗することは一般的にほとんど不可能といわねばなりませんが、かつて「学用患者」といわれ「施療患者」といわれた弱者（現代流にいえば「医療扶助」のもとにある患者）にしてみれば、自己卑下や遠慮のゆえに一層抵抗しにくいはずです。こうした患者側における不承不承の受忍さえもが、医療側からは「自己決定にもとづく承認」と了解されてしまうならば、これはまさにおそるべき事態であるというほかありません。

この点にかかわって、渡辺淳一の小説にひとつだけ興味ぶかい作品がありました。それは短編「猿の抵抗」（『光と影』文春文庫版所収）です。大学病院に医療扶助をうけて入院している主人公の患者が医学生への臨床講義の素材として利用されることに最終的に抵抗して自殺するという物語です。

ここでは医療扶助患者（学用患者）を「猿」としてえがきだしている整形外科医・渡辺の医者としてのつめたい眼差しをまずは指摘しなければなりませんが、しかし、「猿」を臨床講義のマテリアルとして利用する医者を「猿まわし」としても描写しているのですから、作者の眼のつめたさがいくぶんかは緩和されるかもしれません。けれども、こまかくいえば、「猿」が動物であるのにたいし「猿まわし」は人間であるわけですから、やはり私としては医者・渡辺の視線に違和感をもたないわけにはいきません。

ただし、この作品は医学・医療・医師への批判的な風刺であると同時に、自ら医者でもある渡辺の自分自身への一定の自虐でもあるかもしれず、その点において私は渡辺を評価したいとおもいます。主人公の「学用患者」が最後に大量の睡眠薬を一挙的にのみこんだ後、次のように想念するところはある意味で圧巻です。

「間違って厭世自殺と思う人がいるかもしれない」（一七六頁）。

抗議自殺であるものが厭世自殺とみなされたのでは死んでも死にきれないと一瞬かんがえる場面は、私にとって、この小説の圧巻部分でした。そもそも渡辺は、勤務していた母校でもある札幌医大における「和田心臓移植」に批判的であり（この事件を批判的にえがいた『小説・心臓移植』という作品もあるほどです）、この心臓移植への批判的意識が渡辺を大学から退職させた直接的な要因だったというのですから（この経緯は、長編自伝小説『白夜』に詳述されています）、私としてはそのような意味においては渡辺をたかく評価したいとおもうのです。

次に、本項の文脈にしたがいつつ遠藤周作の作品にもどりたいとおもいます。私はすでに遠藤の医学・医療・医者へのアンビヴァレント（両価的）な姿勢について言及しました。遠藤は『海と毒薬』『悲しみの歌』において生体解剖という人体実験を描出し、『真昼の悪魔』においては悪魔的女医による癌患者への臨床試験という名の人体実験についても詳述し、医学・医療・医者の「悪魔」性を見事に表現しました。他方で遠藤は医学・医療・医者の「神」性についてもかなり精力的にかきこんでいました。

すでにしるしたように、遠藤は肺結核で二年半の入院生活を余儀なくされ、しかも、いちかばちかの三度目の手術の成功によって生還をはたした、そのような病歴・生活歴をもっていたわけです。入院中には医学・医療・医者の「悪魔」性を体験せざるをえず（だからこそ、遠藤は、「心あたたかな病院」キャンペーンを展開したにちがいありません）、しかし、無事に生還したあとは医学・医療・医者の「神」性をみとめざるをえなかった遠藤のアンビヴァレントな気持ちを私はかならずしも非難したり批判したりするつもりはありません（現に私自身、大腸癌手術をうける前には、さまざまな医学・医療・医者の「悪魔」性を体験しましたし、しかし、無事に治癒をかちとったあとでは医学・医療・医者の「神」性を感得したという、この私のご都合主義を否定はいたしません）。

だがしかし、医学・医療・医者の「神」性をみとめることと、患者が医学・医療・医者のパターナリズムに同調してしまうことは同じではないと私はいいたい。遠藤の小説『満潮の時刻』の主人公・明石は、遠藤が自分自身をモデルにした人物であって、遠藤と同様、長期間にわたる肺結核の闘病にいそしんでいる存在としてえがかれています。主人公・明石のアンビヴァレンスを次のような描写のなかにみてとることができます。

「〈医者なんか、当にならないな〉。真夜中、闇の中で眼をあけながら、ふとそう思うことがある。そうは思うが、その当にならぬ医師にこれからも万事、指図を仰がねばならぬ……この矛盾をどう自分に納得させればいいのだろう。〈でも、あなたを手術してくれた人たちは〉と妻がある日、ぽつんと言った。〈みなあなたを治そうと考えていたのよ。そう努力して下さったことは確かだわ〉。〈そうか、そうだったな〉。明石は眼から鱗でも落ちたような気がした。医学というものは我々の世界の中で最も具体的に人間が悪を克服しようとしている学問だ。（略）人間が他人にたいして善意をもって何かをやるということが、ほとんどないこの世界で、自分は少なくとも幾人かの人々から……たとえ、それは職業的義務であったにせよ……一つの善き方向にむいている手助けをうけたのである。（略）彼は二度と医者たちに不平を言うまいと決心した」（新潮文庫版、一五九頁）。

『満潮の時刻』という作品は一九六五年に雑誌『潮』に連載された小説ですが、公刊されたのはその三十五年後、遠藤の死後だったという不思議な作品です。それにしても、一九八〇年刊行の『真昼の悪魔』、一九七七年刊行の『悲しみの歌』、一九五八年刊行の『海と毒薬』とのトーンのあまりの違いにはいささか理解しがたいものがあります。ことに『満潮の時刻』の連載が、『海と毒薬』刊行と『悲しみの歌』刊行との中間地点でのものであってみれば、この私の違和感はそう簡単にとけるものではないようにおもわれるのです。医学や医者の性善説と性悪説との間の逡巡・彷徨といっていえなくもないのですが、やはり、遠藤にあっても二年半の入院と三度にわたる手術の体験が、「病者・遠藤」の「患者・遠藤」への「再社会化」の過程であったのであって、遠藤は遠藤なりに「病者役割の遂行者」になりきった（なりきろうとした）ことを意味しているのではないか、と私にはかんじられるのです。

主人公・明石の入院直後の感想を遠藤は次のようにかいています。

「（一体、ここで俺はどう変わるんだろう）この一年なり一年半なりの入院生活が自分を何らかの形で変化させるのは確実である。だが大事なことは自分が何かをここから学んで退院していくことだ」（四六頁）。

この部分は、入院経験をもつ人間ならばおそらく誰もがいだく感慨なり期待なり決意なりを素直に表現していると私もおもいます。しかし、明石（すなわち遠藤）の変化にはまさにいちじるしいものがあり、入院二週間目あたりではもう、「単調な毎日の繰り返しを半年も一年も二年も続けるためには我儘や身勝手は決して許されない。自分に勝たねばならない」（五三頁）と理想的な患者になり、やがて、「彼は二度と医者たちに不平を言うまいと決心した」（一五九頁）と超理想的な患者像をわがものにしていったものでした。

いまのべたようなタイプの遠藤の不徹底ないし限界はまた、「人間が生きることの哀しみ」にすべてを昇華させてしまう遠藤のカトリック信者としてのあり方に収斂していくものでもあるのではないかと、無宗教の私には推察されるのです。

医学・医療・医者側のパターナリズムへの病者・患者側の同調性の状況については、渡辺淳一の長編『麻酔』にもみることができます。この小説は、子宮筋腫の手術をうけた妻の邦子が麻酔医の医療過誤によって「植物状態」になり、最終的には死亡する過程における夫・高伸の日常性と心象風景をえがきだした作品です。『無影燈』と同様、渡辺のストーリー・テラーとしてのなみなみならぬ技量をしめした好著だと私はおもいます。

それはともかく、本来的には医療過誤なのですから、医療過誤の被害者である妻の夫である主人公・高伸はことの真相を医者にといただすべきですし、その権利もあるはずです。にもかかわらず、主人公はそのような行動を選択しません。

「家族が身内の患者の病状について、医師に尋ねるのは当然だが、妻の意識が戻るか否かを尋ねることは、とりもなおさず、治せるのか否かを問い詰めているようなものである。むろん、それをきくのは家族の当然の権利とは思うが、そこまで担当の医師を追い詰めるのは、悪いような気がする」（講談社文庫版、一四七頁）。

ここに登場する麻酔医は「いい加減な医者」ではなく、わずかに油断した以外のどんな瑕疵ももたない「誠実な医者」であって、だからこそ医療過誤の被害家族も徹底的に医師を糺弾することなく、結果的にはゆるす道を選択するのですが、それにしても医師に説明をもとめる行為が「医師をせめること」ととらえられ、「医師に対して悪いような気がする」とかんがえられる自己規制にはやはり多少のひっかかりをおぼえないではいられません。

医者への遠慮は患者や患者家族にとって日常的な配慮としてありうるものであり、ことにこの小説の麻酔医のように誠実な医者にたいしてはなおさらのことのようにおもわれます。また、医師をといつめるどころか、単に説明をきくことをも患者や患者家族が躊躇し遠慮してしまうのは、「いまの高伸は、下手に尋ねて、だめだという返事をもらうことのほうが怖い」（一四八頁）という心理がはたらくからでもあります。だがしかし、患者・患者家族側のこのような心理は、医者の側からは別の方向でとらえられ利用されることもありうるのです。

渡辺が『無影燈』の主人公・直江医師に次のような台詞をはかせていたことはすでに引用したとおりです。すなわち「（患者は）自分は駄目だとは思いたくない。だから、そんな怖いことは訊いてはこない。医者は嘘を言っていると知りながら嘘のなかに入っていこうとする」（文春文庫版、九八頁）と。『麻酔』において作者・渡辺がかならずしもそのような思いをはたらかせていたとはいえませんが、この文脈においては、患者・患者家族側が医師側のパターナリズムをむしろ主体的につくりあげ、そのうえでそれをうけいれているようにもみえるのです。医者の嘘が患者の利益にかなうという医者の思い込み（思い上がり）こそがパターナリズムの主要な源泉になるというべきでありましょう。

5．安楽死・尊厳死と自殺

私も呼びかけ人のひとりとなって二〇〇五年六月、「安楽死・尊厳死法制化を阻止する会」を発足させました。このところ「尊厳死法」を国会に提出する動きが活発化しつつある情勢を座視することなく、正面から粉砕行動にでようとする第一歩の取り組みでした。

尊厳死法制化の策動には二つの潮流があります。一つは、日本尊厳死協会案をもとにすすめている超党派の議員連盟（会長＝中山太郎・自民）、他の一つは「尊厳死とホスピスを推進する与党議員懇話会」（会長＝丹羽雄哉・自民、顧問＝坂口力・公明、事務局長＝浜四津敏子・公明）ですが、この二つは連携をとりながら野党議員への賛同をよびかけていますから、事実上、同一のものとかんがえてよろしい（その背後には、日本尊厳死協会顧問の奥田碩・日本経団連名誉会長がひかえています）。

結局、法案は、尊厳死協会案がベースになるものとおもわれますが、その骨子は、①患者が不治かつ末期となった場合、人工呼吸器などで生命を維持するかどうかを患者自身がきめる権利をもつ、②患者らの意思をうけて過度の延命措置を停止した医師は、法的な責任をとわれない、というところに集約されます。

ちりばめられた「不治かつ末期」、「死期が迫っている状態」、「延命措置」等々は一応もっともらしい概念ですが、実のところ、いずれもきわめて曖昧な概念であるといわねばなりません。現在までのところ、医学は「不治かつ末期」を正確に診断できる能力をもちませんし、延命措置といっても、いかなる措置をもってそうよぶのかについての領域設定も厳密なものではありません。すなわち、尊厳死の適用については、相当ずさんな拡大解釈や縮小解釈が可能になるようになっているわけです。

二〇〇八年六月初旬、警察庁が発表した自殺者統計によると、自殺者は十年連続で三万人を超え、うち一万人以上が六十歳以上人口によってしめられたということです。また、原因動機別では「健康問題」が全体の四八%弱にたっしていたとのことでした。健康不安をもつ高齢者が死においこまれる傾向性が顕著にたかいことをしめしています。尊厳死法制化は、死への崖っぷちにたつ高齢者の背中を後ろからドンと一押しすることの合法化を意味すること、いまやあきらかであるといわざるをえません。

きくところによると、尊厳死法制化運動をすすめている側は、たとえば老人性認知症（痴呆）や遷延性意識障害（いわゆる植物状態）をも尊厳死実施の対象にふくめようとしているとのことです。日本尊厳死協会の前身である日本安楽死協会の初代理事長・太田典礼がその著書『安楽死のすすめ』（三一新書）で「いま世界の人口過剰が大問題になっており、量より質が重要視され、健康人間、健全社会をめざしている」（一五八頁）とか「社会的に役立つ人間と役立たない人間、有害な人間がある」（一七五頁）とかと、のべていた内実が着々と具現化されつつあるといわざるをえません。すなわち、「価値ある生命」と「価値なき生命」との選別および「価値なき生命」の滅却の具体化、すなわち優生思想の具体化です。

優生思想は、もちろん、権力的な差別イデオロギーですが、おおくの人びとが日常意識としてもっている「ああまでなって生きたくはない」とか「世間や家族に迷惑をかけたくない」とか「老醜をさらしたくない」といった観念を組織するポピュリズム性をも具有している点にもう一つの問題があります。すなわち、私たちに「病気・病弱・障害」との共生への積極的な熱意がなければないほど、もうすこしやさしい言い方をすれば、「健康」への過剰な意味付与の回避への志向がよわければよわいほど、私たちは比較的容易に優生思想にとりこまれてしまうのではないか、と私はおもいますし、だからこそ、安楽死・尊厳死法制化に反対し、脳死・臓器移植に反対する私自身も、いつも「わが内なる優生思想」に意識的でなければならぬと内省している次第です。

ところで、健康増進法制定（二〇〇三年）によって「生活習慣病」なる概念が正式に提起され、疾病の自業自得性（自己責任性）が強調されるようになりました。病気の罹患が自業自得であるならば、社会（国家）の責任は免除されることになり、したがって高齢者や病者や障害者は、安楽死・尊厳死をあまんじてうけいれ、自分自身で帳尻をあわせるべき責務をおうことになるとするイデオロギーの宣伝、それが法制化運動のいつわらざるホンネであるとみておおきな誤りはないようにおもわれます。少子高齢化の進展の中で、いかにして医療費や社会保障費の節減を実現するかに躍起になっている統制側にとって、尊厳死法制化はまさに「渡りに舟」の施策とみえているにちがいなく、そのことは自公両党議員が法制化の推進役をはたし、日本経団連名誉会長が尊厳死協会の顧問に就任している事実にも如実にあらわれています。

「安楽死・尊厳死法制化を阻止する会」発足集会で記念講演した原田正純（四十年間以上にわたり、てっして患者側にたって水俣病の研究と治療にあたってきた）は次のようにのべました。「私は当初、水俣病がおこったために差別される人びとができたとかんがえたが、それは完全な間違いであり、実は差別される人びとがまずいて、そこに水俣病が集中したのである」。このことは、すでに指摘してきたように、まず社会的弱者がいて、そこに人体実験（臨床試験をふくむ）が集中するという現実にも符合することでしょうし、また、尊厳死法制化運動がもつ本質的な問題点にかさなる重要な視点であると私はうけとめました。

日本尊厳死協会によれば、意識が鮮明な時の自己決定（リビング・ウィル）が、意思を表明できなくなった時点での自己決定と同じであるとみなすことになっていますが、これは一種のトリックないしフィクションであるといわねばなりません。第一、意識が鮮明な時ならばなにもリビング・ウィルを提出する必要はないはずです。また、意思を表明できない段階はかならずしも意思のない段階とおなじものでもありますまい。

また、かりに「不治かつ末期」が正確に診断できるようになったとしても、それを診断できるのは医者だけなのです。尊厳死協会は尊厳死の選択は患者の自己決定権にゆだねると主張していますが、この自己決定が日の目をみるかどうか、それはひたすら医者の裁量にゆだねられます。

このような「他者まかせの自己決定」という形容矛盾をとく鍵はいまのところ、否、これからもありえないはずです。しかも、すでにのべたように、自己決定それ自体が世間や家族への卑下、医療経済への遠慮などからくる「させられる自己決定」である場合が十分に想定されることにも注意が必要です。さらにいえば、医者にのみ性善説を適用し、医者にのみ「殺しのライセンス」を付与することにどれほどの倫理的な妥当性があるかもおおいに疑問であるといわねばなりません。

ここで遠藤周作、渡辺淳一の小説にもどります。よく知られているように、二人の医療小説にも、安楽死・尊厳死にかかわるディテールが登場します。医療現場そのものがじゅうぶんにドラマティックな「劇場」であるうえに、命の人為的短縮を意味する安楽死・尊厳死の登場は、いやがおうにも作品効果をたかめる機能をはたすものと作家によって認識されていることの反映でしょうか。

もちろん、それればかりではありません。それぞれの作家には主張があるのです。肺結核による二年半の入院生活と三回の手術経験（三度目の手術は生死をかけたいちかばちかのものでした）をもつ「ベテラン患者」ともいうべき遠藤と、整形外科医として何度も患者の苦痛や死を現認してきた渡辺が、小説において安楽死・尊厳死をどのようにえがいてきたのか、二、三の作品をもちいて検討してみたいとおもいます。

これまでしばしば引用してきた遠藤の『悲しみの歌』には、九大生体解剖事件にかかわった勝呂医師による積極的安楽死の模様が詳述されていました。生体解剖事件に能動的にでもなければ受動的にでもなく、曖昧にかかわってしまった自分を総括できないままに、戦後も新宿の場末で金のためには堕胎もじさないような医者として開業している勝呂は、たまたましりあった末期胃癌の焼き芋売りの老人を、ある程度の期間、誠心誠意治療しながらも、結局は積極的安楽死にみちびいてしまいます。

安楽死をおこなっている時、勝呂は生体解剖をおもいおこしてもいるのです、「すべては三十年まえとおなじだった」（新潮文庫版、三二二頁）と。焼き芋売りの老人は自殺をはかった後、たしかに勝呂に安楽死の実施を真摯に請託していましたから、勝呂による一方的な殺人だったときりすてることはできませんし、生体解剖とおなじ所業であったということもできません。しかし、命ある人間の生を目の前で短縮し、やがてはうばいさるという行為自体はおなじです。

「〈わしはもう何の役にもたたんし……生きとっても、みんなの厄介になるだけだろ〉さきほどの病人の言葉はまだ耳に残っていた。自分がもし彼と同じ立場なら、やはり死を望んだにちがいないのだ。彼を安楽死させてやることが、もしただ一つの救いならば、なぜ、それを行なって悪いのだろうか。殺してやることが時には思いやりであるような病人を彼は今日までたくさん見てきた」（二三八頁）。

勝呂医師に患者の最善の利益を代行したという満足感があったわけでは、もちろん、ありません。事後、イエスの再来ともいうべきガストン・ボナパルトに「なぜ？なぜ？」ととわれて、「病人がね、そうしてくれと、毎日、私にたのんでいた。生きていても辛いだけで、苦しゅうて……みんなの迷惑になるだけだと。私にはよく、わかる。私にはよく、わかったからね」とこたえたものです（三四四頁）。

つづけて地の文は次のようになっていました。「医師は壁にもたれたまま、眼をとじた。彼にはよく、わかっていた。生きていることが辛く、苦しく、住むべき場所もないことを」（同頁）。「勝呂は自分が永遠に地獄に……もし地獄というものが存在するならば……行くにちがいない人間だと思った」（三二三頁）。にもかかわらず、老人への安楽死を実行します。しかも、老人に安楽死をおこなっている最中に、勝呂は「やめなさい」という、その場には実在しないガストン（イエス）の声をきいていたのです。

ガストン「それ、いけない。そのこと、いけない」／勝呂「しかし、こうせねば、この病人はもっと苦しむんだから。私はその苦しみを見ておれんのだ」／ガストン「オー・ノン、ノン。お爺さん、わたくーしの友だち。どうぞ、殺さないでください」（同頁）。

勝呂はおそらく生体解剖で断末魔の苦しみをあじわう被験者をこの老人にかさねてみていたものとおもわれます。せめて最後だけは安楽にという勝呂の主観の背後には、生体解剖への罪の意識が潜在していたはずであって、してみれば、この安楽死によって安楽になったのは老人よりもむしろ勝呂その人であったともいえましょう。地獄堕ちは必定と覚悟はしていたものの、その地獄はすでに勝呂にあっては甘美な場所でもあったはずであり、その証拠にすべてがおわった後、勝呂は自殺（自らへの安楽死）を選択したのでした。

カトリック作家・遠藤はせっかくガストンというイエスを彷彿させる「重要な意味のある他者」を登場させながら、ガストンが「友だち」という老人を勝呂に安楽死させてしまいました。のみならず、現実の声で「先生、かあいそう」といい、勝呂には幻聴の声で「あなたの苦しみましたこと、わたくーし、よく知っていますから。だから、もうそれで充分。だから、自分で自分を殺さないでください」というガストンの存在がありながら、遠藤は勝呂を自殺させてしまいました。

小説では、老人にとっての重要な他者としてガストン、愛する孫娘・キミ子のみならず勝呂をも配置していましたし、また、勝呂にとっての重要な他者としてガストン、老人、キミ子をも配置していたのですが、作者・遠藤はその関係の社会学的な意味についてはふかく吟味することをしなかったようにおもわれます。つまり、私の社会学的な違和感は、老人は老人ひとりの死として完結し、勝呂の死は勝呂ひとりの死として完結する形で小説をとじてしまったところに焦点をむすぶのです。生者の生が生者のなかで共鳴しあうのはみやすい道理ですが、死者の死も生者のなかで共鳴しあうという社会学的な道理についての遠藤の没認識がおしまれるのです。

『悲しみの歌』において勝呂が安楽死を実施した日は、街は祭で花火があがり、にぎやかでした。花火のイメージは、遠藤の別の長編『留学』第一部「ルーアンの夏」における安楽死のディテールと、若干のニュアンスの差がありながらもかさなっています。主人公であるカトリックの留学生・工藤はカトリック教会の費用でフランスに留学するのですが、第二次世界大戦直後のフランスではさながら「東洋の猿」のごとき処遇をうけることになりながら、しかし、教会の世話になっているという卑屈感から自由になることができず、不自由なフランス語をもちいて、さながら八方美人のような鬱屈した生活をおくっています（それは、遠藤のフランス留学生活そのものでもあったとみなせます）。周囲の期待にあわせるような恰好をする自分に、たまらない嫌悪感をおぼえるといった日常性です。この日常性について、主人公・工藤は、この間、みた映画のようだ、と反芻します。

「この間、あまりの暑さに、散歩の時、映画館に行った。まばらな客のうしろで帰宅時間を気にしながら古い、雨のふっている映画を、工藤はぼんやり見ていた。長い間、寝床についたまま動けぬ妻の苦しさを見るに耐えられず、彼女に注射をうって殺す男の話だった。彼が病人を殺した日、街は祭で花火があがっていた。気の弱さのため自分を台なしにした男の表情が、しばらくの間、工藤の心にひっかかった。（略）俺だってわからない。この町にずっといると、なにかをしてしまうかも知れない」（新潮文庫版、三八～九頁）。

遠藤がなにゆえにこのようなディテールをエピソードとして挿入しなければならなかったのかはいささか不分明ですが、それにしても、妻を安楽死させた夫を「気の弱さのため自分を台なしにした男」というのは、遠藤にしてはかなりかるすぎる表現です。気の弱さがどのような意味で安楽死への引き金をひかせたのかについての記述はなにもありません。他者の役割期待の遂行に汲々とする気の弱さが問題だとすれば、妻の無言の請託にまけた気の弱さがそれに該当します。しかし、どこまでも妻は無言ですから、「見るに耐えられない」のは夫の感性の都合であって、妻のあずかりしらぬものです。あるいは、病院や医療関係者や医療財政への遠慮が夫の気をよわくさせる可能性もかんがえられますが、これとても妻のしったことではないのです。

いや、もしかすると、遠藤にあっては、このようなかるい表現をすることが必然であったのかもしれません。というのは、主人公・工藤、すなわち遠藤の視点は「気の弱さのため自分を台なしにした男」である夫に集中しており、その夫によって安楽死名目で殺害された妻にはまったく想像力がとどいていないからです。街は祭で花火があがっているという華やかさは、『悲しみの歌』においても『留学』においても、安楽死させられる側の悲劇とは直接むすびつくことがなく、むしろ、安楽死させる側（勝呂医師、夫）の悲劇を強調するための舞台装置でしかなかったことが明白です。あたかも、現実におきる障害児・者殺人事件において、世間の同情が、殺される障害児・者にではなく、殺す健常者側に集中するという、よくある事情につながる問題がここにふくまれているようにもおもわれます。

渡辺淳一の『無影燈』には、こんな場面がありました。再生不良性貧血の患者への輸血が医療扶助では禁止されているという設定のなかで、主人公・直江医師はやむをえず後輩の小橋医師に輸血血液に色だけ似せた5％のブドウ糖五百ccにアドナ三箇の点滴をめいじます。「でも、それじゃまるで殺し屋じゃありませんか」と抗議する小橋医師を直江医師は次のような台詞でつきはなします。「そうだ、医者は本来殺し屋なのだ。人間誰しも避けられない死をいかに納得させるか、その手伝いをする職業でもあるんだ」（文春文庫版下巻、三四八頁）。

人間が死をさけられないのは普遍的な真実ですが、この小説の特殊事例においては、輸血によって患者の延命がまだまだ期待できるのですから、直江医師の言葉はあきらかに抹殺的な詭弁でしかありません。

死の納得的受容のアドバイザーとしての医師の存在は、渡辺の別の小説『麻酔』のなかにも暗示的に登場します。単純な医療過誤で「植物状態」にされた主人公・高伸の妻が、娘の結婚式の終了をまっていたかのように容態を急激に悪化させ死にいたるのです。あるいは医師による消極的安楽死がおこなわれたのではないかと高伸もうたがうのですが、深く追及することはしません。高伸の心理も二重に分裂していて、一方では、妻の奇跡的回復をいのりつつ献身的な看護をつづけながら、他方では次のようにもかんがえるのです。「それにしても、意識がない状態というのは残酷である。表面から見ると静かに眠り続け、なんの苦しみもないように見えるが、その実態は悲惨で、生きる屍に等しい。やはり人間は意識がなければ、生きているとはいえないのではないか」と（講談社文庫版、一八一頁）。

人間に意識がなければ生きる屍にひとしいというとらえ方は、安楽死・尊厳死の法制化運動をすすめている人びとの常套語であることを想起しないではいられません。主人公・高伸の精神の深刻な分裂状態が、安楽死・尊厳死法制化運動を一定程度ささえる大衆意識を代表しているといってもいいかもしれません。もちろん、作者・渡辺は安楽死・尊厳死を肯定しているわけではありません。一方では、主人公・高伸に上記のような思考をさせつつ、他方で、渡辺は「植物状態」になった妻の、高伸の呼びかけへの微細で微妙な反応についても高伸の悦びにみちた観察報告という形で相当詳細にかきこんでいるのです。こうした分裂した精神になやむ高伸を徐々に諦観へといざなうのが、本質的に良心的で献身的な医者でありながらミスをおかしてしまった野中医師でした。

高伸がゆるしてしまわざるをえないほどに誠実な野中医師の役割は、主観的にはともかく、客観的には『無影燈』の直江医師とおなじように、死の納得的受容のアドバイザー（この場合の受容者は患者本人ではなく、その夫でしたが）としてのものだったのではないかとおもわれます。別言すれば、自覚なきパターナリズムの具現者としての医師への黙認というべき位相なのです。

6．何もかも「病気」である（結論にかえて）

病院がドラマティックな空間であり、罹患がドラマティックな時間であるのは、おおくの人びとにとって、病気になって入院するという経験が非日常の出来事であるからです。また医療なるものが、救命救急という人命支援の「神」的要素と、たとえば人体実験や安楽死・尊厳死などに象徴される生命消費の「悪魔的」要素との矛盾的な両価性をもっているという点からしても、非日常的なドラマ性を感得することができるとおもいます。常識的にいえば、日常と非日常との間にはかなりの距離ないし切断があるとおもわれますが、しかし、実をいえば、その両者の距離や切断は相対的なものであって絶対的なものではないのです。たとえば、将来をかんがえて生命保険に加入するのは日常行為ですが、保険金の支払いをうけるその時を予測するのは非日常行為です。

私が本稿において、しばしば遠藤周作と渡辺淳一の小説を引用したのは、そうした小説上の言説が医療における日常と非日常との近接を考察するための材料になりうるとおもえたからにほかなりません。そもそも小説をはじめとする文学は、日常と非日常とを切断せず、その両者を想像的経験に媒介させることによってなりたたせる芸術空間なのですから。

日常と非日常との遠隔性や切断性が相対的であるにしても、その相対的な境界をこえるためにはある種の変身が必要になります。それはカメレオンや雷鳥の変身とはことなり、本稿の文脈でいえば、病者自身の患者への変身意識（意欲）を介在させているはずです。自分で自分をかえるタイプの変身、森真一の用語法にしたがえば「再帰的変身」、それが変身の本質であるといえましょう(「変身、モダニティ、リフレクシヴィティ」、宮原浩二郎他編『変身の社会学』、世界思想社、一九頁)。

要するに、どんなに優秀なセラピストもクライアントの側の主体的な関与がないかぎりセラピーを成功させられないということです。セラピストとクライアントとの共謀共同関係のなかで変身がしょうじるのですが、いうまでもなく、変身するのはいつもクライアントの方であって、セラピストではありません。この逆転不能の関係には特段の注目が必要です、こうした再帰的変身が医者と病者との非対称的な権力関係のもとで実現されるという意味において。

私が本稿において遠藤周作と渡辺淳一の医療小説を利用したのは、日常と非日常の非断絶性＝連続性(それは、術前剃毛をふくむ〈儀式〉によっても媒介されますが)をとらえ、たとえ登場人物の変化が治療によってしょうじたとしても、その変化を動機づけ促進させる対人関係や治療の文脈を私なりに吟味したいとおもったからにほかなりません。なぜ、遠藤、渡辺両人の小説が利用できるかといえば、主人公がいずれも作家の分身であるという場合がおおいこともさることながら、ふたりの小説のテーマが大衆的な社会意識に非常によくマッチするものであること、このことがさらに重要だからです(本稿で引用したふたりの文章だけをみても、そのことは無理なく了解されるものとしんじます)。

ここでいう社会意識が、個人からは独立しながら個人にたいして拘束的であるような意識を意味することはいうまでもありません。医者は病人を「殺し」ながら病人を「救う」という両面性をもち、病者は医師を「信頼」しつつ「疑う」という両面性をもつということにたいする社会意識には相当程度の普遍性があるようにおもわれるのです。

ところが、医者であれ病者であれ、病院や医療の場では、人は一定の命題（治さねばならない、治らねばならない）にしたがっていきている、もしくはいきているようにふるまわねばならないのです。そこでは、そのような命題の妥当性が厳密に点検されることはほとんどなく、むしろ、そうした命題をしんじるか否かのみがとわれるのであって、立場こそちがえ、医者と病者とはそのような社会意識のうえでも共犯的な役割演技を遂行せざるをえないのです。時にはそうした社会意識からの逸脱ないし超越を医者も病者も志向することがありますが、原則的には、徹底的な逸脱ないし超越はしょうじないとする暗黙の前提も成立しているわけです。私は本稿において、インフォームド・コンセントのあり方、死を身近にかんじた時の不安・恐怖・苦痛、それらの耐え方等々についての作家の言説を社会意識の具現物としてとらえることにしたのでした。

ここでいう社会意識とは、エスノメソドロジストがよくいう「見られてはいるが気づかれない」基盤のこととして提起しているつもりです。もしも異星人が病院における病気治療を目撃したらば、私たちが見慣れている光景との差をどのように意識するだろうかと想像してみることには一定の意義があるかもしれません。

いいかえれば、病者にとっての医者、医者にとっての病者を、もし、それぞれが外見どおりの他者でないようにうけとめることができれば、医療の現場といえどもその光景はおおいに変化し、社会意識においては常識とみえるものが、まるっきりの非常識にみえてくるかもしれないのです。本来的には、あの有名な「ルービンの杯」にみられるような錯視がしょうじてもいっこうにさしつかえないはずなのに、「図」と「地」とを反転させることもなく、杯は杯のままの図として、または二人の向かい合った図はそのままの図としてとらえてしまって、ついに「図」を「地」によって反転させることがないという事情、つまり、現実の私たちの世界認識がそのような「凝り固まり」のようなものになりきってしまう事情を、私は遠藤と渡辺の小説を利用しながら説明したつもりです。

とはいえ、たとえば病院内に「図」と「地」の反転を想像させるものがなにもないとはいえません。病院や診療所内で最近とびかっている用語に「患者さま」という、なんとも形容しがたい不快で不気味なものがあります。これをみて、自分は尊重されているとかんじる病者はさほどおおくはないはずです。この点に関連して、社会学者E・ゴッフマンはうまく描写しています。

「手術中、患者の体は丁重に保持される配慮の正当な焦点になる」ことによってある意味で神聖なもののごとくとりあつかわれるが、しかし、おおくの場合、手術の前後に非神聖化の儀式（術前剃毛のような）がとりおこなわれることによって、「患者はほとんど世俗的な地位に引き下げられてしまう」というのです。「手術を始める前に、外科医は、麻酔をかけられた患者の脚をこんこんと叩いてみたり、（手術の）終わりに、患者の尻を、新品以上だといって、はたいてみたりする」（佐藤毅他訳『出会い……相互行為の社会学』、誠信書房、一三七頁）。

「患者さま」という文言は、いうまでもなく「擬制の制作」を表現しています。術前剃毛で局所をうらわかき看護師女性にもちあげられての「毛剃りの刑」を受忍させられたり、術後に尻をペタペタはたかれたりする「患者さま」など、もってのほかの存在といわねばなりません。また、この「擬制の制作」は「犠牲の制作」にもかさなります。今村仁司は次のような表現でおなじ事態を説明しています。

「ランクと威信の競り合いは、どれほど平等な社会においてであれ、必ず現実的または想像的犠牲者を作りだし、その犠牲者の存在を想像的に、儀式的に〈頭〉へと転換する」（『抗争する人間〈ホモ・ポレミクス〉』、講談社、三二頁）。

患者に犠牲をしいたうえで、一種の真空地帯をつくりあげ、その場所にあらたに「患者さま」を捏造することによって、もともとの権力空間を完全なものにする医療側の企てとして「患者さま」表現がつくりあげられたともいえそうです。かくて患者は「患者さま」にまつりあげられることによって、逆に医療側の正当性、すなわち権威をみとめさせられ、ある種の自発的服従の境地におもむくことになるわけです。

この自発的服従こそパターナリズムの受け皿なのです。パターナリズムとは、ある意味では他人のために行使される権力と翻訳することも可能です。他人のために行使される権力は、もちろん、究極的に自分の利益に奉仕するものです。自分のために行使された権力が究極的には自分のためではなく権力行使者の利益に還流したとしても、自分にのこるものは「自分のため、だった」という他者許容型の認識だけでしょう。

パターナリズムをうけいれた自発的服従が、しばしば「自己決定権の行使」ととらえられてしまうことはいまさらいうまでもありますまい。いうなれば、亭主のドメスティック・バイオレンスになやみながら、どうしても離婚にふみきれない妻における「自己決定権の行使」とは何であるのかという問題でもあります。R・セネットがこうした状況を「拒絶の絆」とよんだことはよく知られています（今防人訳『権威への反逆』、岩波書店、三六頁）。われわれがしばしば「恐れる人」に依存するのは、この拒絶の絆によるものなのです。

われわれがしばしば依存せざるをえない「恐れる人」が、本稿の文脈では、医者であり、医療システムであり、医療行政であり、さらにいえば医療化（medicalization）する現代社会そのものであることは明白でしょう。医療化は、一方では生命の誕生や寿命の延長に寄与しながら、他方では人体実験や安楽死・尊厳死の実施をつうじて生命の短縮や剝奪に貢献するのです。医療化概念は、P・ジョーンズによれば、次のような道筋を示すものです。「人間存在の普遍的に経験される特徴や機能が、現代においては、医学・医療（病気と健康にかんする不可欠のカテゴリーという形で定義され、それにしたがって運用される）によって私物化され、勝手にもちいられるということ」なのです（Pip Jones, 2003, *Introducing Social Theory*., Polity, p.128）。

問題の本質は、現代における医療化社会（イリッチは「病院化社会」とよびました）のありようにもとめられるべきです。出産も結婚も家族も、そして死さえもが、日常的かつシステマティックなサーベランスとコントロールのもとにおかれるわけです。出産にかんしていえば、母親をたんなる再生産機械に減価して、彼女の経験を非人格化してしまい、医療や医学が妊娠・分娩を私物化し、自然な過程である妊娠・出産を無理やり「病気」として定義してしまうのです。結婚や家族もまた「病気」の範疇でとらえられることになり、結婚カウンセラーとかセックス・セラピスト（疑似医学専門家？）が暗躍するという次第です。さまざまな家族問題にしても、家族療法家（疑似医学専門家？）にあっては治療されるべき「病気」以外のなにものでもありません。

そして、大部分の人間がいまや死を病院でむかえざるをえないのですが、死もまた治療されるべき「病気」としてとりあつかわれるほかありません。病院における死は、医学の進歩に寄与すべきボディの消滅であり、それは医学や医療にとっての敗北を意味する以上、徹頭徹尾、死は隠蔽されざるをえないという仕儀なのです。人体実験や安楽死・尊厳死は、死の隠蔽のある種のバリエーションとして認識され、公正に白日のもとにさらされることなく生命が消費されていくことを意味します。

現代の医療化社会において、われわれは自分自身の身体と精神に、最初から最後まで、主体としてのコミットメントをはたせないような、疎外された客体としてのみ存在しているにすぎないといえば言い過ぎになるでしょうか。しかし、冒頭に引用したミルズの言説、すなわち、「こんにち、人びとはしばしば自分たちの私的な生活には、一連の罠が仕掛けられていると感じている」という指摘を医療化社会の文脈でとらえかえす時、上記のようなミもフタもない結論におちつかないではすまないのも事実だとおもいます。人びとはこのことを意識はしているが、なお認識しえていない、それが現実なのです。

第四章　オソレの回収メカニズムとしての安楽死・尊厳死

――医療と差別

0．はじめに

ただ安楽に人間的な尊厳をもって死ぬという意味での「安楽死・尊厳死」は古来、すべての人びとの純粋素朴な願望でありました。その意味では、安楽に尊厳をもって死ぬ主体はあくまでも死にゆく本人であるはずですが、現実には、死にゆく本人のあずかりしらぬ一般的な枠組みにおいて「安楽死・尊厳死」がろんじられ、具体的には制度上の問題、法制化の課題として考察されるにいたっております。最悪の場合には、安楽に死なせる位相のみが重視され、その表層においては人道主義・人権主義が強調されはするものの、その深層においてはつねに人道主義も人権主義もわすれさられ、ただただ合理主義者の功利主義だけが薄暗い微笑みをうかべるのです。すなわち、「死ぬ権利」の「死ぬ義務」への規範化がそれであります。

「安楽死・尊厳死」の問題は、「生者必滅」の生物学的な道理にたいして、それを理不尽とみなす文化的な強制の増強の中からうみだされた一種の共同幻想であって、そうであるがゆえに一層つよく人びとを「生」ではなく「死」の幻想へとみちびいていくようにおもわれます。そして、その制度的な保障（法制化）が現実味をおびればおびるほどに、「死」の理不尽はますます人びとの中で自明視されることになるのです。かくて、「死のオソレ」は「オソレの死」へと意味転換をはたします。「死」そのものは不可避であるために、死に際の錯乱＝「オソレ」の回収メカニズムとしての「安楽死・尊厳死」が創出され、こうした共同幻想を物質化するための装置としてその制度化（法制化）が考案されてきたというべきではないでしょうか。

以上にのべたところはいかにも抽象的です。もうすこし具体化して、本章の前口上にしたいとおもいます。それによって、本稿の全体的な雰囲気をいささかでも鮮明にすることができれば、とおもいます。

富山の射水市民病院事件（二〇〇六年三月）以降、尊厳死法制化の動きが一層活発になってきています。私自身は尊厳のある死、安楽な死を否定するものではありませんし、七転八倒の死に意義をみいだすものでもありませんが、しかし、法制化には断固として反対いたします。なぜなら「尊厳死・安楽死」が法制度化されるということは、うつくしくかたられることのおおい「死ぬ権利」が法律的にはミもフタもない「死ぬ義務」に実質的に転化されることを意味するにほかならないからです。

直接的に法制化をめざしているのは、日本尊厳死協会、厚生労働省、尊厳死法制化を考える超党派の議員連盟などですが、間接的には朝日新聞などのマスコミも延命治療中止の基準づくりを提言する形ながら、実質的には法制化をよびかけている事実があります。これらの声がかたりつづけている内実は何なのでしょうか。

少子高齢化社会の中で進行する医療・福祉の経済的合理化、つまり社会保障としての医療・福祉の切り捨て、新自由主義の文脈でかたられる自己決定・自己責任論と、それにもとづく「役立たずは、生きるに値しない」といった悪意にみちたメッセージであって、その中心的なイデオロギーが優生思想であることをはっきりとみとどけておかねばなりません。

ドイツ・ナチズムの安楽死推進論は「みじめな状態を、慈悲をもって死にいたらしめる」というものでしたが、いま、いわれているリビング・ウィル（生者の意思）や家族の同意については、射水市民病院事件以降、ほとんどすべてのマスコミがマニュアルやガイドラインにかきこめば充分、と主張しています。これらがすべて、いわゆる健常者の意思であることをかんがえあわせれば、それが本質においてはナチス流の「慈悲殺」につながるものであることは相当みやすい事実でありましょう。

私は一九七八年以降、「安楽死法制化を阻止する会」の事務局を担当し、いまは「安楽死・尊厳死法制化を阻止する会」の世話人をしています。本稿では、そうした運動論的な観点をも加味して議論をすすめようとおもいます。

1.「安楽死・尊厳死」とは何か

1-1. 定義

さまざまな人々がさまざまな定義をしているのですが、むりなく了解されそうな定義として、少々古典的ですが、宮川俊行の定義をここでは採用します（『安楽死の論理と倫理』東大出版会、一九七九）。安楽死・尊厳死への宮川のスタンスはすこし曖昧ですが、類型化の技法それ自体は上手なので、その意味で引用したいとおもいます。

宮川の定義によれば、安楽死とは「合理的な発想に支えられて、他者の生命を多かれ少なかれ死の方向に意識して、人為的にコントロールしようとする人間的な行為」です。そして、この定義にもとづいて宮川は安楽死を主要には三つの視点から類型化しています。さらにそれぞれについて三つずつに細分化するという手続きをとっています。

1-2. 類型

①「無意味な生存」と人がかんがえる観点による類型化

(1)尊厳死：意識や精神活動のない人間は人格をもたないと同然で、その存在意義をうしなっているとみなす見地。

(2)厭苦死：激甚な苦痛、しかも鎮静効果のない苦痛にみまわれている生命のあり方を無意味だとみなす見地。

(3)放棄死（淘汰死）：家族や共同体にたいして特定の生命のあり方がおおきな負担や犠牲をしいるとして、その存在を無意味とみなす見地。

②生命短縮の方法と、それによる死の招来の因果関係からみる類型化

(1)不作為安楽死（消極的安楽死）：死へのプロセスをあゆむ生命にたいして医学的アプローチをせず、死を結果する。

(2)間接的安楽死（結果的安楽死）：一定の医学的行為が結果的に死を招来する。たとえば激痛緩和のモルヒネを過剰に投与して、結果として命を短縮する場合。

(3)作為安楽死（積極的安楽死）：積極的行為で死をはやめる。殺人。

③生命の主体の意思による類型化

(1)任意安楽死：安楽死をほっするものの依頼・命令・要求で実施する。

(2)非任意安楽死：主体が意思表示できないか、しても安楽死実施者にきづかれない場合。

(3)不任意安楽死：主体の意思を無視して行う安楽死。

宮川はこのようにこまかく類型化しているのですが、現在は、次のような類型化が一般的ではないかとおもいます。

第一「積極的安楽死」：安らかな死をむかえさせるために積極的に殺害する。

第二「消極的安楽死」：おなじく安らかな死をむかえさせるために延命手段を開始しないか中止

する安楽死。

第三「間接的安楽死」：不治の病の患者の苦痛除去の手段が結果的に死期をはやめるもの。

第四「自殺幇助」：嘱託殺人もこれにふくまれる。

現在、安楽死と尊厳死は、混同的にかたられたり、かたられなかったりするのですが、一般的にいう安楽死は「積極的安楽死」を意味します。現在、法律化されそうになっている安楽死、これは「尊厳死」とよんでいるものですが、尊厳死には宮川のいう二番目の消極的安楽死と三番目の間接的安楽死がふくまれると了解してください。

1-3. 類型を具体例で検討する

具体例によって上記類型を検討してみます。事例は私自身が取材したものですが、一九八五年三月、出産直前の母体の急変による緊急帝王切開で誕生した女児です。最重度の仮死状態であった。人口呼吸器（レスピレータ）をつけられて、当時の国立小児病院に転送され、六人の医師チームによる集中治療がくわえられました。チューブで栄養され、体重はふえていったのですが、意識は一貫してなく、自力呼吸も回復せず、脳波も平坦でした。手足もうごかせず、目をひらかず、瞳孔反射もない。結果的にこの子どもはなくなるのですが、その前に両親は「娘は実質的に死んでいる。いまの状態は人間のやすらかにねむる権利をさまたげている。レスピレータから離脱させてほしい」と要求しました。それにたいして国立小児病院の医師チームは「娘さんは現状況においては脳死状態でさえない。死んでもいない。今、人口呼吸器をはずせば心停止で死ぬか、自発呼吸がもどるか、どちらかだが、どちらかであるという状態において治療は中止できない」と親の要請を拒絶しました。やがてこの子どもはなくなります。

有名なカレンさんの事件とにているのですが、細部にわたって検討すると、かなりの違いもありそうです。医師チームが説明しているように脳死状態とはことなります、むろん脳死状態を正確に診断できるとしての話ですが。しかし最重度の仮死状態で、レスピレータをつけているとはいえ、実はその状態が二年以上も継続していました。そのこと自体も一般的な意味での脳死の状態と矛盾している。それならば、遷延性の意識障害、いわゆる植物状態（「植物状態」という表現はおおいにイデオロギッシュなので、私自身はこの概念をもちいたくありません）より、かなり重症だという気がします。かりに両親の要求をうけいれて医師団がレスピレータをとりはずした場合、もし自発呼吸がもどってくれれば、カレンさんのケースに類似してきます。そうでなければ安楽死が実施されたということになるわけですけれども、さきに紹介した宮川の安楽死の類型論とのかかわりを考慮した場合、どういう解釈が可能になるでしょうか。

「生存の意味」という類型からみれば、赤ちゃんは苦痛をうったえているわけではありませんから、「厭苦死」の範疇にはいらないことははっきりしています。この両親の意思はもちろん赤ちゃんの存在を迷惑だとおもっているわけではなく、すくなくとも経済的には身体障害者一級認定もうけていますし、養育医療制度の適用もされていて、経済的には大半公費負担になっていたのですから、「放棄死」とか「淘汰死」の領域内にもおさまらない。一応は「尊厳死」の領域にはいるものとおもわれます。

「医療行為との因果性」でいうと、レスピレータをとりはずすという行為には、どんな意味においても治療的な意味はありませんから、「間接的安楽死」、「結果的安楽死」の範疇にもはいらない。生命維持装置からの離脱、レスピレータからの離脱は一般的には消極的安楽死の範疇にいれられることがおおいけれども、この赤ちゃんの場合は、すでにレスピレータによって生命が維持されていたのですから、それをとりはずすことになれば多少とも「行為の作為性」、すなわち積極性の存在をみとめないわけにはいかなくなります。

「生命主体の意思との関係」でいえば、赤ちゃんの依頼や承認は無関係でありますから、「任意安楽死」といわれるものでないことは当然です。逆に、赤ちゃんは生命維持装置のとりはずしを拒否しているわけでもありませんから、「不任意安楽死」でもないことになります。

希望もしなければ拒否もしない、承知でもなければ不承知でもない、出生直後の赤ちゃんですから。このケースは「非任意安楽死」のケースにならざるをえないとおもいます。要約していえば、この赤ちゃんが、もし、両親の希望にそってレスピレータの取り外しによって死亡することになれば、「人格が存在しない」という外部、つまり主として両親の断定にしたがって、本人は事の是非についての主体的な意思表明もできないまま（しないまま）、医師の手によって半ば積極的に、死の世界に移行させられることになるでしょう。

この例をみるだけでも、事態は判然としたものにはなりえません。どうして判然としたものにならないのか。ある生命を「無価値の存在」と断定する思考上の合理主義と、そういう思考にもとづいて死をみとめながら致死的な行動を選択する実践的な合理主義、そういう意味での合理主義こそが安楽死のもっている本質的な問題性ではなかろうかとおもいます。そうである以上は、さまざまな要因を加味してもなお、この安楽死ということについては釈然としない、うさんくさいものが、最後までのこってしまうといわざるをえません。

2.「安楽死・尊厳死」をめぐる動向

2-1. カレンさん事件

第一はカレンさんの事件。Karen Ann Quinlanさん。彼女は一九七五年四月十五日、急性薬物中毒で意識消失状態におちいりました。同年九月、両親がニュージャージー州高裁に「娘の死ぬ権利をみとめてほしい」と訴訟を提起しました。それにたいする判決が同年十一月十五日にでるのですが、この判決の内容は「患者が意思決定できない時、患者はいきつづけることをえらぶとみなすのが社会通念である。生命のあり方よりも生命の尊厳の存在それ自体がおもい」との趣旨のもとに、両親の請求を却下したわけです。両親は納得せず、同州の最高裁に上告します。最高裁は高裁判決をくつがえし、七六年三月三十一日、「回復見込みのない場合は人工呼吸器をとめてもよい」という判決をだします。この判決にしたがって同年五月二十二日、医師団はカレンさんを人工呼吸器から離脱させました。ところが、自発呼吸がもどって自発呼吸をつづけたのです。その後、実に十年間ほど、遷延性意識障害の状態ではあったものの、その間の経過を新聞報道などで追跡すると、徐々に症状が軽快していたとみられます。しかし、結局、八五年六月十一日に肺炎による呼吸困難でなくなりました。このカレンさん事件が大変おおきなインパクトとなって、そこからいろんな分野の人たちがいろんなレベルで、「安楽死・尊厳死」の問題についてさまざまな発言をするようになりました。

2-2. 脳溢血で苦しむ父親を農薬で殺害

第二は、日本での事例です。その後の安楽死裁判に決定的な影響をおよぼす判決がでます。この事例は脳溢血でくるしむ父を農薬（有機燐剤）で殺害した息子にたいする名古屋高裁の一九六二年の判決です。名古屋高裁は、安楽死を自殺幇助剤、属託殺人罪に相当する犯罪とみなして有罪判決をいいわたしました。つまり、同判決は「安楽死はみとめられない」という文脈で構成されているのですが、その中で、しかしながら、以下の六要件がみたされれば安楽死の違法性が阻却されると判断しました。その六要件とは、次のようなものでした。

①不治の病で死期が目前にせまっていること。
②患者の苦痛がみるにしのびないほどはなはだしいこと。
③患者の苦痛緩和が目的であること。
④本人の真摯な嘱託または承諾が必要であること。
⑤医師の手によること。
⑥死なせる方法が倫理的であること。

以上の六要件が全部きちんとみたされれば、場合によっては違法性が阻却されるという判断です。その影響下で、次にしめす横浜地裁判決が、最近では司法判断の決め手のような形で引用されることがおおくなっているようです。

2-3. 東海大学安楽死事件

一九九五年、東海大学医学部附属病院でおきた医師による安楽死事件がそれです。多発性骨髄腫の患者に塩化カリウムを注射して殺害した医師にたいする判決です。ここでも違法性阻却事由が四件に整理されています。第一に患者にたえがたい肉体的苦痛があること。第二に死がさけられず死期がせまっていること。第三に肉体的苦痛を除去・緩和する方法をつくし、他に代替手段がないこと。第四に生命の短縮を応諾する患者の明示の意思表示があること。

2-4. 国保京北病院筋弛緩剤投与事件

次の事例は、一九九六年、私の地元・京都で発生した事件です。国保京北病院前院長のY医師が、末期がん患者に筋弛緩剤を投与して死にいたらしめた出来事です。この問題については「安楽死の違法性阻却事由をみたしていない点で、問題がある」との議論が続出しました。どこが一番問題にされたかというと、Y医師が本人または家族の意思を確認していなかったという点です。警察、検察庁は殺人罪の容疑でとりしらべたのですが、結局は不起訴処分でおわります。一九九七年十二月に不起訴をきめますが、不起訴の理由は、筋弛緩剤の投与量が致死量未満であったということでした。Y医師はどういう状態で筋弛緩剤を投与したかという点について「この患者さんの生命はあとわずかだった。苦痛をみるにしのびなかった」とのべました。

2-5. 富山・射水市民病院事件

次は、一番最近の事例です。富山の射水市民病院事件は二〇〇六年三月二十五日に発覚しました。同病院の外科部長が独断で入院患者七人の呼吸器をはずし死亡させたという事件です。この事件にたいして「マニュアル、ガイドラインをつくれ」というキャンペーン仕立ての報道が各マス・メディアをにぎわせ、かつ現在にもいたっております。とくに「家族の承認」が焦点化され、家族は承認していたのかどうかに議論が集中しました。当初、ある家族は「承認していない」と証言し、家族の承認もなく外科部長の独断ではないかということで大変問題になり、問題になった後、今度は家族が「いや、実は承認していました」と前言をひるがえすということがありました。家族の承認が重視され、家族の承認さえあればおおむねOKだという意味でのガイドラインをつくれというキャンペーンが強化されましたが、これは間違いなく法制化の先取りだと思われます。厚労省・終末期医療研究班や日本尊厳死協会などさまざまなところから法整備をいそごうという声がおきてくる状況になってもいます。

3.「違法性阻却事由」自体の問題点

しからば名古屋高裁、横浜地裁での判決にふくまれる安楽死実施にかかわる違法性阻却事由六点ないし四点それ自体に問題はないのか、という点が問題になります。私はこれら六点ないし四点すべてに異論をもっていますが、ここでは二点にしぼって、違法性阻却事由それ自体の問題点について指摘しておきます。

3-1.「不治かつ末期」の問題点

第一点は、「不治かつ末期」という規定の問題です。現代の医学にしてなお「不治かつ末期」を正確に診断する能力はもたないということを強調せざるをえません。

まずは私の身近な人の例ですが、この人は二〇〇五年六月、末期食道がんで手術も不可能と診断され、余命は「短ければ3カ月、長くとも半年」と宣告されました。手術が不可能なのは事実なので、京都府立医大病院で放射線治療のみうけることになりました。ところが、医師の診断にはんして劇的に快方にむかいました。寛解どころか、一度はほぼ治癒の状態をかちとったのです。診断がついて一年以上経過した時点では、ただいきているだけではなく、ほぼ元通りにもどって旅行などにもでかけるほどになりました。結局、二〇〇七年春になくなるのですが、それにしても、あの「三カ月から六カ月」という余命診断は何だったのかとおもわざるをえません。

二〇〇五年二月十五日付『毎日新聞』に報道された事例です。約二十年前の自動車事故で脳を損傷して意識のない寝たきりの状態がつづいていたアメリカ・カンザス州の女性サラ・スキャントリンさん（三十八歳）が意識を回復したという出来事です。彼女は二十年間眠り続けていたので、意識を回復したとき、彼女は「今は八〇年代で自分は二十二歳くらいだ」と信じていたと報じられていました。

二〇〇三年十一月一日付『朝日新聞』は、大阪大学医学部附属病院救命救急センターのまとめを紹介しています。それによると頭部外傷による遷延性意識障害（植物状態）からの意識回復例が実に六二％に達したということです。三人に二人ほどは遷延性意識障害の状態になっても意識をとりもどしてくるということです。

二〇〇五年十月六日付『東京新聞』の報道内容には実に興味ぶかいものがあります。交通事故で余命三、四カ月と診断されたイタリア人男性が二年間のふかい昏睡状態から回復したのですが、この間、実はすべて耳にきこえていたというのです。アメリカのスキャントリンさんはずっとねていたのですが、外からみるとおなじような状態だったにしても、このイタリア人男性はふかい昏睡状態のはずなのに、ベッドサイドでの医師や看護師、それに家族の会話など全部きこえていたという話です。「深い昏睡」などという診断でさえ、実のところ、相当にあやしいことがわかります。

実は、以上に紹介した事例はごく一部でしかなく、インターネットで検索してみると二〇〇〇年から二〇〇六年二月十三日までに、遷延性意識障害と診断された後に、回復したり症状が大幅に改善したりした症例は日本全体で、なんと二九〇例もあるのです（http://www6.plala.or.jp/brainx/recovery2000.htm）。ここでいう「遷延性」というのは一応三カ月以上を指しています。

このように「不治かつ末期」という診断それ自体が、相当に曖昧であり、かつ不正確であるという実情については是非とも認識しておく必要があります。いかに「不治かつ末期」と医者が診断したとしても、それはかならずしも病者の状況を正確に反映しているとはかぎらないのです。

それと関連して、「不治」自体を安楽死や尊厳死実施の理由にしてはならないということを私たちは充分に理解しておく必要があります。すなわち、「不治」は「なおらない」ということですが、考えてみれば、なおらない病気はこの世に多数存在します。誤解をおそれずにいえば、障害者はある意味で「なおらなかった人」である場合もあるわけです。新聞報道で紹介した事例では「不治」といわれ、あるいは「不治の可能性がおおきい」といわれた人たちなのですが、すくなくとも末期ではありませんでした。かりに病気に由来する障害をもつにいたったとしても、その人はなおらないかもしれませんが、すくなくとも末期ではない。ただし、逆は成立しません。「末期だが不治ではない」という状態はないでしょうが、「不治だが末期ではない」という状態はいくらでもありうるのです。

それでは、「末期」とは何か。いうまでもなく死が切迫している状態です。ところが現在、尊厳死法制化運動をすすめている日本尊厳死協会の法案には、死が切迫していない、つまり末期ではない遷延性意識障害（いわゆる植物状態）の人たちも尊厳死の対象にふくめられています。日本尊厳死協会の成員は、前身の日本安楽死協会時代以来、このんで「植物人間」という言葉をもちいますが、すでにのべたように、この言葉はきわめてイデオロギー的であります。つまり、「動物としての人間ではないから、人間扱いする必要がない」という含意がひそんでいるのです。また、日本尊厳死協会の井形昭弘理事長（元鹿児島大学学長・神経内科医）などは、ALS（筋萎縮性側索硬化症）の患者をも尊厳死の対象にふくめる方針をもっているようです。

問題は末期、つまり死が切迫している状態です。京北病院の医師の言い草ではありませんが、その説明どおりに、そんなにも死が切迫しているのなら、逆にいえば、なにも「安楽死・尊厳死」をいそいで実施する必要もないのではないか。問題は末期のながびくことがおそれられているということです。末期がながびくこと（つまり「不治」自体）を問題化していることになるのです。末期がながびくこと、すなわち不治それ自体が問題化され、安楽死の対象とされるならば、なるほど尊厳死協会がいうように遷延性意識障害、ALSの人たち、重度重複障害者の人たち、つまり、いずれも不治ではあっても、しかし末期ではない人たちが安楽死の対象にふくまれていくということになります。現に尊厳死協会は二〇〇七年四月、癌など疾病ごとに延命治療（措置）中止の判断基準となる「末期（終末期）」の定義をあげた独特の報告書を公表しましたが、そのなかでは延命治療中止の対象として、「癌」、「呼吸不全・心不全・腎不全」、「持続性植物状態」、「筋萎縮性側索硬化症（ALS）」、「高齢者」、「救急医療」の六パターンを記載し、それぞれについて「不治の定義」、「末期の定義」、「延命措置中止の条件」をかかげました。その意図は、次にみるように、きわめて差別的で残酷です。

たとえば、筋萎縮性側索硬化症の「不治の定義」は、「診断された時点」とされています。なるほど、現在までのところ、決定的な治療法がないことはみとめざるをえないにしても、診断時に「不治」と定義する冷酷さには、まことに血も涙もありません。ところが、筋萎縮性側索硬化症はかりに「不治」であるにしても、すくなくとも「末期」などではないのです。そこで、尊厳死協会は筋萎縮性側索硬化症の「末期の定義」を、「（さまざまな見解があり）患者自身が判断すべき問題」という形でにげようとします。にげるというよりは、「不治である以上、患者が治療中止をもとめるのは当為的必然」と主張しているとうけとめるべきでしょう。同様に、尊厳死協会は「遷延性意識障害」についても、「治療中止」を提言しています（尊厳死協会は「遷延性意識障害」ではなく「植物状態」という概念を執拗にもちいつづけています。すでにのべたように、人間＝動物ではない「植物」を強調する差別的概念で抹殺を正当化しようとするイデオロギー操作だといわねばなりません）。

また、ここに「高齢者」がふくまれていることにも注目すべきです。加齢を止齢することが不可能だからといって、高齢を「不治」「末期」ときめつけるのは、ブラック・ユーモアをこえています。尊厳死協会は、医療の統制側に病者・高齢者の切捨てを教唆しているのかもしれません。

二〇〇八年一月二十三日付『毎日新聞』は、「ため池転落――心肺停止三歳男児が無事退院」を報じていました。同月二日に愛知県設楽町で氷のはった溜池に転落し心肺停止状態になった三歳男児が二十二日、搬送先の静岡県立こども病院を無事退院したというニュースです。ドクターヘリによる緊急の搬送もさることながら、病院での「脳低温療法」が決定的に奏功したことはいうまでもありません。

二〇〇六年七月二十六日付『毎日新聞』は「現地で〈脳死〉、日本で回復」と見出しをつけた興味ぶかい記事を掲載していました。アメリカやカナダに滞在中に脳血管の病気で意識不明になった日本人で、家族らが現地の医師から「脳死」と説明されたのに、家族らが治療中止に反発してチャーター機で帰国。帰国後に意識を回復した人が三人もいたことがわかったというのです。このほかにも六人の類似患者がいたのですが、この家族らはチャーター機手配に必要な額の保険に加入していなかったので帰国を断念せざるをえず、結果的には六人とも現地で死亡したということです。アメリカやカナダでは脳波もとらず、回復が容易ではないという状態だけで「脳死」と診断してしまうことがおおいといわれています。というのは、臓器移植を第一適用とする医療エトスがきわめてつよいからです。たすかった三人も、もし医者のいいなりになっていれば、まちがいなく絶命しており、もしかすると、ありとあらゆる臓器のドナーにさせられていたかもしれません。のこる六人も、もしチャーター機手配に必要な額の保険に加入しておれば、たすかった可能性が非常におおきかったといえましょう。問題は、この国の移植医療がアメリカやカナダのそれをモデルにしてすすめられてきたところにあります。

ところで、移植医療は保険適応ですが、前脳死状態や遷延性意識障害からの回復をはかるための脳低温療法は保険の適用外です。この療法で最初に前脳死状態患者を生還させたのは東京の日本大学板橋病院でした。同病院をふくめていくつかの病院は低体温療法によって、絶望的だとおもわれていた脳死状態患者を救助してきました。日大板橋病院の林成之教授（当時）らのチームでは、一九六九年時点ですでにかなりの成果をあげていました。すなわち、それまでなら脳死状態になることがさけられないと診断された頭部外傷患者七十五人のうち五十六人を脳死におちいらせることなく救命に成功し、しかも、たすかった五十六人のうち三十六人までが日常生活が可能なまでに回復したというのですから、まさに驚異的です。むろん、脳低温療法は万能ではなく、さいわい一命をとりとめたとしても遷延性意識障害の状態におちいることもありえます。しかし、そのような場合でも、かならずしも絶望的ではないのです。一九九七年四月六日付『朝日新聞』によると、日大グループは脳低温療法をほどこしても遷延性意識障害になった患者十人に神経細胞の機能を活性化する薬剤（機能促進剤や下垂体ホルモン）を投与したところ、五人が半年ないし一年後には遷延性意識障害の状態からだっすることができたというのです。

しかし、こういう治療は保険適用にせず、脳死を座視して（あるいは、期待して）、その後はそそくさと臓器の取り替えにおもむこうとする脳死・臓器移植は保険適応にする。つまり保険医療行政がどういう方向性をもっているかは鮮明です。アメリカなどの移植医は脳死のことを「収穫物」（harvest）とよんでいます。脳死状態患者は、移植医にとっては文字どおりの「獲物」であります。そのような移植医や移植に協力的な脳外科医にとって、患者を脳死状態にさせず、脳死状態から回復させようとする医療は「獲物」の横取りにみえるのかもしれません。それゆえ、移植推進派は脳低体温療法にたいして非常に妨害的な行動にでていますし、国もこの推進派の妨害行動を陰に陽に支援しています。保険適用の問題が、そのことを雄弁に証言しています。

「植物状態」という言葉がイデオロギッシュであることはすでに指摘しましたが、同様に「延命」という言葉のニュアンスにも敏感でありたいとおもいます。「元来は不要なもので、医療とはいえない」という観念に人々をミスリードする可能性があるので、「延命」という言い方もかんがえなおした方がいいのではなかろうかとおもいます。

3-2.「本人の真摯な嘱託または承認」の問題点

違法性阻却事由にからむもう一つの問題は、「本人の真摯な嘱託または承諾が必要」という要件です。最近のマス・メディアが声高に主張している「家族の承認を軸にガイドラインをつくれ」という主張に関連する事柄です。これは法制化の実質的な先取りだとおもいます。私は、このところ毎年、京都府立医科大学病院で看護師さんの研修の講師をしているのですが、そこで何度も耳にした話です。「苦しい、死なせてくれ」と死を切望していた患者が、その病状が寛解ないし改善すると心変わりして「死にたいなんて、私、そんなこと言っていましたか?」とケロッとする事態がおおいのだそうです。ところが、日本尊厳死協会はリビング・ウィル（生者の意思）をインフォームド・コンセントとして位置づけています。生命維持装置の放棄の状態になるより前に、そのような状態になった時の気持ちを想像して、リビング・ウィルに署名するわけですから、全然インフォームド・コンセントとはいえないはずなのに。実際問題として気がかわる人もおおいし、遷延性意識障害の状態や、場合によっては脳死状態からさえ回復する人もいるという事実があるのです。

リビング・ウィルに署名したけれども気がかわったので撤回したいということについて、尊厳死協会の法律の要項案第四条に「本人がその文書を破棄するか、またはその文書にこれを撤回する旨及び日付、氏名を自署し、捺印しなければならない」という規定があります。遷延性意識障害からの回復例があるからといって、その状態のもとでは予後を予測できませんし、かりに回復したとして、予後を予測できるようになったとしても撤回は不可能です。尊厳死協会の前身の日本安楽死協会の時代には、次のように記述されていました、「撤回の意思は正常な意思とは認めない。正常の意思かどうかは医師が決める」と。心変わりはゆるされないのです。一度リビング・ウィルに署名したならば、気がかわったとしても、それは「正常の意思ではない」とされるのです。

安楽死協会とその後身の尊厳死協会では中身が変化しているのではないかとおもわれるかもしれませんが、実は、まったく変化していません。以前の安楽死協会は積極的安楽死を主張しました。これはいくらなんでも露骨すぎるので、尊厳死協会になって消極的安楽死を主張するように少々トーン・ダウンさせたのですが、実をいうと、両者の間には本質的な思想上の変化はありません。この点には後にふれます。

3-3.「真摯な嘱託または承認」＝「させられる自己決定」という問題点

本人の真摯な属託、それは実のところ、「させられる自己決定」という問題点につながるのではないかと私などはかんがえます。日本安楽死協会の創設者で初代理事長の太田典礼（この人物は産婦人科医で避妊器具の太田リングの考案者として著名です）の談話が一九七四年三月十五日付『毎日新聞』に掲載されました。「自分が社会の負担になったら、もはや遠慮すべきではないだろうか」という文脈からなりたつ談話でした。「自分が社会の負担になる」と自分にかんじさせるのは、ほかならぬ「社会」それ自体であります。したがって、「遠慮すべき自分」を期待し、あるいは強要する社会（他者）の意向に同調することが「自己決定」として評価されることになるのです。すなわち、それは「自己決定」が「自己責任」に転化するという位相であります。

「させられる自己決定」をウォームアップするような客観的な情勢が、この国の場合にも具体的に存在します。

まずは二〇〇六年六月十四日に成立した医療制度改革関連法です。これによると、二〇〇六年十月以降、慢性病向けの療養病床に入院する七十歳以上の高齢者は光熱費、水道代が全部自己負担になります。七十歳以上で現役なみの収入のある人の窓口負担が現行の二割から三割にアップします。それ以下の収入の人も二〇〇八年四月以降は現行の一割から二割にアップします。また、入院日数を短縮するために療養病床のうち介護型一三万床を二〇一二年度までに全廃することとされています。医療型病床も一五万床に削減する予定です（二〇〇八年になって、政府はわずかに軌道修正の方向をしめしましたが）。これらを全部あわせると、医療費が八兆円削減できるという試算になっています。

二〇〇六年四月から診療報酬が改定されました。そのことによってリハビリの利用日数の上限を設定することになってしまいました。それまでは無制限でした。これによって医療費を削るというのが政府・財界の目論見です。脳卒中、脳炎・脳症などは百八十日が上限だとされたのですが、脳血管障害については患者側から猛烈な反発があったので、すぐに厚生労働省は撤回、この領域については上限がなくなりました。ただ手足の切断、骨折などだと百五十日とか、肺がんの術後、喘息など九十日等々はそのままいきています。リハビリを単に長期化すればいいというわけではないにしても、一般的にいって、リハビリを制限してしまうことは必然的に寝たきり、寝かせきりの人たちをふやすことになりますし、その結果として、逆に医療費がさらにかさむことになるのではないか。医療費削減のためのおろかな知恵だとおもいます。政財界の意にはんして、ことは逆機能的なことになるのではないか。

もう一つ、例をあげます。それは、二〇〇六年四月二十日付『朝日新聞』に掲載された厚労省研究班による「介護者アンケート調査」の結果です。それによると、高齢者介護をになっている六十五歳以上の人々の三割が「死にたい」とかんじているということでした。「老老介護」の悲劇でありますし、介護をすべてプライベートな世界におしつけることによる悲劇でもあるとおもいますが、現実の問題として、これからの問題として、これまで以上に老老介護にともなうさまざまな悲劇が多発してくるものと推察されます。

以上にあげたいくつかの事例をみるだけでもあきらかなように、医療費や家族への気兼ねや遠慮が「自己決定」の内実を実質的につくってしまう可能性が非常におおきいのではないかとおもわれます。マス・メディアが主張している「家族の了解をルール化する」とか「ガイドラインを作る」といった論点について、やはりとわれるべきは、どんな家族かということです。「早く死んでくれないか」と熱望する家族も現実に存在します。むろん、その家族だけが非難されるべきだとはいえません、というのも、近代以降の家族は排他性と閉鎖性によって特徴づけられるのであって、だからこそフェミニストの家族研究は家族が「暴力の巣窟」でもありうることを解明してきたのだと、私などはうけとめています。自分の死を期待する家族の圧力に心ならずもまけるという事態は当然ありうる事柄ですから、「本人の真摯な嘱託または承認」と要件化したところで、本人の肝心要のホンネがどこにあるのかはしれたものではありません。したがって、いくら、あれこれの条件がみたされたからといって、違法性が阻却され、安楽死や尊厳死が嘱託殺人や自殺幇助の罪にあたらないということにはならないだろうとおもわれるのです。

4．日本安楽死協会と日本尊厳死協会の思想的異同について

すでに両者の間に本質的な違いはないとしるしましたが、安楽死協会よりも尊厳死協会の表現のほうがいささかソフィスティケートされています。少々、文脈をやわらげつつ、表現も洗練させてはいるのですが、内実はおおむね同類であります。経過を説明しておきます。

4-1．経過

一九七六年、太田典礼が理事長になって日本安楽死協会が設立されました。七八年、「末期医療の特別措置法」の法案が作成され、翌年にその内容が正式に発表されました。無視できない内容であったので、私たちはその対抗組織として、一九七八年、「安楽死法制化を阻止する会」を発足させました。発足集会の会場は京大会館でした。

「安楽死法制化を阻止する会」の発起人は物理学者の武谷三男、社会福祉学者の那須宗一、作家の野間宏、小児科医の松田道雄、作家の水上勉の五氏。事務局を清水昭美と私が担当しました。清水昭美は現在、「脳死」・臓器移植を許さない市民の会代表ですが、当時は大阪大学医療技術短期大学部の助教授でした。私は当時、毎日新聞大阪本社学芸部記者。東京学芸部時代からひきつづき、人権問題の社会学的な研究と報道と、医学記者としての仕事を半々にこなしており、そういう立場もあって事務局をになうことになりました。

さまざまな問題にとりくみましたが、私は主に安楽死協会の思想、「末期医療の特別措置法」にお

ける積極的安楽死推進をふくむナチスばりの思想、すなわち、優生思想、社会ダーウィン主義を徹底的に批判する作業をつづけました。安楽死協会は八一年、新たな運動方針をかかげました。私たちが「積極的安楽死は、〈価値なき生命の滅却〉をもくろむナチス思想の焼き直し」と声高に批判したものですから、それに反応して、あまり積極的安楽死については言及しなくなり、消極的安楽死に焦点化するなかで、同時にリビング・ウィル普及活動に従事するようになります。

八三年には、日本安楽死協会が日本尊厳死協会に名称変更します。同年、法案を国会に提出しますが、この時は審議未了で廃案になります。法案の廃案によって尊厳死協会の法制化運動が一時頓挫しました。私たちの「阻止する会」も、相手が頓挫したのに連動して閉店休業の状態になりました。きくところによれば、日本安楽死協会をたちあげた太田典礼は一九八五年、素麺を喉につまらせてなくなったということです。

二〇〇三年、尊厳死協会は「尊厳死に関する法律要項案」を発表し、二〇〇五年、「尊厳死の法制化に関する要項骨子案」を作成しました。この二つの内容は類似しています。私たちは、またぞろ動きはじめた法制化運動を座視してすますわけにはいかず、今度は「安楽死・尊厳死法制化を阻止する会」と名称をかえて再発足し、二〇〇五年六月、東京・品川の国民生活センターで発足集会をひらきました。今回の「阻止する会」の世話人は原田正純（熊本学園大学教授）、鶴見俊輔（哲学者）、立岩真也（立命館大学教授）、それに清水昭美と私、そのほか医師、弁護士などが名をつらねています。代表世話人は原田正純です。二〇〇六年になって尊厳死協会の署名が「尊厳死を考える超党派議員連盟」に提出されました。しかし六月閉幕の通常国会に提出されることはなかったので、一時的にはすこし安堵しましたが、状況総体の動きをみるにつけ、けっして油断はできぬものとかんがえています。

以上に説明したような経過をふまえながら、日本安楽死協会と日本尊厳死協会との間に思想的な切断がないことを証明したいとおもいます。

4-2. 安楽死協会と尊厳死協会との間に切断はない

日本尊厳死協会のホームページをひらいて「尊厳死協会の設立目的」の項をみますと、この会の設立は一九七六年とあります。創始者・太田典礼についての記載もあります。つまり、積極的安楽死を主張した安楽死協会と、名目的に消極的安楽死に方向転換した尊厳死協会の連続性を、実はその尊厳死協会自身がみとめていることがわかります。もっとも重要なことは、かつて安楽死協会が一九七八年につくった「末期医療の特別措置法」と、現在の尊厳死協会が二〇〇三年につくった「尊厳死に関する法律要項案」の法案内容の同一性です。各条にわたって同一性を証明することはできますが、紙数の関係でここではもっとも重要な第一条（目的）だけ比較することにします。

一九七八年法案では「全ての人は、自己の生命を維持するための措置を受容すべきか否かにつき自ら決定する権利を有する。この権利に基づきこの法案は、不治かつ末期の状態にあって過剰な延命措置を望まないものの意思に基づき、その延命措置を停止する手続きなどを定めることを目的とする」となっています。

二〇〇三年の法案では「何人も自己の生命を維持するための措置を受容すべきか否かにつき自ら

決定する権利を有する。この権利に基づきこの法律は不治かつ末期の状態になって延命措置を望まない者の意思を尊重する末期医療に関する手続き等を定めることを目的とする」。

ここまで見ますと、七八年法案と〇三年法案の前半部分は完全に同一であることがわかります。「全ての人は」が「何人も」に変化はしていますが、意味はおなじです。七八年法案では「過剰な延命措置」とあるのが、〇三年法案では「過剰な」がとれています。「延命」それ自体を無意味化する姿勢をつよめていることがわかります。

〇三年法案では七八年法案にはなかった事柄があらたにつけくわえられます。「不可逆的で不治ではあるが末期ではない持続的植物状態においても、あらかじめかかる場合の延命措置を断る明示の意思表示がある場合の措置も本法に依る」。

前半部分は完全に同一で、後半部分で遷延性意識障害をふくめたという点で、〇三年法案は一歩ふみこんでいる。つまり、「不治ではあるが末期ではない」という状態や存在をふくめることによって、尊厳死実施の対象を、遷延性意識障害はもちろん、ALS（筋萎縮性側索硬化症）、重度重複障害者などに無限に拡大していくことを可能にしようというわけです。「不治であるが末期ではない」状態の人びとすべてが対象にふくまれていくことになるのです。

参考のために聖路加国際病院理事長・日野原重明の談話を引用します。この人は〇八年現在九十七歳、元気に現役の医者もしているクリスチャンです。「植物状態になった終末期の患者さんを、治療の名の下、徒に病院に居続けさせることの弊害をもっと真剣に考えるべき。尊厳死の制度化が急務」（『週刊新潮』〇六年四月六日号）。日野原重明という大衆的に人気のある医者の発言であるゆえに、無視することはできません。それにしても、「植物状態になった終末期の患者さん」とは、医者にあるまじき暴言です。遷延性意識障害は、すでにのべたように、「終末期」をかならずしも意味しません。しかし、このクリスチャンは、こうした患者が病院にいることは「弊害」だから、はやく死なせることをかんがえるべきだ、と尊厳死の制度化（法制化）をけしかけるのです。

5.「安楽死・尊厳死」思想は優生思想である

5-1. 優生思想関連談話

私は、ここで、「安楽死・尊厳死」思想が社会ダーウィニズムであり、優生思想という差別思想であることを強調したいとおもいます。まずは、そのことをしめす関連発言をあつめてみました。

最初は、太田典礼の談話です。一九七四年三月十五日付『毎日新聞』での談話で、太田典礼は次のようにのべていました。

「ナチスではないが、どうも〈価値なき生命〉というのはあるような気がする。（略）私としてははっきりとした意識があって人権を主張しうるか否か、という点が一応の境界線だ。（略）自分が生きていることが社会の負担になるようになったら、もはや遠慮すべきではないだろうか。自分で食事もとれず、人工栄養に頼り〈生きている〉のではなく〈生かされている〉状態の患者に対しては、もう治療を中止すべきだと思う」。

実をいうと、この『毎日新聞』の記事は、私が毎日新聞東京本社学芸部記者時代にかいたものです。私のこの記事は、安楽死問題についての論文や評論の中で非常に頻回に引用されます、安楽死の賛成側からも反対側からも。もしかすると、私のかいたものの中で一番おおく引用される文章ではないかとおもいます。

一九七四年三月、私は毎日新聞学芸面で「安楽死は許されるか」という企画記事を署名入りで五回連載しました。むろん、安楽死を批判する文脈からなる連載でしたが、安楽死肯定論者の見解もきく必要があるとかんがえ、その代表的な論者である太田典礼に面会したわけです。ヒットラー顔負けの露骨に差別的な言説でしたので、さすがの私もいささか躊躇し、太田に電話して「こういうふうに記述しているが、このままでいいか」と確認しました。太田はこたえていわく、「実に上手に私のいいたいことをまとめてくれました。お礼に私の近著をさしあげます」と、『安楽死のすすめ』（三一新書）にサインまで入れて贈呈してくれました。その本の中にこんな記述がありました（一二五頁）。

「老人医療の無料化など老人尊重論の高まりの裏には、すでに老人公害ということが言われており、無益な老人は社会的に大きな負担である」。

次は、安楽死協会時代の理事・和田敏明のテレビ番組での談話です。一九七八年十一月十一日に放送されたTBS・TV『土曜ドキュメント』の中で、和田は「社会的に不要な生命を抹殺するってことはいいと思うよ」といいはなったのでした。

次は、安楽死協会のメンバーではありませんが、ほとんど同様の思想の持ち主といってもいい渡部昇一（たぶん、上智大学の名誉教授です）の文章です（一九八〇年十月二日付『週刊文春』）。第一次戦後派の故・野間宏と並んで日本の戦後文学の巨大な存在とされる第二次戦後派の大西巨人（代表作は『神聖喜劇』）の子息でやはり作家の赤人が血友病であることを名指しして、次のように記述したものであります。

「劣等遺伝子を持つものが自らの意思で断種を選択することには高い道徳的価値がある」。最後に、極め付きともいうべきヒットラーの『我が闘争』を引用します。

「より強いものは支配すべきであり、より弱いものと結合して、そのために自分の優れた点を犠牲にしてはならない。ただ生まれつきの弱虫だけが、このことを残酷だと感じるにすぎない」（平野一郎訳、角川文庫、四〇五頁）。

5-2. 積極的安楽死法の制定状況

それでは、積極的安楽死法の制定状況は、世界的にみると、どのようになっているでしょうか。全部しらべたわけではないので、わかっている範囲で説明します。アメリカ・オレゴン州の「尊厳死法」がかなりはやくて、一九九四年の制定です。有名なオランダの「嘱託に基づく生命の終焉と自殺幇助の審査法」は二〇〇一年、そして、翌二〇〇二年にはベルギーで「安楽死に関する法律」が制定されました。いずれも積極的安楽死を法的にみとめるという内容です。

オランダの場合、すでにそれ以前に消極的安楽死が合法化されていて、大体、年間五千〜八千件ほど実施されていたといわれています。二〇〇一年の積極的安楽死をみとめる法律では、その適応対象としてとりあえず、ＨＩＶ（エイズ）の患者を対象にしたということです。エイズにたいする社会的な差別意識に同調する形で、社会的同意のとりつけやすさに注目したものとおもわれます。エイズの場合は決定的な治療法がなく、そこに社会的な「性的」非難をからませることによって、いうなれば、「社会を悩ませる者」の消去をはかる社会防衛論の見地にたっているのではないかとかんがえられます。

それ以外にも、医療制度の問題がからんでいるようです。たとえば、オランダでは一般医が保険機関からの支払いで収入をえるわけですが、その収入は患者さんの数によってきまるという仕組みがあります。おもい病気や治療のむずかしい病気でも、鼻風邪程度の病気でも、患者数は同じようにカウントされます。登録患者数におうじた定額になっているので、医者としては費用のかかる治療をさける方が利益にかなうのです。このような特殊な仕組みも、積極的安楽死を合法化させたおおきな背景だとおもいます。

5-3. 優生思想

いよいよ優生思想の問題にはいります。優生思想は社会ダーウィニズムの典型的な申し子といえるでしょう。チャールズ・ダーウィンの生物進化論にトーマス・マルサスの人口論を加味したようなものと理解してもよろしい。生物進化論における自然淘汰、適者生存の現象が必然的に生存競争を結果するというわけです。こうした生存競争の原理を社会現象に適用することによって、「優勝劣敗」の法則を説明しようとするのです。すぐれたものが勝利して、おとったものが敗北するのは自然法則だというわけです。ここから優生思想がうまれることは非常にみやすい事実であります。

T・R・マルサスの『人口論』（一七九八年）に依拠した人口抑制論を一般にはマルサス主義といいます。マルサス主義による説明は、こうです。社会的罪悪や貧困の原因は社会制度の欠陥にあるのではなく、人口の等比級数的増大と食糧の等差級数的増加の不均衡にある、という発想です。人口は二、四、八、一六、三二、六四、一二八、二五六と急増するが、他方、人口を養うべき食糧は一、二、四、六、八と緩慢にしかふえないから、その結果として、すぐれたものは幸福な生活をえて繁栄する一方、劣者・敗者は財産もなく、貧窮と病弱におちいるが、それは自然現象であるので如何ともしがたい、という説明です。

これに立脚したヒットラーは『我が闘争』で「欠陥のある人間が、他の同じような欠陥のある子孫を生殖することを不可能にしてしまおうという要求は、最も明晰な理性の要求であり、その要求が計画的に遂行されるならば、それこそ、人類の最も人間的な行為を意味する」と主張しました（前掲書、三六三頁）。そして実際に、一九三三年、「遺伝病子孫防止法」を制定し、三九年には安楽死計画にヒットラー自身が署名します。一九四一年までに精神障害者を中心に約七万人がガス室におくられて殺害され、そのことによってういた医療費約九億マルクを軍事費に投入していったといわれています。

日本の場合も、一九四〇年、国民優生法が施行され、翌四一年までに主に遺伝性疾患と診断された人たち四三五人が断種されています。いうまでもないことですが、国民優生法が戦後、優生保護法になり、現在は母体保護法と名前をかえています。中身も少々かわっていますが、母体保護法が優生思想から完全にまぬがれて自由かというと、そうともいえません。

5-4.優生思想は「安楽死・尊厳死」「脳死・臓器移植」の基本思想である

優生思想は「安楽死・尊厳死」、「脳死・臓器移植」の基本思想であります。そのひとつの例として、いささか旧聞にぞくする話題ですが、社会保険中京病院小児科と泌尿器科の連名になる「無脳児をドナーとした小児腎移植の一例」という論文を紹介します。これは、医学雑誌『小児科臨床』（第三七巻第六号、一九八四年六月）に掲載されたもので、私はその抜刷を京都第一赤十字病院脳神経外科の福間誠之部長（当時）に提供してもらいました。論文要旨は次のとおりです。

「小児の末期腎不全においては、腎移植こそ最良の治療である。しかし本邦では死体腎の提供が欧米に比べて著しく少ない。今回その対策の一助として、無脳児をドナーとする小児腎移植を行った。最終的には、不可逆性の拒絶反応により、移植腎摘出を余儀なくされ、現在は慢性血液透析を受けているが、六週間あまりの透析離脱が可能であった。このような結果は、本例の組織適合性が不良であったためと思われ、組織適合性がよければ、無脳児も十分小児腎移植のドナーとなりうると考えている」。

一読するだにおぞましい。ドナーを無脳児に設定した手軽な人体実験という印象です。「組織適合性が不良であった」のであれば、移植免疫反応＝拒絶反応が強烈にでてくるのはあたりまえであって、それでもあえて移植にふみきるのはあきらかに反医療的行為になるので、そうである以上は移植を断念するのが普通です。しかし、医師たちは無謀にもふみきりました。ドナーが無脳児だったから、「ダメでもともと」という差別意識がはたらいたものと推察されます。

この時期までに無脳児をドナーにした移植は世界で十九例ありましたが、全部失敗しています。移植医たちは、「無脳児の腎は発育が悪く、血栓失血を来しやすく、尿路奇形が多い」と、あたかも無脳児に責任があるかの記述をしています。そのように条件がわるいのならば、移植を断念してしかるべきですが、移植医たちはそうはかんがえません。論文の結論部に次のように記述していました。「無脳児は出産千例に一例。ドナーとして利用できるのはこのうち数％だが、小児末期腎不全の発生率に比べれば十分な数といえる」と。「懲りない面々」というべきでしょう。論文に登場したドナーの無脳児は在胎三六週、体重二千グラムでうまれ、その直後に医師たちは両親の承諾をえて摘出にふみきっているわけです。その前の段階で安楽死が実施されたことはいうまでもありません。

もう一つの問題は、医療経済学の問題です。一九八三年、大阪で日本医学会総会がひらかれ、私は日本衛生学会を取材しました。その時の東大グループの発表内容を紹介します。「末期腎不全患者の場合、年間一人あたりの平均費用は腎透析が七六五万円なのに対して、腎移植は二八万円。透析は死ぬまで続くが、移植は一度で生着すればそれでＯＫ」というのが発表の趣旨でした。

治療法として腎透析を選択すれば、死ぬまで毎年七六五万円の医療費を消費することになるが、移植をえらべば（一度で成功すれば）二八万円ですむという、まことにリアルな話であります。ただし、最近の一般的趨勢でいうと、腎透析の医療費は年間五百万円～六百万円、腎移植のそれは最初の年が年間四百万円、二年目百五十万円となり、移植後の年数が経過するほど医療費が減少していくことになっているようです。いずれにせよ、本質的にいって、いかなる治療法を選択するかは患者の自由であり権利でもあるのですが、経済問題をちらつかせられて、「金食い虫」といわれた時、「私はそれでも透析でいきます」とどれくらいの人がいいきれるか、そこが大変おおきな問題になるのです。

6.「延命中止」ガイドライン批判

二〇〇七年二月十六日付『朝日新聞』によると、救急医療の現場での延命治療中止のガイドライン（案）がつくられたということです。このガイドラインは、日本救急医学会「救急医療における終末期医療のあり方に関する特別委員会」によってまとめられたものです。

なるほど救急医療の場合、患者のおおくは不慮の事故や急病なので、そのかなりのケースでは本人や家族の意思を確認できないことがおおいのは理解できますし、それゆえ、救急現場で普遍的に使用できる指針を医師たちが要求したくなる気持ちもわからなくはありません。しかし、それにしても、普遍的な指針作りなど可能なのかどうか。なにしろ、患者の症状は個別具体的であり、予後にしても死の転帰をとる場合から寛解・治癒につながる場合まで千差万別であるのが実態であるからです。

このガイドライン（案）では終末期の定義を「妥当な医療の継続にもかかわらず、死が間近に迫っている状態」としています。しかし、「妥当な医療」についても医療の実務現場では妥当性の認識が相当に不一致ですし、はやい話が脳死や前脳死状態における脳低温療法をこの国は「妥当な医療」とは考えていない現実があることはすでにしるしたとおりです。また、「死が間近に迫っている状態」、すなわち「不治かつ末期」を現代の医療は正確に診断する能力をもたないことにもすでに言及しました。むしろ、現在の尊厳死肯定論者などは、末期ではない不治（たとえば遷延性意識障害患者や重症重複障害者など）をも尊厳死実施の対象にふくめようと躍起になっている現実をおもいおこすべきです。

こうした曖昧な定義（定義が曖昧なことに問題があるというよりは、定義すること自体に問題があるというべきなのですが）で判定したうえで家族に救命の方法がないことを説明することにするのだそうです。患者本人が危篤状態にあって、本人の意思を確認できない場合は家族が本人の意思を代行できるともしるしています。すでにのべたように、家族に本人の意思を代行などさせてはなりません。家族がいつも本人の身になってかんがえるとは、残念ながらいえないからです。ありていにいって、本人の早期の死をこいねがうという家族もすくなくないのが現実だということをわすれてはなりません。

ガイドライン（案）には、もっと大きな問題もあります。それは「家族の意思が明らかでない場合や家族が判断できない」場合にはどうするかというところです。延命措置を中止するかどうかの判断を医師団からもとめられた場合、大部分の家族は即座に「意思を明らかか」にすることができないでしょう。もし、かりに即座に意思表明する家族があった場合、医師団は大喜びで延命措置を中止して、つぎなる臓器移植の可能性をかんがえたりするばかりで、家族の即座の意思表明の内実にふかく思いをおよぼすことなどあまりないようにおもわれるのです。同様に、家族としては「判断できない」場合もおおいはずですし、むしろ、それが普通だろうとおもわれます。

そんな場合に医師団はどうするのかというと、ガイドラインでは「家族の納得を前提に、医療チームが治療中止を決めることができる」ことになっています。治療中止の是非を「判断できない」家族がどうして「納得」することができるのでしょうか。ここでは、たぶん、公式的にはインフォームド・コンセントが丁寧におこなわれたことにするのでしょうが、客観的にいえば、そこには「強制された納得」以外にないわけです。ここでの文脈は、したがって、医師団に治療中止の判断がゆだねられる、という一点です。そして、そのような医師団の判断が刑事訴追をうけることになっても、学会として医師団をバックアップするということが主張されているのです。

尊厳死の法制化を考える議員連盟（会長・中山太郎衆院議員）が〇七年五月三十一日発表した「臨死状態における延命措置の中止等に関する法律案要綱（案）」もまた、前記ガイドラインと類似の問題をふくんでいました。そればかりか、いささか感性的な表現になりますが、なにがなし吐き気をいざなうような非常にイヤな気分を第一印象としてもちました。ここでは、私の感性的なイヤな気分をなるべく論理化しながら、この要綱（案）への疑問と批判を開陳してみたいとおもいます。

内実はおなじなのに、尊厳死法を「臨死状態における延命措置の中止等に関する法律」といいかえていることがまず不快です。最初にかんじたことは「臨死」状態というレトリック自体の欺瞞性にたいする不愉快でした。誰がかんがえても、「尊厳死」と「臨死」とでは、事態の緊急性に差異があることがわかるはずなので、そこに注目した命名かと。「常時非常時態勢」というのと「臨戦態勢」

というのとでは、意味の緊迫度においてかなりの差があるのとおなじように、「尊厳死」状態というのと「臨死」状態というのでは迫真性においてことなるニュアンスがふくまれます。そこが尊厳死の法制化を考える議員連盟の狙いだったと私などはかんじるのですが、少々うがちすぎでしょうか、あるいは短絡的にすぎるでしょうか。

うがちすぎでも短絡的でもないと私はかんがえます。安楽死の法制化には全然見込みがなく、さらばとて安楽死をいくぶんトーン・ダウンさせた尊厳死の法制化の実現さえもままならない状態におちいった「強制死」論者たちのある種の苦肉の策、それがこの領域における「臨死」なる新概念の創出であったのではないか、というのが私自身の判断です（「臨死」概念が医学的にもちいられないわけではありませんが、尊厳死がらみの文脈での使用にはあまりなじみがありません）。つまり、「臨死」なる概念には、緊急避難的な意味の強調にもとづく「安楽死・尊厳死」の正当化への意向が濃厚に反映されているという点で、かなりの程度まで世論誘導的な含意があると私にはかんがえられるのです。むろん、この判断は私の主観です。が、さほど的外れでもないと確信します。

しかし、世論や社会意識の内実からすると、この「臨死」概念を利用した誘導は、議員連盟の意図にはんして、かなり逆効果ではないかとおもわれるのです。「臨死」という概念からすぐに連想されるのは、すくなくとも社会意識的には「臨死体験」という事態です。そして、「臨死体験」という言葉から誰もが想起するのは、国際文学療法学会会長・鈴木秀子文学博士の存在です。

鈴木の著書『臨死体験……生命の響き』（大和書房）を一読してください。実をいえば、私自身は「臨死体験」などという体験をしんじるどころか、かんがえるだにしなかったのですが、ある時、はやい時期に両親をうしなった教え子の女子学生が卒論に鈴木の臨死体験についての著書・論文を引用していて、彼女の卒論の口頭試問に副査としてたちあわねばならなくなった私は心ならずもそれらをよまざるをえなくなりました。

鈴木は一九七七年、交通事故に遭遇し、死ぬ寸前の状態から回復し、まことに不思議な体験をした人物です。一般に臨死体験者は生理的・精神的にいろいろな変容をとげるといわれていますが、鈴木も瀕死状態からよみがえったあと、持病の難病（膠原病）がほぼ完治していたというのですから、これは驚きです。私自身は、鈴木の著書・論文における臨死体験のすべてを信用しているわけではありませんが、鈴木が積極的に嘘をついているとはおもえませんし、彼女が嘘をつかねばならない必然性も見あたりません。いずれにしても、臨死体験は文脈上、瀕死状態患者の生還にまつわる輝かしいプロセスを意味するものであって、尊厳死の法制化を考える議員連盟は「臨死状態」なる概念で社会意識の組織化をはかろうとしたにもかかわらず、逆に、社会意識的にはブーメラン効果（やぶへび効果）をきたしてしまったと見なしうるわけです。

法律案要綱（案）には、もちろん、「臨死状態」が定義されてはいるのですが（定義の問題点については後述します）、その「臨死状態における延命措置の中止等」がおこなわれることの意味（強制死論者からすれば「意義」）がまったく記載されておらず、ひたすら手続きのみが強調されているばかりです。すなわち、この法律案要綱（案）では第一条「目的」、第二条「定義」となっていて、第三条以降はすべて手続きばかりが記載されています。

目的は「延命措置の中止等の適正な実施に資する」こととあるのみで、本来ならば、ここに記載されるべき肝心要の利益、つまり、この法律案が陽の目をみることによって獲得することが期待されるであろう「法益」については、全然言及がないのです。もちろん、今回のものは法律案の要綱の、そのまた案、すなわち、いわば本番の前の、そのまた前の段階でしかないので、今後、事態が進展するようであれば、尊厳死の法制化を考える議員連盟としても、あらためて「法益」論を展開してくることが予測されるのですが。

「定義」されているのは、「延命措置の中止等」、「臨死状態」および「延命措置」の三点です。「延命措置の中止等」の「等」がミソでして、ここには「延命措置の中止」のみならず、なんと「延命措置を開始しないこと」(非開始)もふくまれているのです。もちろん、次に定義される「臨死状態」が厳密に診断されたうえでの「中止」と「非開始」であると限定はされているのですが、「中止」にも「非開始」にもほとんど無限の拡張解釈が現実に可能であることをおもえば、ここでいわれていることは「放置死」の合法化以外のなにものでもないのではないか、とかんがえざるをえません。

「臨死状態」については、次のように定義されています。「疾患に対して行い得るすべての適切な治療を行った場合であっても回復の可能性がなく、かつ、死期が切迫していると判定された状態」。何度もくりかえしますが、「回復可能性がなく、死期が切迫している」ことなど、現代の医学の能力をもってしても判定などできません。経験ゆたかな医師はあたらずともとおからずの範囲で死期を予測しますが、その根拠は「勘」であって、厳密な判定などではありません。また、おおくの医師は末期癌の余命宣告をだいたいにおいて短めにするのが通例でして、宣告があたらないことによって患者家族から感謝されることを見こんでいるわけです。

しかし、それにしても「疾患に対して行い得るすべての適切な治療を行った場合」とはよくもいえたものです。そのような「場合」はいまだこの国（のみならず世界中のどこでも）には存在していないのですから、この法律案の立法事実の前提が欠落しているといわねばならず、その点では、今回の「法律案要綱（案）」に反対する意見書を提出した日弁連（二〇〇七年八月二十三日）が「我が国では、未だに適切な医療を受ける権利やインフォームド・コンセント原則など患者の権利を保障する立法はなされておらず、医療現場においても、これらの権利が十分に保障されているとは言えないのが実情である」と指摘するとおりなのです。奈良県の妊娠女性が救急車に乗ったまま十一もの病院から治療拒否をうけたあげく流産してしまった悲劇をはじめとする「病院タライまわし」続出の現状を想起してください。このように初歩的な医療態勢さえ未整備なのに、「疾患に対して行い得るすべての適切な治療を行った場合」をア・プリオリに想定するのは、もはや犯罪的でさえあるといわねばなりますまい。

また、「延命措置については、「臨死状態にある患者の疾患の治癒を目的としないで、単にその生命を維持するための医療上の措置（栄養補給、又は水分補給の措置を含む）をいうものとする」と定義しています。ここにも医療の現実を無視した思い込みが作用しているようです。というのも、すでに指摘したように、強制死論者が「延命措置中止等」ないし「安楽死・尊厳死」の実施対象とかんがえている脳死状態患者や遷延性意識障害患者が一定の確率でサバイバルをはたしている喜ばしい事実があるからです。もしもこれらのサバイバーたちの医師が「単にその生命を維持するための医療上の措置（栄養補給、又は水分補給の措置を含む）」を無意味で無駄とかんがえ、治療を放棄していたならば、到底その回復の予後は見こめなかったはずです。

手続き面でもおおくの問題点を指摘しなければなりませんが、紙数の関係で省略します。ただ一点のみあげるならば、「延命措置の中止等の手続」の第三項です。臨死状態を判定した医師は、「厚労省令で定めるところにより、直ちに当該判定の的確性を証明する書面を作成しなければならない」とあるのですが、まさに自縄自縛のような条項というべきです。本質的にできるはずのないことを証する書類を作らねばならない医師のことをかんがえているとは到底おもえません。

実は、日本医師会もこの法律案要綱（案）への消極的反対意見を提出しています（二〇〇七年六月二十日）。私の目からみると、いささかどころか、かなり困惑せざるをえない反対意見です。何が問題なのかというと、その論旨が医師の職業的利害にからむ問題に集中しているからです。日本救急医学会のガイドラインと同様に、延命措置の中止等をした場合、民事・刑事の責任が免責されるような規定をもつ法律をつくることが前提だというのです。日医の意見書の中に何度「免責」という言葉が登場してくるか、よんでいていささかため息がでてくるのは多分私だけではないとおもいます。やはり、医師を無前提に免責してはいけません。

7．おわりに

二〇〇六年七月発売の雑誌『からだの科学』（日本評論社）の巻頭論文は「再燃する延命治療の法制化」とタイトルされており、執筆者はジャーナリストで元・北海道新聞記者の小笠原信之です。小笠原は私のところにも取材にきて、私の談話を次のように掲載してくれました。私にかんする記事の冒頭におかれているのが、すでに紹介した『毎日新聞』に執筆した私の文章、特に大田典礼のヒットラーばりの談話でした。私の発言にかかわる小笠原の文章をここに転載して、本稿のまとめにかえたいとおもいます。

花園大学文学部八木晃介教授（人権教育研究センター所長）を京都に訪ねた。八木さんはかつて毎日新聞記者をしていた。太田氏のこの発言は、実は記者時代の八木さんが本人にインタビューして記事化したものだ。八木さんはこう語る。

「これはまるでヒットラーそのものの発想です。日本尊厳死協会は安楽死協会の時には積極的安楽死も対象にしていましたが、今は建前として外しています。その意味では組織が変わったといえますが、現在の安楽死・尊厳死論者の中に、その主張のバリエーションに濃淡はあれ、太田氏の思想が原則的に脈々と息づいています」。

差別問題を専門とする八木さんは、とりわけこの優生思想を問題視する。しかも、私たちの中に意識されずに根づく「内なる優生思想」こそが、問題なのだと言う。

「私たちはほぼ例外なく、〈ああなってまで生きたくない〉とか、〈世間や家族に迷惑をかけたくない〉とか、〈老醜をさらしたくない〉といった感覚をもっています。この日常的常識が優生思想に回収されて法制度化されると、猛烈な暴力性を帯びます。すなわち死ぬ権利の問題ではなく、死ぬ義務に転化してしまうのです」。

誰もが否定しないような日常的常識も、それが国家規範として条文化されれば強制力を帯び、「ああなってまで」という状態が否定的な価値を持ち、死を選ぶのが当然という圧力に転化すると言うのだ。さらに八木さんはその圧力を後押しする社会情勢にも目を向ける。

「医療制度改革関連法が、経団連の意図する路線で成立しました。企業の負担を小さくし、高齢者の負担が増えます。今や健康は権利ではなく、義務になってきています。成人病を生活習慣病と言い換えることで、生活習慣病は自己責任である、自業自得であることが強調されだしました。つまり不健康は義務不履行の結果であるとバッシングされることになったのです」。

こんな自己責任論に、太田氏の「自分が社会の負担になるようになったら、もはや遠慮すべきではないだろうか」という言葉が重なると、恐ろしい自己決定論につながる、と八木さんは言う。

「『遠慮すべきだ』と考えるのが一つの自己決定だとしても、『社会の負担になる』と自分に感じさせるのは、ほかならぬ社会なのです。遠慮すべき自分を期待し、強要する社会（他者）の意向に同調することが、自己決定とされるのです。つまり、『させられる自己決定』なのです」。

さらに、少子化と高齢化がセットになっての医療費や社会保障費の抑制圧力がここに加わる。「死にゆく者」への「無駄な医療の中止」によってそうした費用を抑制しようという主張が声高になっていると言うのだ。

ただし、八木さんが反対するのはあくまで法制化であって、個々人がどんな選択をするかは別問題だ。ご本人は十八年前に大腸ガンを経験し、その時にいろいろと考えた結果、今はこんな気持ちでいるという。

「どんなに苦しくても最後まで生き延びようとは思いません。病状好転反応以外の苦痛は、すべからく除去されるべきです。かりに緩和ケアが結果的に死期を早めることになっても、それはあえて受け入れようと思います」。

この談話でしめしたところが、私のいつわらざる心情であります。ある意味で徹底をかいている点、率直にみとめざるをえません。生身の私としてはここが精一杯ということを告白したうえで、本稿をとじることにいたします。

第五章　ウチとソトの優生主義を糺す

――安楽死・尊厳死の状況的文脈

1．はじめに

「安楽死・尊厳死法制化を阻止する会」が発足しました（二〇〇五年六月二十五日）。「尊厳死法」を国会で成立させようとする策動にたいする一つのいわば対抗運動の成立です。もちろん、これは純然たる市民運動ですから、「尊厳死法」への参加者の思いは多彩であり、その対抗性の内実も一枚岩的ではありえず、はやい話がこの運動の呼びかけ人の「安楽死・尊厳死」への意味づけや解釈さえかならずしも一致しているとはおもえません。呼びかけ人は私のほかに鶴見俊輔（哲学者）、原田正純（熊本学園大学教授）、立岩真也（立命館大学教授）、清水昭美（「脳死」臓器移植を許さない市民の会）などですが、ありていにいって、発足にさいして呼びかけ人が一同に会し、細部にわたる理論と思想のすりあわせをおこなったということもありません。「安楽死・尊厳死」そのものに全面的に反対するもの、「安楽死（積極的安楽死）」と「尊厳死（消極的安楽死）」とに区分してその一方（おもに前者）に反対するもの、あるいは「安楽死・尊厳死」に問題領域を限定して反対するもの、「安楽死・尊厳死」問題を「脳死・臓器移植」問題とからめて反対するものなど、意見は多様に分散しているものとおもわれますが、最大公約数的な一致点は「安楽死・尊厳死の法制化」にこだわって反対するといったあたりでしょうか。

私自身のスタンスもいたって単純で、やはり、「法制化」にこだわって反対するというところにさだめています。この立場性は、一九七八年、かつての日本安楽死協会（現・日本尊厳死協会）が安楽死法制化運動を開始した時、「安楽死法制化を阻止する会」の事務局を清水昭美とともにになった私のそれとまったく変化していません（この時の呼びかけ人は、武谷三男、那須宗一、野間宏、水上勉、松田道雄でした）。私自身は、松田道雄ではないが、やはり「安楽に死にたい」と念願しています。松田が後に心変わりして、『安楽に死にたい』（岩波書店、一九九七年）を出版したのにたいし、私は「松田道雄さんへの疑問」と題する批判的エッセーを『社会臨床雑誌』第五巻第二号（一九九七年八月、日本社会臨床学会）に寄稿しました。松田が「安楽に死にたい」と主張することで法制化を是認するにいたったことは転向以外のなにものでもなく、私はそれを是認することができなかったのです。むろん、七転八倒の苦痛を受忍ないし享受するマゾヒズムは私に無縁ですし、病状の好転反応としての苦痛以外のすべての苦痛はすべからく可及的すみやかに除去されるべきものともかんがえています。ある種の緩和医療がかりに死期をはやめることになるとしても、です。それは、大腸ガン手術から生還してすでに二十年ほども無事に経過している私自身の、未来にむけてのいつわらざる、そして切実な願いでもあるのです。

第一次「阻止する会」の呼びかけ人になった野間宏、私の呼びかけにおうじて賛同人になった山崎謙（哲学者）や戸村一作（三里塚芝山連合空港反対同盟委員長）がそれぞれ苦痛にまみれた壮絶な最後をむかえねばならなかったことを後で遺族からしらされ、「八木さんをうらみましたよ」とのメッセージもとどけられました。「法制化」に反対する私への恨みが方向違いであることは論理的に証明できても、心情的にいえば、私にはそれぞれの遺族にかえす言葉がありませんでした。ことほどさように、「安楽死・尊厳死」問題には、時に論理や思想をこえる「微妙なエトス」がふくまれることも否定できません。実をいえば、とわれるべきは、まさにこの「微妙なエトス」というものなのです。「ああなってまで、いきたくはない」「世間や家族に迷惑をかけたくない」「老醜をさらしたくない」といった私たちの日常感覚はそれ自体として価値的に正負ゼロのはずですが、にもかかわらず、そうした日常的な常識性がしばしば「優生思想」といった差別イデオロギーに回収されることによって、あるいは法制度化されることによって猛烈な暴力性をおびることがあるわけです。

本稿では、しかし、こうした意味での日常的な常識性そのものを俎上にのせるのではなく、日常的な常識性が外的な拘束性をもつ制度として具現される場合の暴力性について議論をすすめます。誰もがねがわないではいられない「安楽な死」、そして現実の医療の場においてもおおむねケース・バイ・ケースで模索されている「苦痛なき死の探究」を、あえて物理的な強制力をもつ国家的な規範（すなわち法律）によって制度化すること、つまり、「安楽死・尊厳死」の法制化が社会的な議題に設定されることの状況的な意味の文脈をよみとこうというのが本稿の目的です。

戦時中とおなじような「産めよ増やせよ」の大合唱が主に政財界から提唱されはじめてすでにかなりの時日が経過しました。「少子化社会対策基本法」が二〇〇三年七月に成立し（九月施行）、それにもとづいて翌年六月には「少子化社会対策大綱」なる文書も発行されました。基本法前文には「急速な少子化という現実を前にして、我らに残された時間は極めて少ない」とあって、政財界の焦りがそれなりに率直に表現されているようによみとれます。また、基本法には国の責務、地方公共団体の責務、事業主の責務とともに「国民の責務」なる項目ももうけられ、そこには「国民は、家庭や子育てに夢を持ち、かつ、安心して子どもを生み、育てることができる社会の実現に資するよう努めるものとする」などと記述されていました。またしても国家が個人のベッドルームにまでのりこんできたわけです。

「子産み・子育て」を国民的責務として法制化までしなければならない政財界の焦燥の背景には、合計特殊出生率が一・二九にまで低下した事実があります（二〇〇六年現在）。このまま少子化傾向が進展すれば、労働力人口は高齢化し、やがては労働力人口の絶対的不足の事態をうみだすことは火をみるよりもあきらかです。実際問題として、二〇〇四年の労働力人口総数（十五歳以上労働力人口）六六四二万人にしめる六十五歳以上人口は四九〇万人（七・四％）にたっしており、それは一九八〇年の四・九％から増加しつづけているわけなのです。厚生労働省の推計によると、二〇二五年には労働力人口は六二九六万人まで減少し、六十五歳以上の労働力人口が一一%をしめるにいたるとのことです（二〇〇五年版『高齢社会白書』）。しかも、ここでいう労働力人口とは、十五歳以上人口のうち就業者と完全失業者との和を意味しますから、現時点においてすでに六〇万人をこえたといわれる若年労働力中心のニートの存在などを加味してかんがえれば、この国の破滅的な労働力不足はもはや不可避的であるとさえいわねばなりません。

しからば、この国の政財界はなりふりかまわず人口増加をもとめているのかというと、かならずしもそうとはいえません。既述の「少子化社会対策基本法」には、なんどもくりかえして「子どもがひとしく心身ともに健やかに育ち」といった文言が登場しています。つまり、うまれてくる子どもは「心身ともに健やか」でなければならないのであって、障害や病気をもった子どもの誕生は期待されていないのです。いかに決定的な労働力不足が予測されようとも、否、予測されればされるほどに、期待される労働力は「心身ともに健やか」でなければならないという統制側の主張は鮮明なのであって、ここにも「優生思想」がわりあいにめだつ形で闊歩しはじめていることがわかります（「子産み・子育て」を推奨しながら、出生前診断をけっして手ばなそうとはしないダブル・シンキングの中に統制側の意向が凝縮しているといってよろしい）。

少子化と高齢化とはもともと別次元の人口現象ですが、伝統的な「世代間扶養」の観念（観念のみならず、年金の現状にみられるように制度化もされています）を媒介させれば、同一社会問題のコインの表裏としてとらえられ、政財界の危機感を一層あおることになります。たとえば、郵政法案が参院本会議で否決された二〇〇五年八月八日夕、竹中平蔵大臣（当時）は記者会見で「郵政民営化は、少子高齢化の中でも日本が活力ある社会を維持していくために避けて通れない改革」とヒステリックにあたりちらしていました（『毎日新聞』〇五年八月九日付朝刊）。方向違いの噴飯ものの発言ではありますが、「少子高齢化社会＝無活力社会」という政財界の常識的なとらえ方が吐露されていることは疑いありません。

高齢化率（六十五歳以上人口の比率）は二〇〇四年九月段階で一九・五％、厚労省の推計では二〇二五年には二七・四％、二〇五〇年には三二・三％に上昇する見込みです。一般に、六十五歳から七十四歳までを前期高齢者、七十五歳以上を後期高齢者とよびますが（「後期高齢者」という命名のイデオロギー性には特段の注目が必要です。ただし、「長寿」と呼びかえる昨今の統制側のありようも相当におぞましいのですが）、問題はやはり障害や疾病と親和性をもちがちな後期高齢者に集中するといえます。前期高齢者は現在約一三七〇万人、後期高齢者は約一〇五〇万人ですが、今後、後期高齢者が増加し、二〇二〇年には両者の数が逆転すると推定されています（『社会保障統計年報』二〇〇四年版）。つまり、医療費をふくむ社会保障費は、誰がどうかんがえてもふえる一方であることは間違いありません。

このような超高齢社会をこの国はどのようにしてのりきろうとしているのか、その全体像はなおもかすんでいてよく見わたせません。よくは見わたせませんが、しかし、まるでみえてこないというわけでもありません。たとえば、保険料引き上げと給付水準の引き下げをセットにした公的年金制度改革の議論なども大問題ですが、ここでは二〇〇五年六月二十二日に成立した「介護保険法等の一部を改正する法律」に注目してみたいとおもいます。なぜ注目するのかというと、ここでは「介護保険財政の破綻防止」が最大の眼目であって、利用者(主として高齢者)の利益はほとんど無視されている点が浮き彫りになっているからです。

新介護保険制度の中で目をひくのは、なんといっても「介護予防」と「施設利用者のホテルコスト負担」です。「介護予防」では、予防重視型のシステムに転換し、これまでの介護度認定では「要支援」「要介護1」とされた軽度者むけに、「残存能力の維持・介護度悪化防止」を目的とする新予防給付を新設するのですが、軽度の要介護者には原則的にこれまでの介護サービスは給付せず、給付は新予防システムに限定するというのです。

新予防給付のメニューには筋力向上トレーニング、転倒予防訓練、口腔ケア、栄養指導などの新サービスがあり、他方、家事サービスのあり方はこれまでの「代行型」から「見守り型」に移行するという方向です。こうした介護予防の導入によって、要介護認定者は十年後には六〇〇万人になり、介護予防をおこなわない場合に比べて一〇万人抑制できると厚労省ではみこんでいるようです。

介護予防とは、換言すれば、「強制された自助努力」を意味します。つまり、自立支援ではなく自立強制です。筋力向上トレーニングや転倒予防訓練は一般的に必要な運動とはいえ、それをしなければ介護保険を給付しないということになれば(むろん、本来的には強制できないものなのですが、利用者側の意識からすれば、実質的に強制とかわりありません)、結果的に「期待される高齢者」と「期待されない高齢者」の選別につながることになるでしょう。また、家事サービスの「見守り型」への移行にしても、従来の代行型がいわば「惰老」(怠惰な高齢者)をうみだし、それが状態の悪化をまねいたと説明されるわけですから、そこには「動かざるもの食うべからず」の見せしめ的な雰囲気が濃厚にただよっているといわねばなりません（たしかに、無意味な家事サービスの押しつけが従来なかったわけではありませんが、それはサービスの利用者側の責任というよりも、提供者側の商業主義こそがとわれるべきです）。

まだしも介護予防は「期待される高齢者」の「自助努力」でなんとかしのげる可能性がありますが、「施設利用者ホテルコスト負担」は特別養護老人ホーム、老人保健施設、介護療養型医療施設（いわゆる介護保険三施設）の利用者における直接的な経済的自己負担増（居住費と食費の負担増）であって、「自助努力」でなんとかしのげる層としのげない層とに分断されることはあきらかです。これまでは居住費が施設サービス費にふくまれていましたから、利用者負担は一割だけでした。食費は基本食事サービスとして一日二千百二十円のうち七百八十円を負担していました。特養入所の要介護５のケースでいうと、ホテルコスト負担は月額約三万円の増加になるわけです。

居住費と食費を給付の対象外にする理由について、厚労省は「施設給付を〈介護〉に要する費用に重点化するため」とか「在宅で介護サービスを受ける場合は全額が自己負担となり、負担の不均衡感を是正するため」とか説明しましたが、まことにもって反福祉的な発想であるといわねばなりません。介護保険三施設における「食住」のどこが〈介護〉と無関係なのでしょうか。また、在宅介護と施設介護を比較するならば、負担の不均衡感を是正するには、むしろ在宅における負担（全額自己負担）の軽減をこそはかるべきこと、いうまでもありません。

少子高齢化問題とは直接関係ありませんが、〇五年八月の衆院解散によってひとまず廃案になった「障害者自立支援法」案もまた自助努力をもとめるものでした（結局、総選挙後の特別国会で、あっさりと法は成立してしまいました）。すなわち、従来の応能負担（収入におうじた負担）から応益（定率）負担にきりかえられ、福祉サービス費用の一割（月額四万二百円を上限とする）や、施設での食費の実費の自己負担を義務づけるというものです。これまでの応能負担では、在宅の場合、約九五％の利用者が無料で介助サービスをうけてきましたが、定率負担となると、逆に大部分の利用者の負担がふえることになり、利用者としては負担がふえればサービス利用をへらす以外にないわけです。法案には、なるほど低所得者には負担軽減策がとられるとの記載もあるにはありましたが、具体的な減免策を明記してはいないのですから、いわば詐欺のような記載というしかありません。また、法案は障害者の就労をバックアップ支援するとしていますが、民間企業では法定雇用率さえ達成できていない現状をみれば、一目瞭然、ここでの就労支援も画餅そのものであって、実効性をほとんど期待できないものといわねばなりません。

高齢化の問題にもどります。もっとも深刻なのは医療費の問題です。厚労省がまとめた二〇〇四年度の概算医療費（ここでの医療費とは、医療保険と公費から支払われた医療費を意味し、労災保険や全額自己負担の医療費はふくまれていない）は全体で前年度比六千二百億円増（二％増）の三十一兆四千億円になり、過去最高を記録したということです。このうち七十歳以上の高齢者の医療費は前年度比四千七百億円増（三・八％増）の十二兆八千億円で全体の四〇・六％にあたり、はじめて四割を突破したことになります。高齢者の医療費は年々微増をつづけ、実際、二〇〇〇年度は全体の三七・七％、二〇〇三年度には三九・九％でした。また、一人あたりの医療費は全体で前年度比二％増の二十四万六千円、高齢者だけでみると前年度比〇・三％増の七十三万九千円になっていました。

以上、少子高齢化にからむ経済的な文脈を、主として厚労省当局の資料をもちいながら説明しました。ここからにじみでてくる政財界のホンネは、福祉や医療における「費用対効果」の論理、すなわち少子高齢化社会において障害者・病者・高齢者に投入される費用が労働力商品の再生産に寄与するかどうかという点に収斂するタイプの議論であるようにおもわれます。現在の「安楽死・尊厳死」法制化論者は表面的にはこうした経済合理主義的な問題側面について声高にかたることはありませんが、実のところ、彼らは骨がらみ経済合理主義的優生思想家でもあるのです。日本尊厳死協会の前身である日本安楽死協会をたちあげて理事長になり、安楽死・尊厳死法制化運動をリードしてきた故・太田典礼にその典型をみることができます。

「老人医療の無料化など老人尊重論の高まりの裏には、すでに老人公害というようなことがいわれており、無益な老人は社会的に大きな負担である」（太田典礼著『安楽死のすすめ……死ぬ権利の回復』三一新書、一九七三年、一二五頁）。

かくのごとく、太田にあっては、老人は「無益」な存在であり、存在それ自体が社会的負担（迷惑存在）以外のなにものでもないとされているのです。この太田の著書におどろいた私はかつて生前の太田にインタビューをもうしいれ、その時の談話に二度衝撃をうけたことがあります。その時、前章でも言及したように、太田は次のようにいいはなったものです。

「ナチスではないが、どうも〈価値なき生命〉というのはあるような気がする。（略）自分が生きていることが社会の負担になったら、もはや遠慮すべきではないだろうか。自分で食事もとれず、人工栄養に頼り、〈生きている〉のではなく〈生かされている状態〉の患者に対しては、もう治療を中止すべきだと思う」（『毎日新聞』一九七四年三月十五日）。

　医療費その他の高負担を自力でにないうる（自立自助が可能な）障害者・病者・高齢者はいきながらえてもかまわないが、そのような条件をもたない障害者・病者・高齢者は「社会の負担」であるから、みずから積極的に「遠慮」し、現世から退場すべきだというわけです。「社会の負担」となる人間への排除の論理をこのように露骨にかたってはじることのない太田の思想が、現在の安楽死・尊厳死法制化論者のなかに、その主張のバリエーションの濃淡には多少の相違をもたせつつも、原則的には脈々と息づいていることを指摘しておきたいのです。

　しかも、「社会の負担」という場合の「社会」とは何であるのかについて、安楽死・尊厳死法制化論者があまり議論しないのは問題です。一般に「高福祉・高負担」は、国家がたかい水準の福祉を準備するなら、国民（市民というべきですが）もたかい負担を受忍すべきだといった文脈で了解される傾向がつよいけれども、もし国家が福祉国家を標榜するならば高負担の主体はなによりも国家であるべきであって、国家はそのために社会運営の原則を変更しなければなりません。端的にいって、社会運営の原則をかえないままの高福祉は、論理必然的に国民（市民というべきですが）への福祉原資の押しつけを強化する以外になく、そうした押しつけにたえうる障害者・病者・高齢者の「自助努力」だけが強調されることにならざるをえなくなるわけです。

　安楽死・尊厳死法制化論者たちは、「死に逝く者」への「無駄な医療の中止」を主張することによって、医療費抑制（社会的負担の軽減）を政策的に裏づけようとすることがおおいのですが、おおくの場合、その議論は非常に杜撰です（むろん、議論が精密であれば問題がない、という意味ではありませんが)。少々こまかな医学的議論に深いりしますが、たとえば、一般に末期消化器ガン患者への人工呼吸や酸素吸入は「延命的効果」の点であまり有効ではないとされていますが、一般的高齢者においては、それらは非常に有効なのであって、「無意味な延命」などではないのです。ところが、安楽死・尊厳死法制化論者たちは、末期ガン治療と高齢者医療とをおおむね恣意的に混同して、いずれも「医療費の無駄遣い」として処断してしまうのですから、まことに悪質です。

ただし、最後に強調しておくべきことがあります。それは「自己負担」をすべて拒否することが絶対的な正しさを担保する所以ではないという点です。「運用コストの負担を媒介にした施設利用にあたってのほどほどの緊張感は、利用する側もされる側にとってもよいことだと思います」という高田嘉敬の議論を私は支持します(「福祉のしくみが変わる時」『こぺる』第一四九号、二〇〇五年八月、阿吽社、九頁)。もちろん、自己負担は応能の最低限であるべきですが、いくばくかの自己負担は利用者に一定の権利意識をもたせるでしょうし、提供側にも有料の緊張感がそれなりにしょうじるはずだからです。つまり、最低限度の有料制をみとめたうえで、単なるセーフティ・ネットではないスプリングボードとしての福祉を位置づけることも無意味ではない、と私もかんがえるものです。

3.「自己責任」論と「自己決定」論の文脈

「自己責任」なる概念は、周知のように、イラクで人質になって解放された人びとにたいする不条理なバッシングとして多用されたものでした。要するに、人質になった人びとはイラクという危険地帯に自らの主体意思でおもむいた以上、自らの死といった最悪の事態をもひきうけるべきだという自業自得論と、救出費用を人質になった人びとが自己負担すべきだという費用負担論とが、「自己責任」論の骨子になっていました。このような文脈での自業自得論および費用負担論は、まさに安楽死・尊厳死法制化運動を背後からささえる重要なエトスの一つでもあるといってさしつかえありません。

ところで、桜井哲夫によると、「自己責任」の語源は、規制緩和にかんする主に財界の用語として登場したもののようです（『〈自己責任〉とは何か』、一九九八年、講談社現代新書）。その中で桜井はつぎのような言い方をしています。「市場という（経済学上の）神の暴走が、日本の場合、自己責任という言葉が先行する規制緩和騒動なのだということなのです」（一八二頁）と。たしかに、自己責任と規制緩和とのかかわりは、次のような表現方法で描写されることもおおいのです。「消費者保護のために行われる規制については、自己責任原則を重視し、技術の進歩、消費者知識の普及などを踏まえ、必要最小限の範囲に止める」（経済改革研究会中間報告『規制緩和について』一九九三年十一月）。この表現方法を素直に翻訳すれば、消費者保護のための規制を緩和することの利益は、消費者側にはまったくなく、もっぱら企業側のコスト削減に寄与するものであって、結果的には、消費者の自己責任が企業利益の受け皿になって当然であるとするコンテクストをつくりあげるわけです。このようなコンテクストにおいて「自己責任」概念が登場していることにはやはり注目の要があるとおもいます。

「自己責任」を検索キーワードにネット・サーフィンをしていて、三菱総研のＨＰにいきあたったのですが、ここでは「自己責任社会」が鍵概念になっていて、「（自己責任社会とは）個人あるいは組織などが、主体的に行なった選択や行為に関して責任を負うといった自己責任原則に基づく社会である。国民一人一人の安全や幸せについて何から何まで国家が保障するというものではなく、個人も相応のリスクを負うことから、自己責任原則は社会全体として効率化を促進するといわれている。わが国においても、本格的な高齢社会を迎え、国や地方公共団体の財政逼迫に対する懸念が高まるなか、規制緩和、地方分権の進展など、さまざまな場面で自己責任社会の必要が叫ばれるようになってきた」と説明されていました（http://sociosys.mri.co.jp/keywords/038.html）。高齢者が自己責任をはたすことによって社会は効率的に運用され、財政逼迫の窮状を打開できるというのですから、まことに露骨な表現をもちいて、前記の経済改革研究会報告よりも「自己責任」の趣旨を鮮明にものがたっているものといえます。

かくのごとく「自己責任」論の中核には「効率化」思想が鎮座しているところから、この議論は一定の魅力をもつものとして取り沙汰されることがすくなくありません。かてくわえて、まことにこまったことながら、「自己責任」は「自由」や「公平」とむすびつけてかたられることがおおいために、一挙的に否定することが困難におもわれることさえあるわけです。

自分がしたことに責任をとることを「自己責任」というならば、自分がしていないことにたいしては責任をとらなくていいという、そういう意味での「自由」の存在が想定されますし、失火事件や交通事故をおこした人びとが責任をとらず、たとえば税金で損害賠償するということになると、公平の原則に反するという議論がでてくることはじゅうぶんにありうることでしょう。このように一定説得的な「自由」「公平」論とつながる可能性をもつところに、逆にいえば、「自己責任」論の倒錯的な魅力（イデオロギー性）があるのではないかともおもわれるのです。

前記・桜井も指摘していたことですが、「自己責任」論は丸山真男の「抑圧委譲の原理」にも関連しています。桜井は「この国で〈公〉を主張する場合、つねに上位の〈公〉の前に〈私〉の位置がおとしめられるわけですから、段階をたどって最も弱い部分が最終的に〈私〉として切り捨てられることになります」（前掲書、一七三頁）とのべていました。つまり、自己責任という言葉は、多くは「自分のことは自分で始末をつける」というふうに国民におもわせておきながら、実は、統制側が国民の自己負担をふやし、結果として弱者への皺寄せを拡大していくことでもあるのです。

〈公〉すなわち政財界や行政の責任を抑圧委譲の原理をテコにしながら、〈私〉すなわち市民の自己責任に転嫁していく構造、それが「自己責任」論の本質であるとみなしてもよろしい。前記・三菱総研のキーワード解説においても、「自己責任は自己決定を前提として成立するものである。したがって、国民一人一人がみずから考え、判断できるに足る情報が提供される必要があり、行政主体にはアカウントの徹底が求められる。昨今、行政機関においては、アカウンタビリティの向上が進展している」としるされていました。ここで主張されていることは、当局のアカウンタビリティの向上が進展している現状において（とは、本来、とてもいえない現状ですが）、個々の市民が自己決定をあやまるとすれば、その瑕疵は当局の説明をキチンと理解していない市民の自己責任に帰属するという一点です。まことに見事なまでに反人民的予定調和の言説というほかありません。

反人民的予定調和といえば、これも「自己責任」を検索ワードにしてネット・サーフィンをつづけていてみつけたものですが、藤田宙靖の東北学院大学学術講演会での講演録「〈自己責任〉の社会と行政法」にも類似の思考が吐露されていました（http://www.law.tohoku.ac.jp/~fujita/gakuinkoen.html）。レストランでの食中毒事件にかんして、藤田は「市民としては、まず以て自分で色々と情報を集める必要があり、その上で危険であると判断したら、そのようなレストランには近づかないようにすべきなのであり、また被害を受けたら自ら裁判所でのその補塡を請求すればよいのであって、国の行政機関の世話にはならないというのが、論理的には〈自己責任〉原則の帰結である」というのです。当該レストランが食中毒事件をおこしそうか否か、自らが情報をあつめてきめることが自己責任だというのですから、あいた口がふさがりません。

藤田はさらにつづけて、次のようにものべていたものです。「〈自己責任〉システムの下では、例えば有毒物質その他身体に有害な物質を含む食品や薬剤の販売行為等についても、その例外ではないのであって、何故ならば、このような形で民事・刑事上の責任追求の法システムが実効的に働くならば、それらの行為はいずれ市場から淘汰されていくことになるから、理論的には事前の国家的規制は不要である」。ここで藤田は規制緩和の究極的効用（予定調和の実現）についてかたっているのですが、いまだかつて一度も「責任追求の法システム」が事前に実効的にはたらいた事実などないにもかかわらず、それを勝手に法の理論的所与であるかのようにとらえたうえで、かりに規制緩和が不法な販売行為をウォームアップしたとしても、被害者は自己責任として被害を甘受すべきだといわんばかりの論調です。これをこそ小泉「改革」の、そして、新自由主義の論理的帰結というべきでありましょう。藤田は東北大名誉教授で最高裁判事をもつとめたことがあるのですが、この人のいいわたした判決文をよむにはかなりの勇気がいるようにおもいますし、すくなくともこの人の裁判をうけたいとねがう弱者はいないはずです。

前記・桜井は適切にも、自己責任の名のもとに、弱者への配慮のない政策がまかりとおっている顕著な例として医療問題をとりあげていました。一九九七年の医療保険制度改定によって健康維持の自己責任の名のもとに自己負担が増大させられたことにふれて、「このような医療費の高額負担が今後実施されるようであれば、まず最初に、収入のない高齢者の生活を脅かすことになるでしょう。すると、ここでの自己責任とは、弱者を排除するための概念なのでしょうか」と（前掲書、一二一〜一二二頁）。

医療費問題については前項でとりあげたので再論しませんが、ここでは国民医療費の推移をすこしみておきたいとおもいます。厚労省のデータでみても、国民医療費のうち国庫負担は一九八〇年からの十八年間で六％（一兆五千億円）ひきさげられたのに、国民負担（窓口負担）は逆に五％ひきあげられたことがわかります。こうした流れをいっそうおしすすめるべく厚労省はさらに二〇〇六年には医療制度「改革」をおこないました。そのための議論をつづけた厚労省の社会保障審議会の議事録のなかから、国家の特徴的な目論見を簡単にみておきたいとおもいます。

議論された中身の第一は、国の責任を後退させ、財政的余裕のある保険者にたいして、財政悪化の保険者を支援させる仕組みを導入して、国家負担をしぼりこむこと、第二は、生活習慣病の自己責任を強調して、都道府県単位で医療給付費の抑制をきそわせること、第三は、すべての高齢者から保険料を徴収すること、などです。このことによって、団塊世代が高齢化のピークをむかえる二〇二五年時点で、総額六兆五千億円（一一％）の医療給付費の削減が可能になると皮算用しています。つまり、声をたかくあげ（られ）ない者への抑圧委譲（弱いものイジメ）の構図が一層はっきりしてきているわけです。かりに声をあげようとしても、自己責任の恫喝が予測される以上、弱くあるものとしては既成事実にいつも屈伏せざるをえないと観念しなければならなくなるのではないか。こうした一連の自己責任論にもとづく「弱者」抹殺路線は、実のところ、太田典礼の「欠陥者がふえて、健康者が余りに重い荷を負わされては社会は成り立たない」（『安楽死のすすめ』、一六〇頁）という主張とほぼ地続きのものであるといってよろしい。

それにしても、生活習慣病の「自己責任」性＝「自業自得」性の強調ほど残酷で、かつあくどいものはありません。病める人間はすべからく自らを悪人として認識せよ、といっているにひとしいのですから。自らながくガンをわずらい最近死去したスーザン・ソンタグは、「患者にしてみれば、知らないうちに病気の原因を作っていたのだと言われた上に、それは自業自得という気持ちにさせられるのである」と、めずらしく興奮気味に怒りをあらわにしていました（邦訳『隠喩としての病』、みすず書房、一九八二年、八六頁）。自分で自分の病気をつくった人間を病人とよび、したがって病人こそが病気の原因であるという、このようなとらえ方を前にすれば、ソンタグがいうように、「患者としてはどこまで治療が可能か知る力をそがれてしまうのみならず、患者が治療を避けてしまうことにもなりかねない」ことはじゅうぶんにありうることです（七一頁）。

私はすでに、「健康増進法」（二〇〇三年五月施行）を優生思想批判の文脈で議論する論文をかいたことがあります（「ヘルシズムとイヤシズム……健康増進法と優生思想」『社会臨床雑誌』第十一巻第三号、二〇〇四年三月、四〜一六頁、日本社会臨床学会。本書第二章に収録)。それゆえ重複はさけたいのですが、ともかく健康増進法が「生活習慣病」なる自己責任論に回収されやすいイデオロギー概念を定着させた罪悪については、ここで再度強調しておかねばなりません。

「成人病」を「生活習慣病」といいかえるイデオロギー作業はすでに一九九六年時点で完了していましたが、健康増進法がそのイデオロギーを法的に実体化したのです。疾病は自助努力の欠如＝自業自得(自己責任)であり、それゆえ個人は自発的に健康増進に邁進する義務をおわねばならないと法制化したことにより、不健康(病気・病弱・障害)は義務不履行の結果としてあぶりだされ、弱者は犠牲者非難のバッシングにたえねばならない境涯におかれることになりました。このような自己責任論を背景においた時、太田典礼の「無益な老人は社会的に大きな負担である」(前掲書、一二五頁)とか、「植物人間のために健康人間の住む余地がなくなる」(一三四頁)といった言説が、ことに高齢者や病者にたいしてどのような影響をおよぼすことになるのか、もはや議論の余地もありますまい。

ところで、以上に批判してきた自己責任論が、しばしば自己決定論とリンクしてくる点には特段の注目が必要であるとおもいます。そのリンクのあり方はおおむね、人間には自己決定権がみとめられているから、自己決定の権利を享受している人間は、自己決定によってなされた自己の行為の結果については全面的に自己責任をおうべきであるといった言説形態をとることになるようです。つまり、自己決定という「権利」が自己責任という「義務」に見事にすりかえられるような言説世界が成立するわけです。

本書第二章において、私は、機能主義社会学者T・パーソンズの「病人役割」概念が、まことにいまいましいことながら医療現場の現実を見事に描写するものであることを説明しました（また、わが身の体験として、術前のいわゆる〈剃毛〉儀式による自我の無力化と病人役割の最終的受容についても、いささか漫画的に描写しました）。

パーソンズのいう「病人役割」とは、病気によってうしなわれた社会的な役割を効果的に遂行できるように能力を回復するための不可欠の役割を意味し、その中にはたとえば「〈望ましくないもの〉としての病気の定義を受け入れ、回復しようとしなければならない」ことや、「専門家の援助を求め、（専門家に）協力しなければならない」ことなどがふくまれていました（邦訳『社会構造とパーソナリティ』、新泉社、一九七三年、三六一〜二頁）。

それらの役割受容は、〈望ましくないもの〉としての病気からの回復を要求する一定の権利の主張（自己決定権の具現）という意味合いをもちながらも、やはり専門家への協力義務が強調されており、そうした協力義務を履行しない場合には、最悪の場合、死の転帰をとることも自己責任として甘受しなければならないという、ある種の恫喝とそれへの帰順＝敗北の当然視をもふくむものでした。このような恫喝への敗北は、医療現場における徹底したパターナリズムによって、あらかじめ準備されてもいるわけなのです。

このパターナリズムは、病者の権利守護に寄与すべきインフォームド・コンセントをさえ併呑する威力をもっています。この国においては、インフォームド・コンセントを一般に「説明と同意」と翻訳していますが、医師など医療供給側の説述主体性、病者など医療消費側の拝聴客体性という、逆転不能の非対称的な関係性にはほとんど変更がないのが通例です。この場合の「同意」も自己決定の一種であるにはありますが、パーソンズのいう意味での病者役割の遂行としての「同意」的自己決定である点において、「権利」としての自己決定というよりは、「責務」としての自己決定、すなわち「させられる自己決定」の色彩が非常につよいようにおもわれます。

「させられる自己決定」というのは、他者の指示や影響による自己決定ですから、それは真の自己決定ではないという言い方も当然成立するでしょう。そのことをじゅうぶんにみとめたうえで、しかし、私は、「他から影響を受けない決定、そういう意味での自己決定などというものがあるのか」という立岩真也の立問方法に同意します（『弱くある自由へ……自己決定・介護・生死の技術』、青土社、二〇〇〇年、十八頁）。というのは、すくなくとも社会学的には孤立無縁の自己などというものはありえず、自己は社会関係の函数であるととらえるのが一般的だからです。社会学者G・H・ミードが「すべてアイデンティティには他者が必要である」とのべたことは有名ですが、こうした発想は必ずしも社会学の専売特許ではなく、たとえば精神科医R・D・レインが「アイデンティティ＝自己確認＋他者承認」として定式化したこともよくしられていることです。

このような意味では、「させられる自己決定」こそが、むしろ自己決定の中心に位置づけられるべきであるとさえいえるかもしれないのです。かつて太田典礼が『毎日新聞』紙上での私のインタビュー（前掲）にこたえて回答した台詞「自分が社会の負担になったら、もはや遠慮すべきではないだろうか」をもう一度ふりかえってみましょう。「遠慮すべきだ」とかんがえるのがひとつの自己決定であるにしても、「自分が社会の負担になる」と自分にかんじさせるのは他ならぬ社会であるということ、したがって、遠慮すべき自分を期待し、または強要する社会（他者）の意向に同調することが自己決定として措定されること、すなわち自己決定の自己責任への転化の問題点をこそ再考すべきだとおもうのです。

自己決定をめぐるもう一つの問題は、自己決定をおこなう能力の有無にかかわるものです。馬込武志もいうように、「（セルフケアやインフォームド・コンセントなどの文脈で）すべての人びとに自己決定を認める、というのではない。それを行う能力があるとみなされた人だけにそれが許される」という非常に重要な差別的な問題も伏在しているのです（「患者」、黒田浩一郎編『現代医療の社会学』、世界思想社、一九九五年、九八頁）。たとえば、尊厳死法案を準備した日本尊厳死協会では、「リビング・ウィル」という生前発行の遺言書を重視していますが、その中には「植物状態に陥った場合、生命維持装置をとりやめてほしい」という文言があります。これは「精神の健全な状態にある時に書いたもの」ですから、自己意思による自己生命の抹殺のマニフェストとみなされます。

ところが、すでにいくつもの新聞報道によってもあきらかなように、遷延性意識障害（いわゆる「植物状態」）から意識回復をとげる患者もすくなくないという事実があるのです。大阪大学病院救命救急センターのまとめでは、頭部外傷による植物状態からの意識回復例が六二％にたっしたということですし（『朝日新聞』二〇〇三年十一月一日）、自動車事故による頭部損傷で植物状態になっていた女性が二十年ぶりに意識回復したというアメリカでの出来事もあります（『毎日新聞』二〇〇五年二月十五日）。また、脳死状態と診断された小児が半年後に自発呼吸をとりもどしたという例もありました（『朝日新聞』二〇〇五年四月二十一日）。

自己意思による自己生命の抹殺マニフェストも自己決定の一種ではありますが、日本尊厳死協会作成の「尊厳死の宣言書（リビング・ウィル）」には「私の精神が健全な状態にある時に私自身が破棄するか、又は撤回する旨の文書を作成しない限り有効であります」とあって、自己抹殺の自己決定をくつがえす再度の自己決定の遂行はなかなかに困難な仕組みになっています。かりに「植物状態」からの回復がみこまれる場合であっても、リビング・ウィルに署名捺印した当該人物の自己決定はいきており、それゆえ尊厳死が実施される可能性があるのであって、しかもこの場合、自己決定は当然のことに当該人物の自己責任にきせられます。

問題は、たとえば「植物状態」患者はその状態にあっては自己決定の能力を欠いているところにあります。存在するのは、「植物状態」になる前の自己決定がその後も当該人物の内部に持続している（に違いない）という外部の「想定」のみです。また、場合によっては、自己決定していないことに自己責任をとわれる事態もありえます。二〇〇五年八月八日の「郵政解散」で国会提出が見送られた臓器移植法改定案には、本人があらかじめ臓器提供を拒否していないかぎり、家族の同意さえあれば「臓器の抜き取り」が可能になるなどというおそるべき条項がふくまれていました。しかも、家族が自己決定を「代行」できるとは、いかにも胡散くさい話であります。

4. 優生思想の文脈

優生思想とは、端的にいって、不良遺伝子の保持者を排除し、優良な人間のみをのこして繁栄させるという考え方のことです。C・ダーウィンが『種の起原』（一八五九年）によって淘汰による生物進化（改良）について言及したことと関連して、ダーウィンの甥といわれるF・ゴルトンは、生物遺伝学の成果（淘汰の考え方）を人間にも応用して、特定の人間集団を遺伝的に改良する目的に奉仕する学問を「優生学」と名づけました。

優生思想の政策的実行といえば、誰もがナチスを想起しますが、実をいえばアメリカがナチスよりも前に優生学を差別的に有効利用していました。米本昌平によると、断種法を一番はやく制定したのは一九〇七年のインディアナ州で、一九三一年までに三〇州で同法が成立、その時点までに約一万二千件の断種が実行されたということです（「科学の言説と差別」『講座・差別の社会学』第1巻、弘文堂、一九九六年、一七五頁）。人工妊娠中絶はキリスト教の倫理に背反するとの思想が影響したようで、欧米ではまずは断種の手段が選択されたとかんがえてまちがいありません。ナチスが断種法を制定したのは一九三三年のことでした。

一九三〇年代までの優生学は、おおむね優生学そのものとしてよりも「優生学的理由」に重点をおいてかたられる性質をもっていたようにおもわれます。極端な優生学実践家というべきヒトラー自身、自らの優生学実践の思想的先祖であるはずのダーウィンにはまるっきり無頓着であって、実際、ヒトラーの『わが闘争』（邦訳、角川文庫）をみても、ダーウィンやゴルトンへのこれといった言及もありません。一九三〇年代までのアメリカをみても、実は、ナチスとあまりかわるところはなく、断種法にしてもある意味で厳密な優生学の実践などではなく、どちらかといえば「優生学的理由」の方にのめりこんだものだったといえそうです。もしも厳密に優生学的なものであったとしたら、断種の対象は遺伝病の発生予防に限定されていたはずですが、この時代の被断種者の属性をみると、実に雑多なのです。アメリカでまず標的にされたのは精神病者でした。犯罪者やアルコール依存といった「反社会的存在」も標的にされましたし、ナチスにあっては上記以外にユダヤ人、シンティ・ロマ、同性愛者も標的にされたことは周知の事実です。要するに、その時代の支配的勢力からみて「困った存在、社会を困らせる存在」がそうじて断種の対象としてえらびだされたわけです。

今日の社会をみれば、もはやナチスばりの極端な差別主義がそのままの形で復活することは、一部の例外（躊躇することなく太田典礼の名をあげることはできますが）をのぞいて、まずはありえないこととおもわれます。しかし、アメリカ型の「優生学的理由」の利用は、今後もさまざまにカメレオン的変貌をつけくわえながら登場してくる可能性があります。というのは、一九三〇年代アメリカの断種法の被害者には、上記したような犯罪者、アルコール依存等がふくまれており、「これは、大不況によって財政が厳しくなり福祉予算を削減するための論拠を優生学に求めたものと言ってよかった」（米本昌平、前掲書、同頁）という事情がかんがえられるからです。実際、これも米本の教示によりますが、一九六〇年代以降のアメリカでは、ＩＱの「人種」的規定要因にこだわる研究とか、染色体のＸＹＹ型の男性は暴力犯罪をおこしやすいことを統計的に証明しようとする研究とかが結構はなばなしく展開されてきたというのです（前掲書、一七九頁）。この点については、最近の優生学実践とのかかわりで後にもう一度ふれます。

日本では、一九四〇年に国民優生法が成立し、任意申請（むろん、タテマエですが）による断種が合法化され、一九四一年から四五年までの間に四三五件の断種が実施されました。しかし、日本での優生学が本格化するのは、戦後の優生保護法（一九四八年施行）以後のことでした。同法は、その第一条に「この法律は、優生上の見地から不良な子孫の出生を防止するとともに、母性の生命健康を保護することを目的とする」とあるように、優生学と「母体」保護の観点から優生手術（不妊手術）や中絶を規定するものでした。一九九六年に「母体」保護法が成立して優生保護法が廃止されるまでの間に一万六千百件の手術が実施されたということです。しかし、その後の母体保護法改定議論の中には「胎児条項」導入をもとめる見解などもみえかくれするなど、ふたたび「女性のからだ」や「産む・産まない」の機能が人口政策の道具にされる兆し、さらには優生学的見地の復活の兆しもみられます。

「郵政解散」国会で成立した「母体保護法の一部を改正する法律」（二〇〇五年七月二十六日成立・同日公布）にはふくまれませんでしたが、日本母性保護産婦人科医会などが中心になって、一九九九年以降、母体保護法に「胎児条項」をもりこむ運動をすすめてきたことはよくしられています。胎児条項とは、胎児に「異常」があった場合に中絶できること（その場合は、妊娠二二週六日以降も中絶可能）を法律に明記することですが、いうまでもなく「生まれてきてもよい生命」と「生まれてくることが望ましくない生命」との選別を法律的に認可することを意味します。

日本母性保護産婦人科医会法制検討委員会の見解には「不治または致死的な疾患のある胎児の中絶を容認する」とあり、出生前診断が可能になっている大部分の先天異常を「不治または致死的な疾患」のカテゴリーにいれて中絶を合法化し、しかもその場合、母体外生活が可能な妊娠二二週六日以降の胎児もその対象にしようというわけです。

さらに同検討委員会の見解には「重い疾患のある胎児の中絶は母親の幸福追求権の範疇に入る」との記載もあります。障害は不幸であり、障害児を出産した親は不幸であるとの決めつけは「障害（児・者）はあってはならない存在」であるとする伝統的な障害者差別イデオロギーを正当化し、障害者抹殺に妥当性の構造を保障するものであるといわねばなりません。これは優生保護法の復活というよりは、戦前の国民優生法の復活にちかい内実をおびたものだといわざるをえず、母体保護法も「優生学」を克服したものではなかったことがわかります。安楽死・尊厳死法制化運動の生みの親・太田典礼の「劣等遺伝による障害児の出生を防止することも怠ってはならない」（前掲書、一五八頁）の主張を、単なる過去の妄言として処理してすませるわけにはいかない所以であります。

ところで、先端医療技術の進歩は、松原洋子のいう「自己決定のジレンマ」をうみだしています（「日本・戦後の優生保護法という名の断種法」、米本昌平他編『優生学と人間社会』、講談社現代新書、二〇〇〇年、二三四頁以下）。この場合の「ジレンマ」とは、自己決定にねざした優生学の成立と受容を意味するもので、たとえば、出生前診断にもとづく出産か中絶かの選択はたてまえ上、個人（親）の自己決定にゆだねられ、外部からの命令や誘導によるものではないことになっていますから、厳密な意味では、それは優生学的実践とはいえない（あるいは、その責任をとわれない）可能性があります。問題は、自己決定の主体である「自己」それ自体にあることになるわけです。このような局面における優生学を、松原は「自発的な優生学」とか「レッセ・フェールの遺伝学」とよんでいます。

現在実施されている遺伝子治療は、単一遺伝子病にたいし、正常な遺伝子を、ウイルスベクターをもちいて患者の体内に導入し、機能を補塡するというものです。たとえば、がんや後天性免疫疾患にたいして、がん抑制作用や免疫活性作用のある遺伝子を導入して病気を治療する方法がそれですが、こうした治療法の開発と発展それ自体が、患者本人の優生思想を刺激し、強化することがありうることもまた「自発的な優生学」の問題点としてかんがえねばならない緊急の課題であるとおもわれます。疾病は、個人意識においてはもちろん、社会意識においても「治療しなければ（されなければ）ならないもの」と観念される以上、そのような遺伝子治療のレールにのらない選択はア・プリオリにみとめられていないと人びとは認識せざるをえなくなって、結果的には、「治療せざるもの生存の主張権なし」の恫喝に屈服させられてしまう可能性がおおいにあります。

また、「自発的な優生学」が、当該障害者や当該病者以外の周辺存在の反応としてもそれなりに機能することはじゅうぶんにありうることです。ある種の危害行為と障害とをむすびつけて考えがちになるこの社会とその社会に住む人間のありようにかかわって、寺本晃久は次のように指摘しています。「危害と障害とが結びつけられるのは、他の者にとって都合がよい――危害の起こる他の可能性を考えないですむから、危害に対する者が自分たちの怠慢を忘れることができるから（忘れることで利益を得ている）、他の場面での危害・不都合を考えずにすんでしまう――ということがある」（「能力と危害」、石川准・倉本智明編『障害学の主張』、明石書店、二〇〇二年、二四五頁）。このような周辺他者の反応（自らを安全地帯にかこいこんだうえでの危害の解釈反応）の結果として、ある種の優生学的な「予言の自己成就」がつくりあげられるであろう可能性についても、私たちは意識的でなければなりますまい。

5．おわりに

本稿において私は「安楽死・尊厳死」そのものについて直接的に言及することはせず、「安楽死・尊厳死」あるいはその法制化運動にまとわりついてはなれることのないいくつかの状況的な文脈をとりあげ、それらをどのように解読すべきなのかについて説明しました。すなわち、少子高齢化問題にてらしだされた医療経済学的文脈、「自己責任」論と「自己決定」論のイデオロギー的文脈、そして「安楽死・尊厳死」の日常化にあたって決定的な意味をもつ優生思想（自己外的拘束と自己内的拘束の両拘束をふくむ）の文脈という三つの文脈の中に問題を焦点化することにしたわけです。もちろん、厳密にいえば、これら三つの文脈は、本来それぞれに議論の基軸を異にするものではあるのですが、みてのとおり、それぞれ密接不可分の関係になっていて、それぞれ最終的には優生思想に収斂する本質をもっていることがあきらかになったとおもいます。

本稿でもっとも力説したかったことは、「自己決定論」のおぞましさについてでした。自己決定については、私自身、現代市民社会の住人として、本質的には他者との関係において守護されるべきものとはかんがえていますが、しかし、それが「安楽死・尊厳死」や「臓器移植」や「先端医療技術」などのコンテクストにおいてかたられる時、そのナラティヴの主体によっていかようにも変動するものであることには敏感でありたいものだとかんじています。

また、同時に、社会の効率的運用とか個人的幸福の費用対効果といった側面からみた時に、「優生思想」がかなりの内部浸透力をもつものであることにも意識的でありたいとおもいます。つまり、「優生思想」を粉砕すべきことはもはや強調する必要もないほどに明確な当為的目標なのですが、にもかかわらず、その思想がおおかれすくなかれ私たちに内部化されてしまっている事実（わが内なる優生思想）にも素直にむきあう必要があるとおもうのです。いまいましいことに、私たちに優生の方向を自己決定させながら、私たちにそうさせる社会の側はその姿をかくしてしまうという構造があるわけです。私たちに優生を自己決定させながら、みずからは姿をかくしてしまうこの社会にたいしてどのような立ち向かい方があるのか、それを思想しなければなりません。

「優生」、「安楽死・尊厳死」、「臓器移植」、「先端医療技術」等々はいうまでもなく単なる思想ではなくまさに実践でもあるわけですから、それらにたいする私たちの実践のありようをとわなければなりません。私は「安楽死・尊厳死法制化を阻止する会」をたちあげるメンバーの一人になりましたが、今それだけでは決定的に不十分だとおもっています。法制化運動を阻止できれば、一つの獲得目標の達成を実感できるかもしれませんが、実をいえば何ひとつ獲得などできたことにはならないのです。なぜなら、せいぜいのところ、当該問題のマイナスをゼロにするだけのことであって、他者とどのようにして共生するかという広大な問題領域はなおも手つかずの状態のまま放置しているにひとしいのですから。

第六章　自我論からみた脳死・臓器移植

――〈自己・非自己・他者〉の免疫社会学

1．問題意識の所在

先端医療が人間のアイデンティティや自我にかかわる問題をかなり複雑にしている現実があります。すでに、クローン牛やクローン羊が次々に誕生してマスコミをにぎわしてきましたが、うみだされた牛や羊は外見的には子牛や子羊であっても、正確には「子」ではなく「コピー」でありますす。したがって、原型と複製の遺伝子レベルの情報配列は完全に同一でありながら、しかもアイデンティティの主体は固体数に照応するという事態が成立してきているのです。臓器移植もまた先端医療の重要な位置をしめていますが、ここでもいきつくところにはクローン人間の生成と、そこからの臓器移植という理想的？な事態が展望されるかもしれません。[*1] この場合にも、アイデンティティ概念や自我概念はおおいなる変容をこうむらないではすみますまい。

私には、この間、差別問題を基軸にすえて自己と他者との関係性についての社会学を構想してきた経緯があり、それをふまえながら、まずもってこうしたアイデンティティ論・自我論の観点から、移植医療にたいして疑義を提起することが本稿の目的になります。というのも、自他の分離なしには成立しない主体的自我論の原則にたいして、移植医療は免疫抑制という自他未分離の鉄則を主張するものであるからです。さらにいえば、移植医療をはじめとする先端医療にはぬぐいさりがたく社会ダーウィン主義の色彩がぬりこめられているのが現状であり、あらゆる優生思想を差別主義思想とかんがえる私の観点からも、それを容認するわけにはいかないのです。

本質的な意味での自我論を提起するために、脳死・臓器移植の現場である医療世界を検討の対象にすえるのは、そこが自我の物象化をもたらす現代の典型的な空間（全制的施設）であるからです。また、現実の医療世界における官僚制と専門家支配のありようが、自己の非自己化ないし他者化という疎外の実情を具体的に証言する空間であるからでもあります。

本稿における私の主たる問題関心は、上記のように医療批判の視点にたちつつ現代人の自我の物象化をどうとらえるかにすえられます。私的所有に特徴づけられる現代社会においては、自我の物象化との対決こそがもっとも本質的な課題であり、私がこれまで論及してきた狭義の反差別論はもちろん、ここで議論のベースにおく脳死・臓器移植問題もまた自我の物象化への批判的な考察をぬきには、到底とらええない問題であるとかんがえられるのです。

そこでまず、自我の社会性（自他の相互協働性）と自我の主体性（自他の乖離独立性）との弁証法的な連関を医療批判の視点を媒介させながら考察し、つぎに、脳死・臓器移植問題で決定的なキーワードとなっている「自己決定権」の問題性について、やはり自我論の視点から論及します。そして最後に、自我の免疫論的な認識方法の有効性と限界性とを追求するなかで、免疫社会学（ことわるまでもなく、現時点においては免疫社会学なる連字符社会学はなお成立していませんが）の可能性を検討し、こうした一連の作業をつうじて、最終的に筆者がいうところの免疫社会学の反差別的有効性の如何について結論するつもりであります。

2．自我の社会性と主体性

T・パーソンズ流の機能主義社会学の基本テーマは、人間による社会規範内面化の制度的なメカニズムの解明でありました。それゆえに、本稿の中心的なテーマである病気もまた、機能主義社会学においては「社会的に制度化された役割」タイプとしてとらえられました。他の章でも何度か言及してきたように、パーソンズは病人役割（sick role）を四つの限定的な特徴において説明しました（武田良三監訳、一九七三、『社会構造とパーソナリティ』新泉社、三六一〜二頁）。

＊1　『毎日新聞』（一九九三年十月二十五日付科学欄および同年十一月八日付社説）によると、米研究者は体外受精によってえられた受精卵の分割過程でそれらをきりはなして計四八個の受精卵をつくったそうです。これを凍結しておけば、たとえば、第一子がなくなった場合、受精卵を母体にもどして第一子とまったく同一の第二子をつくれるし、また、第一子に臓器移植が必要になれば、全然拒絶反応のない臓器提供者として第二子をつくることもできるということです。

（1）病人は能力を損なわれた状態に対して「責任をとらされない」

（2）病気は、正常な時に課せられていた役割および課業上の義務を免除される正当な根拠となる

（3）病気はもともと望ましくないことだから、病人は「よくなろう」と努める義務があり、この目的のために他の人びとと協力する義務がある

（4）病人とその家族は病人の回復を援助する医療機関に協力する義務がある

つまり、パーソンズにあっては、病気であるということは、すくなくとも部分的には社会的に範疇化された逸脱行動の一類型として分類されうるものであり、それゆえに、ことに第四の特徴、すなわち病人は医療機関に協力する義務があるという基準がもっとも強調されることになるわけです。もちろん、パーソンズは治療的役割の優越性についても、「素人は医者の機能を遂行する力能がないのみならず、医者の機能が適切に遂行されつつあるかどうかを判定することさえできない」と論及してはいるのですが（前掲書、四三八頁）。

パーソンズによる病人役割概念には、病気がたんなる自然現象であるばかりではなく、すぐれて社会現象である事実をあきらかにした功績があります。また、この議論に現実の病人および医療従事者の常識的知識と合致する知見がふくまれていることも否定できません。しかし、それにもかかわらず、あまりにも社会規範（ここでは病院規範）の内面化のメカニズムが重視されすぎ、病人は患者として十分に社会化されることによって、その逸脱性が免責されるにすぎないという受動性が強調されているといわざるをえないのです。パーソンズはここでは言及していませんが、もし病人が患者役割から逸脱して社会（病院）規範に造反したりすれば、ただちに統制側（病院や医

療従事者）からの反作用がくわえられてしかるべきだ、とする言外の意を明確にその議論の中にふくめています。

またしてもここで、パーソンズの病人役割概念をとりあげたのは、誤解をおそれずにいえば、役割概念こそが自我の社会性への言及を担保するものであったからであり、また、自我を科学的探究の対象として設定することを可能にしたものでもあったからであります。というのも、従来の非社会学的な自我論は、孤立的かつア・プリオリな自我の存在を前提にしており、かなりの程度まで神秘的な不可知論に立脚している場合がすくなくなかったからです。しかし、社会学的な役割概念を媒介させることによって、自我は神秘のヴェールをぬいで、他者関連的・集団関連的・社会関連的な事実の過程として科学の対象になることができたのであって、その意味でいえば、パーソンズがG・H・ミードの社会学的自我論の延長線上に位置したという点でも評価しうるとおもわれるのです。

ミードの、自我の社会的形成についての考えはこうです。

人間は自分自身を直接的に経験するのではなく、「同じ社会集団の他のメンバーたちという特殊な観点から、あるいは、かれが属している社会集団全体という一般化された観点から」自分自身を間接的に経験するというわけです（稲葉三千男他訳、一九七三、『精神・自我・社会』青木書店、一四九頁）。つまり、人間は他者の観点を取得することによって自我を形成するのです（役割取得による自我形成）。まさにパーソンズのいうように、病院規範によって期待された病人役割が病人の自我を決定しているともいえるのです。すなわち、パーソンズのいう病院規範とは、この場合、ミードのいう「一般化された他者 generalized other」として病人によって経験されるところのものの謂といえるでしょう。一般化された他者とは、ミードによれば、「ある人にかれの自我の統一をあたえる組織化された共同体もしくは社会集団」を意味します（前掲書、一六六頁）。

そしてこの場合、あらゆる社会過程は、一般化された他者という形をとってはじめてそこに参加している個人の行動に影響をおよぼすことになるのであって、してみれば、病院という組織体、医者という治療者、看護師等のコ・メディカルがそれぞれにかなりの程度まで整合的に「一般化された他者」として病人の眼前に登場した時、病人はおおくの場合、自己を自己として定義する以前に、同調対象としての一般化された他者（病院規範）によって定義され、その結果、文字どおりの患者となり、患者としてふるまっていくことになる、否、ふるまわざるをえなくなるのであります。

かくのごとく、人間の自我は社会的に形成されるものです。自我はまさに関係の関数であり、極論すれば、個人の自我は関係他者の数だけ成立するともかんがえられます。逸脱論におけるレイベリング理論や、排除論（差別論）におけるスティグマ論などがしめすところは、いずれも他者とのかかわりあいの中で自我がうみだされる一般的な過程の説明なのであって、こうした議論は、自我の社会性の確認なしには登場するはずもなかったのです。しかし、それと同時に、パーソンズがしめした制度的自我（内面化された社会規範の権化）は、自我の社会的被規定性を一面的に強調するものであったがゆえに、それはD・ロングが批判した「社会化過剰型人間観 oversocialized conception of person」に密接しないではすまなかったのです（Denis Wrong, 1961, *The Oversocialized Conception of Man in Modern Sociology*, American. Sociological Review., No.35, pp.697-710）。

病院内において病人の自我が制度的に形成され、病人が病院規範に過剰同調して患者になりきってしまう際の最大の要因が医療の官僚制化および専門家支配にあることはいうまでもありません。ひとたび入院した患者は無力な羊であり、あわれな羊は入院するやいなやその毛を刈りこまれるのです。[*2]

かつてI・イリッチは、「医療機構そのものが健康にたいする主要な脅威になりつつある」と託宣しました（金子嗣郎訳、一九七九、『脱病院化社会』、晶文社、一一頁）。

イリッチのこのテーゼの当否についてはおおくの変数を媒介させての議論が必要でありましょうが、「健康」を「病人」あるいは「病人の自我概念」におきかえてみれば、このテーゼのかなりの妥当性が無理なく了解されるものと私はかんがえます。病人が病院内において武装解除させられるのは、病人の主体的な意志によるものではなく、主として医療の官僚制化および専門家支配によるものであり、より限定的にいえば現代医療の医学パラダイムそのものの要請にもとづくものであるとかんがえてよろしい。

現代医療のパラダイムとは、簡潔にいえば、第一に病気と人間とを分離したのち病気を重視して人間を軽視ないし無視する傾向性であり、第二にトータルとしての人間を臓器別の部品に還元

＊2　これは単なる隠喩ではありません。私には開腹手術の経験がありますが、術前の剃毛儀式には閉口させられました。剃毛の必要性についての私の質問に医師は「感染防止」を理由としてあげていましたが、アメリカではすでに一九八〇年代初頭以降、「感染防止」のために剃毛しないことになっていることを後日しりました。剃毛処置に「患者無力化の儀式」以外の意味はなさそうです。

する傾向性であって、いずれの傾向性も自然科学的な方法論に基礎づけられたものです。こうした医療パラダイムは、病院世界の官僚的専門家支配を自明化しつつ、ほとんど不可避的に病人を無力化させ、病人を「闘病の主体」から「治療の客体」に減価させてしまうのです。

換言すれば、医療機構のパターナリズムが病人の自我をいわば幼児の自我へと退行させてしまうのであり、ミード流の自我論を逆転させるがごとく、しょせんは〈一般化された他者〉でしかないものを、病人にあたかも〈意味ある他者 significant other〉であるかのごとく錯覚させてしまうのです。病院内において病人の自我が過剰同調的に再社会化されはてる機制はおおよそのところ、そのような事情によるとみてさしつかえありません。

自我の社会性の一面的強調がいわば〈没自我〉を生みだす状況を、現代社会の象徴的存在としての病院（イリッチにしたがえば、学校もまた同類です）を例示して描写してきたのですが、もちろん自我は社会の被規定物であるばかりではなく、より主体的で創発的な積極性の側面をもっているはずです。

ミード理論の直接的後継者であるH・ブルーマーは、自我が他者とのシンボリックな相互作用からの産物であるとする、その象徴的相互作用論の前提として、①人間は事物が彼らにたいしてもつ意味の基盤の上で事物にたいして行為する、②事物の意味は人間の相互作用からひきだされたりうみだされたりする、③意味は、人間が事物をとりあつかう際にもちいる解釈過程によって処理ないし修飾される……の三点を指摘しています（Herbert Blumer, 1969, *Symbolic Interactionism; Perspective and Method*, Prentice Hall. p.2.）。

これらのことを前提にブルーマーは、人間は他者と相互作用するだけではなく、自我をもつことによって自分自身との相互作用（self-interaction）をすることができる、すなわち、他者の期待を自分自身の内部に呈示し、自らの行為の方向性にてらした再解釈をつうじて他者の期待を再構成することができるとし、この解釈過程こそが人間の行為を主体的なものにすると説明しています（前掲書、五頁）。

ブルーマーもまた、自我の社会性という概念をもちいていますが、それは退行的な制度的自我、すなわち反応有機体的な文脈でとらえられる社会的被規定物としての自我ではなく、状況を自分自身に呈示して反応し解釈する能動的有機体としての人間の文脈でとらえられる、そのような主体的な自我を社会的な自我と呼んでいるわけです。

同様に象徴的相互作用論の立場に立つＲ・Ｈ・ターナーは、〈真実の自我〉は制度的な自我としてではなく、いわばインパルシブ（創発的）な自我として具現するとし、「真実の自我は、深い、なお社会化されていない内面的な衝動（impulse）からなりたっている」と説明しています（Ralf H. Turner, 1976, *The Real Self; from Institution to Impulse.*, American Journal of Sociology., vol.81-5., p.992.）。

ここでいわれている制度的な自我はまさにパーソンズにおけるそれと一致したものでありますが、それにたいしてインパルシブな自我は制度的な統制から解放されたところにしょうじる自我を意味します。それゆえ規範は総体として自我実現の障害物になり、否定されるべきものとかんがえられていますから、その点では前記ブルーマーの所論より少々過激であり、同時に主観的でもあるようにおもわれます。現にターナー自身も「真実の自我というものは客観的には存在せず、ただ主観的にのみ存在する」とのべるばかりか、制度的自我とインパルシブな自我との区別も主観的なものだと留保しているのです（前掲書、一〇二頁）。

ターナーは明言していないけれども、おそらくインパルシブな自我は、人間が制度的な規範と衝突したり矛盾をきたしたりした時に、いわば衝動的に希求されるものとして想定されているように私にはおもえるのです。それは、インパルシブな自我の具現として「ドロップアウト」が例示されていることにもみてとれるでしょう。

さて、目を現実の病院社会にてんじた時、ブルーマーのいう内省的な自我や、ターナーのいうインパルシブな自我がその独自の位置をしめることがありうるのかどうか、いいかえれば、自我の主体性の発揮が可能かどうか、それが問題になります。

〈患者〉という存在は、一方で社会的なレイベリングの結果でありますが、他方においては自己定義の反映でもありますから、容易に患者である自己の境涯からドロップアウトはできませんし、病院規範による病人役割期待に主体的（造反的）に反応しようとしても、ある種の宗教的信念にもとづく輸血拒否といった局面をのぞけば、おおくの場合、ベッドからのエスケープさえ不可能なのが現実であります。

たとえイリッチにしたがって、「医療の介入が最低限しか行われない世界が、健康が最もよい状態で広く行きわたっている世界である」とかんがえるにしても、そこにあるものはある種のむなしさとそらぞらしさだけでしょう（前掲書、二二〇頁）。

結局、「病院化社会」（イリッチ）といった高度に制度化された環境世界においては、内省的自我やインパルシブな自我といったミクロな関係世界の中でしか通用しないような主体性論ではとうてい歯がたたず、そうした小状況論をこえた自我の社会構造的見地の模索が必要になるにちがいありません。

この点をミードの自我論にたちかえってかんがえてみると、問題の所在があきらかになります。ミードにおける自我は、主我（I）と客我（me）との二領域からなりたっていて、その両者の関係は「Iとは他者の態度に対する生物体の反応であり、meとは他者の態度の組織化されたセットである。他者の態度が組織化されたmeを構成し、人はそのmeに対してIとして感応する」と説明されています（前掲書、一八七頁）。ミードの自我論をいかに熟読しても、その論点はどこまでも客我（me）の説明に集中しているとしかいえず、自我の主体性を担保するものとされる主我（I）は、さながら客我（me）の残余概念のごとき様相をていしているのです。この難点をおぎなったはずの象徴的相互作用論にしても、主体的な自我の活動場面はせいぜいのところゲマインシャフトリッヒな小状況においてのみ限定的に実現されることを解明したにすぎないように私にはおもわれるのです（むろん、それ自体の意義はおおきいのですが）。

それならば、自我の社会構造論見地はいかにして獲得可能なのでしょうか。ミード自我論や象徴的相互作用論のよき解説者である船津衛が指摘するように、「客我による自我の形成が、自我自体の分裂や歪曲化を生み出す原因を究明し、その過程を具体的に明らかにする必要がある。それとともに、このような自我の状態を克服し、新たなリアリティを構成する自我の積極的側面、つまり主我の内容をより具体的、より現実的に解明していくことが要請される」のでありましょう（船

津衛、一九八三、『自我の社会理論』、恒星社厚生閣、一二三頁)。

船津が指摘するところは、おそらく客我による自我形成過程が主我の疎外過程に照応しているという事実であるようにおもわれます。すでにのべたように、客我に注目することによって自我の社会性が証明され、自我を神秘主義から解放することができたのはいいとしても、それは同時に自我の制度化(自我の物象化)の強調を結果して、主我を台無しにしてしまう結果をもたらしたのです。結局、ここでの論点は、「一般化された他者」(の役割期待)の内面化がもたらす自己物象化をどうとらえるかという議論の振り出しにもどらざるをえないことになります。

本稿では医療の問題に焦点をあわせています。それゆえ、医療化社会における自我物象化がどのような状況をうみだしているのか、そして、そうした状況が現今の脳死・臓器移植問題との関連においてなぜ問題視されねばならないのか、それらが次なる課題となります。

3. 自己決定と他者共鳴

病院内での病人にとって、さしあたり最重要な関係他者は病院規範を具現している医療従事者、就中、治療者としての医者、コ・メディカルとしての看護師らであります。ことに医者は、病人に病識があろうがなかろうが、一定の手続きをへて当該病人を〈患者〉にしたり〈健康者〉にしたりする業務上の権限をもっている関係上、病人は受診行動にでた途端、自己の定義をひとまずは医者に全面委譲することになります。むろん、医者の診断に異議をもうしたてたり、他の医者にセカンド・オピニオンをもとめたりすることは可能ですが、そのことによって医者・病人関係のハイアラーキー構造や非対称性が変化することはありえません。

このように、一般的には医者の宣告を病人が拝聴することによって〈患者〉が成立するわけであって、そこにはいうまでもなく「医原病」による患者の誕生もふくまれています（イリッチは前項引用文献において、「臨床的医原病」「社会的医原病」「文化的医原病」にわけて詳述していました）。つまり、ある意味では病人のいわゆる攻撃誘発性（vulnerability）が医者のパターナリズムとの間でシンクロナイズする時、〈患者〉という有徴項としての役割主体をえんじることになるのであり、そこでえんじられる役割はパーソンズによって理念型的に提起された一連の病人役割以外のなにものでもありません。

医者と対面した病人はひとまず自己定義を医者に委譲する（せざるをえない）とのべましたが、実際のところ、委譲するだけではなお不十分なのです。病人は、パーソンズによれば、医療専門家の支援をもとめ協力する義務がかせられるのであり、その義務を十全に履行するためには、教育をとおして〈患者〉である自己を学習する必要があるわけです。入院とは、その点からみれば、病者教育の効率化（患者としての再社会化）をはかるための全寮制学校への参入ともいうべき事態であります。

教育はおおむね病人の全面的協力によって遂行される結果、多大の成果をおさめ、病人は、たとえば早すぎる夕食や消灯就寝、理不尽な激痛をともなうリハビリはもちろん、医学的にはまったく無意味な術前剃毛にも、さながらマゾヒストのごとく従順に適応していくことになります（柵においこまれた羊は、毛をかりとられる以外の役割がないかのように）。

病者教育は外面的には、病人による病人自身のセルフケア（自分の体は自分自身が管理する）の支援として遂行されることになっていますが、その内実は大部分、病人による医療者の観点にたった自己管理の遂行という様相をていすることになります。血糖値管理のためのインスリンの自己注射といった病人の主体的な自己治療の局面もありえますが、それとてコンプライアンス（医者の指示への従順度）の良さをしめすにすぎません。

やはり、パーソンズの視点はただしいのでしょうか。パーソンズにたいしては、その後、医者の病人にたいする優越性を前提にしすぎているとか、また、医者と病人との役割規範についてのその叙述はかならずしも現実を反映していないとか、さらには医者と病人との合意が先験的に自明視されていて両者のコンフリクトの側面が軽視されている、などといった批判があったことは事実ですが、これら一連の批判はいわばあるべき理想から現実をみているにすぎず、残念ながらパーソンズのリアリズムを射ぬくものにはなりえなかったのではないかと私はみています。

その中にはT・S・サスとM・H・ホランダーによる医者と病人との関係モデルについての三類型の提案もふくまれていますが、やはりパーソンズ理論をうちくだけるほどのものではなかったようにおもわれます（馬込武志、一九九五、「患者」（黒田浩一郎編、一九九五、『現代医療の社会学』、世界思想社）九三頁から孫引き。原典はT.S.Szasz & M.H.Hollender, 1959., *A Contribution to the Philosophy of Medicine,* Archives of Internal Medicine., vol.97, pp.585-592.）。

それによると、第一は親・幼児モデル（能動-受動モデル）で、大出血や昏睡などで意識がない時、病人が医者のなすがままになる状態、第二は親・年長児モデル（指導・協力モデル）で、急性疾患などで意識のある病人が積極的に医者に協力できる段階、第三は成人・成人モデル（相互参加モデル）で、慢性疾患などで病人が医者の指導によってセルフケアをおこなう段階——として一般化されます。

サスとホランダーのモデルは、要するに、病気の種類とその重篤度による類型です。第一と第二のモデルはあきらかに医者のパターナリズムと専門家支配の直接的具現であり、第三はいわゆるインフォームド・コンセントにつながる積極面をもつものの、本質的にはすでにのべたコンプライアンスに関連する医者による間接的支配をやや洗練された形で提起したものでしかないといわざるをえないのではないでしょうか。

たしかにインフォームド・コンセントは、劣位の病人を〈成人〉レベルにひきあげ、もともと〈成人〉である医者との非対称的なコミュニケーションをある程度まで対称的なそれに修正する試み（成人・成人間の相互参加モデルの実現）として注目に値しますが、それを従来どおりに「説明と同意」と翻訳しようが、「よく説明されたうえでの同意」と翻訳する最近の流儀にしたがおうと、説明の主体が医者であり、病人は拝聴し同意させられる客体である関係に本質的な変化がしょうじるものでもありません。

しかし、病人の自我概念の医者ないし医療機関への全面委譲と、それによる病人の〈患者〉への自己準拠枠の移行は、当の病人によってさえ「自我の譲渡」ないし「偽りの自我の導入」としては自覚されないのが普通であります。それはすでにのべたように、医者の権力性（医療の官僚制と医者の専門家支配よって具現する〉がすでに病人の内部において自明視され、病人は医者の意思の受け皿としての自己を定義しおえているからであり、病人は医者の意思の具現者としてのみ〈患者〉たりうるわけです。極論すれば、病人の医者化が〈患者〉をうみだすのです。

こうした病人の自我のありようを、山本耕一の造語にならって〈一般化された自己〉といってもよろしい（山本耕一、一九九八、『権力……社会的威力・イデオロギー・人間生態系』、情況出版、四三頁）。いうまでもなく、これはミードの〈一般化された他者〉概念の転用ですが、人間を同調行動にいざなう役割装置としてこの概念をとらえるなら、ある意味で的確な造語であるといえます。図式化すれば、〈一般化された他者＝一般化された自己〉となり、さらには〈他者＝自己〉となるのであって、医療世界における〈病人＝医者〉図式と符合することになります。病院内の病人の自己疎外ないし自我の物象化とは、大枠において、このような内実をもつものでありましょう（たんに病院のみならず、同様に高度に制度化された他の組織体、いわゆる全制的施設におけるアイデンティティ状況もほぼ同様であるといえましょう）。

病人の〈自己決定〉は、最近の医療世界での最重要なキーワードになっていますが、すでにみたような患者の医者化、すなわち自己の他者化をふまえて議論されることのあまりの少なさにおどろかないではいられません。

物象化され他者化された自我による自己決定が、文字どおりの自己決定でないことはいうまでもありません。もちろん、多少とも他者化されない自己、すなわち文字どおりの自己などという存在が現実にありうるはずもないことは厳然たる社会学的事実であるにしても、しかし、物象化されはてた自己は、自己以外の何者かであり、そこでの自己決定を自己決定などとよぶことができないことも確実です。

私自身は近代的自我論をすてきらない立場にたっており、そのかぎりで自己決定権それ自体はどこまでも擁護したいとおもっています。関係他者の関数である〈私〉の存在が最終的にもとめる〈私らしさ〉の基点に自己決定があること、すなわち人間関係の原則はそうした〈私らしさ〉の自己決定同士の時間をかけた民主主義的なすり合わせの過程であることを、私は自分の思考方法の基底においているからであります。しかし、医療世界における昨今の自己決定論はいささか様相を異にしているのです。

周知のように、医療における自己決定権の主張は、もともと医者のパターナリズムに対抗的な患者の権利として、インフォームド・コンセントとともに主張されはじめたものであったとされますが、はたしてそうでしょうか。インフォームド・コンセント概念を日本で普及させた良心的医事評論家・水野肇は「自己決定権というのは、自分の健康や生き方は自分で守るということではないかと思う」としるしています（水野肇、一九九〇、『インフォームド・コンセント』、中央公論社、一九五頁）。

この水野の所論は、かつてセルフケアという概念がもっぱら医者の指示下での自己管理を意味していたのにたいし、最近では、専門家の援助をかりるが、専門家の援助をうけいれるかいなか自己決定をおこなうこと、と変化してきている事情に対応しているようにおもわれます（河口てる子、一九九三、「患者教育とセルフケア」園田恭一他編、一九九三、『保健社会学Ⅱ』有信堂、三一～四一頁）。健康観や生命観をふくむ生死のすべてのステージが自己決定の内容になってきているわけであり、脳死、それに尊厳死や安楽死もまた自己決定対象であることが含意されているといわざるをえません。

実は、医療における自己決定権の発想法には重要な差別主義が内包されているのです。すでにのべたように、インフォームド・コンセントは病人を〈幼児〉から〈成人〉にひきあげる積極面をもっていますが、その積極面がそれ自体において差別的であることに注目する必要があるのです。インフォームド・コンセントの適用範囲は「自立的な理解力と判断力をもった人間」に限定されますから、理解・判断能力の有無によって権利としてのインフォームド・コンセントは二分され、必然的に生命が相対化されざるをえないのです。自己決定は当然のことに、このインフォームド・コンセントを前提としており、したがって、自己決定自体も決定能力の有無によって、ことなる様相をおびないではすみません。

いうまでもなく脳死状態や遷延性意識障害（いわゆる植物状態）ではインフォームド・コンセントが成立せず、したがって自己決定権の行使も不可能です。安楽死合法化運動の主導者・太田典礼は生前、私のインタビューにたいして次のようにかたったものです。煩瑣をいとわず何度も引用するのは、これが安楽死・尊厳死法制化論者の本質をしめす決定的に重要な言説であるとおもわれるからです。

「ナチスではないが、どうも〈価値なき生命〉というのはあるような気がする。私としては、はっきりした意識があって人権を主張し得るかどうかという点が一応の境界線だ。自分が生きていることが社会の負担になるようになったら、もはや遠慮すべきではないだろうか。自分で食事もとれず、人工栄養に頼り、生きているのではなく生かされている状態の患者に対しては、もう治療を中止すべきだと思う」と（『毎日新聞』一九七四年三月十五日朝刊家庭面）。

社会ダーウィン主義は生物進化論（C・ダーウィン）と社会進化論（H・スペンサー）とがマルサス主義を触媒にしながら合成された優生思想の論理的根拠でありますが、前記太田は「ナチスではないが」とことわりつつ、その社会ダーウィニスト的所論はまことにナチス以上であります。

こうした社会ダーウィン主義が大手をふってまかりとおりうる条件は、現在さすがに少々うすれてはいますが、消滅したわけでもありません。社会ダーウィン主義は一九七〇年代以降、移植医療など先端医療の進展にともなう生命倫理学（bioethics）における〈生命の質〉理論として、いささか様変わりしつつも、ふたたび公然と息をふきかえしてきたと私はみています。

村岡潔はこの〈生命の質〉理論を端的に「意識や喜怒哀楽を表現しない〈脳死〉患者には、もはや人間存在のもつ価値や権利は認められず、それゆえ〈人間存在としては死んだ状態〉として位置づけられるという存在論的議論」と定義しています（村岡潔、一九九五、「先端医療」、黒田浩一郎編、一九九五、『現代医療の社会学』、世界思想社、二三八頁）。もちろん、〈人間存在としては死んだ状態〉にある人間が、死の判定基準としての脳死や、まして移植臓器のドナーたらんことを諾否できるわけもありません。その意味で、ドナーカードの配布にみられる生前意思の確認といった局面も、畢竟、自己決定権がたんなる同意形成の装置でしかないことをしめすもの、といわねばなりません。しかも、その同意形成はおそらくある種の強制性をともなうにちがいありません。

いうなれば他者のまなざしの自己内化がそれであり、たとえば介護者や看護者への気兼ね、医療費への気兼ね（脳死段階の治療費は一日約10万円）が〈自己決定させられる〉状況につながることは論をまたないところです。同意の強制的形成にもとづく自己決定の差別性については前記したとおりですが、このステージにおいてもまた自己の他者化＝自我の物象化の過程が社会的視線の自己鏡像化ともいうべき機制の中で表面化してくるのであります。

ところで、「自分の健康や生き方は自分でまもる」というセルフケア型の自己決定の議論や、脳死賛成論にみられる「他人に迷惑をかけなければ本人の意思（脳死後の臓器提供）を尊重すべき」といったタイプの言説は、「自分の身体をつかうだけで他人に迷惑をかけていない」という援助交際の少女の言説になにがなし通底するものがあるようにもおもわれます。私的に内属する身体の私的使用の自由性についての言明を批判ないし否定することは、たしかに意外にむずかしいものでありま す。

大澤真幸は、この点について、「人間の自由の根拠が身体の自己内所属にあるにもかかわらず、その身体を私物のごとく自在に扱うことに嫌悪感を抱くのはなぜか」と立問し、「身体は、まさにその身体の自己であると同時に（あるいは身体の自己である限りにおいて）自己ならざる者、つまり（不定の）他者に所属しているのではないか。そうだとすれば、自由の根拠を身体の自己所有にではなく、身体の他者所有にこそ見出すことができるかもしれない」としるしています（大澤真幸、一九九六、「自由の臨界」、雑誌『情況』一九九六年十一月号、情況出版、九七頁）。

人間の自由の根拠を身体の自己内帰属ではなく身体の他者所有にもとめる大澤の議論のロマン

主義は評価に値しません。自己の身体が他者に所有されているのはいわば奴隷（典型的には「恋の奴隷」）でしかないのです。私がかんがえるところをいえば、そもそも人間が自由をおもい自由をもとめるのは他者が存在するからであって、いうなれば自由とは他者との関係概念として一般化されるものなのであります。贈与として、あるいは交換として、さらには強制された献身として臓器をきりきざんで移動させることに「嫌悪感を抱く」のは、その臓器をふくむ身体が他者に所有されているからではなく、そのことに嫌悪感をいだく人間個々の社会的文化的コードが臓器移動という事態によって攪乱されることを予期するからではないのでしょうか。

〈身体の他者所有〉はこのように少々あやうい表現でありますが、この大澤に立論のヒントをあたえているとおもわれる立岩真也は、ここでの〈他者〉を「私が制御できないもの、精確には私が制御しないもの」と規定し、「その他者は私との違いによって規定される存在ではない。それは私ではないもの、私が制御しないものとして在る。私達はこのような意味での他者性を奪ってはならないと考えているのではないか」としるしています（立岩真也、一九九七、『私的所有論』、勁草書房、一〇五頁）。

「私が制御しない（できない）もの」としての他者とは、立岩によれば〈生命〉それ自体であり、「Aは生命を自分で制御しているのではない。たまたま生命aがAのもとにある。というより、Aが生きているということ自体がある。Aはいのちを自分で制御しているわけではない。ただ生きているだけである」（前掲書、一〇三頁）。

立岩は、人間が生命を所有しているのではなく、たまたま人間が生命とともにあるだけのことであり、それゆえ私有していない〈他者としての生命〉を自由に処分したり譲渡したり交換したりすることはできないというわけであり、大澤よりは〈他者〉の内容において社会学的であるとおもいます。それはそれとして、両者はいずれにしても制御不能な自己外在的な他者を制御することはできないとする点では一致しており、この一致点そのものについては筆者も一応賛成します。この観点にたてば、自己制御論に依拠しての臓器移植反対論はなりたたないことになり、たとえば〈アンチ・ドナーカード〉の配布運動には見込みがないことも明瞭になるでしょう。

身体がその身体の自己に完全には内属しきれず、むしろ他者に外属するという議論の延長線上には、脳死・臓器移植反対論としてはもっとも良質で水準の高い小松美彦の「死の共鳴論」が存在します。

小松は「ある者の死（亡）がその者にとどまらぬ拡がりをもっていること、換言すれば、他者の死（亡）が人ごとではなく、〈私の死〉でもあるということである」とのべ、死にゆく者と看取る者、死んだ者と死なれた者との関係において成立する死こそが死であり、それが近代医学の生み出した個人閉塞した死と区別される〈共鳴する死〉であるとし、心臓死か脳死かの選択にかかわる死の自己決定権を自己閉塞死の具現物であるとして否定するのです[*3]（小松美彦、一九九六、『死は共鳴する……脳死・臓器移植の深みへ』、勁草書房、一七六頁）。

死が社会生活のダイナミックな均衡を中断するものであることは否定できません。それゆえに、すべての社会は死のインパクトをふうじこめるべく、死者の取り扱いや葬送儀礼（生から死への通過儀礼）を多様に工夫してきたのです。前近代社会での死は家族的集団の中にあって猥雑な日常性の真ん中に位置づけられたのにたいし、近代以降の社会にあっては死のセッティングの隔離がおおむね許容されてきた結果、小松がいうように、死は共鳴せず、個人の中に閉塞させられてきたという次第です。つまり、病人が治療スペシャリストの中に隔離されるように、死にゆくことが死のスペシャリストの中に隔離されることによって、死はもちろん、生もまた人間生活のメインストリームから遮断されるようになったわけです。

死という出来事のヘゲモニーをにぎった病院は死の手続きをルーティン化し、そのような手続きによって死による社会の中断や混乱を無にきしてしまうから、疎外は当の病人にとどまらず、病人の関係他者にまでおよばずにはすまなくなるのです。死者のみならず生者をも閉塞させるもの、それが近代以降の死の主要な様相だといえましょう。

社会にあたえる死の特異なインパクトに関連しつつ、R・ブラウナー（ブローナーか）は「コミュニティのスケールが小さくなればなるほど理想的な家族ユニットは大きくなる」というパラドック

＊3　私は日本社会臨床学会（一九九八年五月・和光大学）でのシンポジウムに小松とともにパネリストとして参加しました。小松はその際、〈死の自己決定権〉のみならず〈自己決定〉一般をも否定し、私と多少とも対立しました。権力意思の自己内化（本稿の文脈でいえば自我の物象化＝自己の他者化）による自己疎外的な自己決定については私も小松と同様に否定しますが、それにもかかわらず人間は具体的な日常生活世界においてあれこれの自己決定をせざるをえない存在としてあるのです。また、私の自己決定への考え方の中には〈自己決定しないことを決定する〉こともふくまれています。小松は自己決定一般を否定する論拠として「自己決定は他者排除をふくむものゆえ」とのべましたが、人間はそもそも排除的な存在であり、そうした存在であることを認識しうるがゆえに排除・差別とたたかうことができるとかんがえる私との議論は終結しませんでした。

スを指摘しています(Robert Blauner, 1968, *Death and Social Structure*, in Marcello Truzzi (ed.) 1968, *Sociology and Everyday Life*, Prentice-Hall. p.366.)。

つまり、キンシップのサイズの大小が死による集団の崩壊を制御して、かりに子どもが成人になる前に親が死んでも子どもの社会化に支障がないようにしているというわけです。死が社会集団を弱体化し人びとの不安を喚起するかわりに社会成員は互いに密接化するという事態、それが、たぶん小松のいう〈共鳴〉を担保する状況なのでありましょうが、かりにそうだとしても、それは現代にあってはおそらくもとめて得られぬものであるにちがいありません。

また、〈共鳴する死〉とはいっても、「死にゆく者と看取る者、死んだ者と死なれた者との関係」の関係域がどのような範囲と質をもつものであるのかは依然不明です。人間は他者の死をしか経験できず、自己の死を過去形ないし現在形でかたることはできません。死者は自己の死をしらず、したがって、死の共鳴は〈生者の共鳴〉としてのみ経験されるのであり、してみれば、死者は生者の共鳴資源の位置にしりぞいてしまうのでしょうか。また、共同体的共鳴について、ことに日本人は忘却しがたい屈辱的な歴史をもっております。

もちろん、この点については、小松も意識化しており、「〈共鳴する死〉を、個人関係とか家族関係や近親知己から地域などに拡げていった場合に、最終的に国家にまでたどりついてしまう危険性」についても論及してはいるのですが(小松美彦・宮崎哲弥「対談・死に〈自己決定権〉はありうるだろうか?」、雑誌『世界』一九九七年四月号、岩波書店、二七九頁における小松発言)。しかし、ありていにいえば、「最終的に国家にまでたどりついてしまう」のではなく、個人関係や家族関係、近親知己にすでに国家がうめこまれている状況が問題なのであって、まさにそのような人間の疎外（自我の売却）をこそまず問題にする必要があるのではないでしょうか。

自己決定権への批判理論をいくつかみてきました。それらにはそれらなりの正当性がありながら、決定的な批判たりえていないようにみうけられるのは、端的にいって、自己決定の他者性についての視点が不足しているからではありますまいか。

病院内で病人が医者化して自己疎外をまねくのは、主として病院という組織のいわば象徴秩序、医者という専門家の言説のありようによって、病者があたかも他者（医者）とおなじ位置を共有しているかのような倒錯状態にある時（実際、私のかつての入院生活もこの倒錯感から出発し終結したものであります）、病者自身の定義は、D・クーパーがいうように「私があるという存在（being that I am）というよりも、私があるという無（nothing that I am）」という具合になるようにおもわれるのです（野口昌也・橋本雅雄訳『反精神医学』、岩崎学術出版社、一一九頁）。

一般化された自己が一般化された他者の鋳型からうみだされる以上、自己であると同時に自己でないという特異的な自我概念は、すぐさま自分自身の自己存在からの離脱をひきおこす動因になることもあれば、離脱の先に自分自身の〈非存在〉が垣間みえるという理由で離脱から自分自身をおしとどめる動因になるかもしれないのです。おおくの場合は、後者の決心におちつくのですが、その決心もまた操作されたものとはいえ、自己決定の一種ではあるのです。

モノとは物象化された人間の謂であり、非人格化された人間の謂でもありますが、このように人間を非人格化するものを一般には暴力とよびます。暴力は人間をして集団から排除するか集団に同調させるか、そのいずれかを成功裏に達成しないかぎりやむことはありません。問題は、この暴力をうつことです。もちろん、暴力の結果としての自己決定をうつことも重要ではありますが、すくなくともそれは第一義的ではありません。

インフォームド・コンセントと、それにもとづく自己決定を、自己の他者化=自我の物象化の局面からみた時、もう一つのステージがうきぼりになってきます。それはインフォームド・コンセントや自己決定権の成り立ちをみればあきらかです。すなわち、インフォームド・コンセントや自己決定権がかりに医者のパターナリズムへの対抗的アンチ・テーゼとして登場してきたものだとしても、否、むしろそうであればあるほど、権力の彼我の位置関係の逆転を展望させるものであるにすぎず（実のところ、逆転などはありえず、せいぜいのところ近接化にとどまるでしょう）、権力それ自体の存在は是認されているからであります。

医者が病人を他者化=医者化させてしまうタイプの権力のありようは、病人が医者の権力の代行者になりはてる過程としても一般化できましょう。つまり、病人は自分自身を医者という他者の内に構成せざるをえないことの結果として、自分自身の内に医者の権力を構成してしまうという次第なのであります。病人の日常化された主観的現実が構成される様態はほぼそのようなものでありますが、もちろん、そのような疎外過程が現出してくるのは、そこにそれなりの妥当性構造があるからです。

病人の気持の中には、医者にたいする疎遠さと親密さが同居していますし、専門家知識への非人格的信頼と下駄をあずける人格的信頼とが交錯してもいます。こうした医療化社会における妥当性構造にとりかこまれつつ、病人は医者化し、妥当性構造が準備するある種のエポケーの中で病人のアイデンティティは医者化した自分自身によって管理されていくのです。権力の位置関係の変換だけでは、自我の物象化に対抗的たりえない理由がそこにあります。ここでもミードの自我論の用語をもじっていえば、〈重要な意味のある自己〉の自己放棄、それがいわば自己権力的に遂行されていることになるでしょう。

4．自己免疫主体としての〈私〉

確認された遺伝子型をそのままコピーするクローニングにおける原型と複製との関係をどのように解釈すればよいのでしょうか。クローン技術者たちは両者の関係を「親子」とよんだり「兄弟姉妹」とよんだり自由自在ですが、オリジナルとコピーでしかないものを血縁家族関係とのアナロジーで表現するところや、あるいは「優秀な遺伝子」に注目するところに、クローニングそれ自体のイデオロギー性が凝縮していることは間違いありません。クローン技術の進展にもっとも注目しているのは、臓器資源の稀少性にこまりはてている移植医療であり、それで人体の部分交換をすこしの拒絶反応もなく遂行できると期待しているからであります。

クローン技術のよりおおきな社会学的問題は、自己と他者との関係性パラダイムへの影響度でありましょうか。前項で問題にした自己の他者化（自我の物象化）は、自分の中での自分と他者との相剋、そして緩慢に他者によって浸潤される結果の自己内植民地化といった局面を意味していましたが、クローンにおいてはより端的に自己＝他者というか、本来は単数でしか存在しえない自己の複数化といった局面が登場してきます。かりにクローン人間が登場しはじめたとして、その局面におけるアイデンティティ論や自我論はいかなる様相をていすることになるのでしょうか。

遺伝子型がおなじだからといって、すぐれて社会的な産物であるアイデンティティや自我といった人格的特性がおなじになるわけもなく、歴史と文化、そして関係性の中での変容によって原型と複製が資本家と労働者として、あるいは不倫の女性と夫に不倫された妻として闘争するようになる可能性もあるでしょうか。

クローニングとはいささか位相を異にしますが、臓器移植においてもアイデンティティや自我にかかわる深刻な問題が発生します。ドナーとレシピエントのアイデンティティや自我にかぎらず、その両者の関係他者や医療従事者たちのそれらもおおきな問題ではありますが、ここでは、むしろ免疫学の最新の知見から示唆されるアイデンティティ論や自我論に焦点をあわせながら、それらの社会学的再解釈をこころみることにします。こうした方針が、医学・生理学と社会学との混同ないし社会学の医学・生理学化や、それらのアナロジーの便宜主義が生体現象と社会現象との同一化などを結果するのではないかとの危惧はほかならぬ私自身のものでもありますが、しかし、この議論を欠いては本稿の趣旨は完結しないのであります。

本稿では最初に、病人役割の機能主義的制度化にかんするパーソンズ理論を批判的に検討するために、自我の社会性と主体性との関連性についてのミードおよびその後継者である象徴的相互作用論者の見解を議論し、次に主体的・創発的であるかにみえる自我が、関係他者のありようによっては（たとえば医療といった官僚制と専門家支配に特徴づけられる高度に組織された環境世界にあっては）比較的容易に他者化され、しかもその他者化が病院内にあっては病人の医者化という内実をともないながら、結局のところ、自我の物象化を結果するという過程を説明してきました。そして、自己の他者化による自我の物象化を阻止する方途として、インフォームド・コンセントとそれに根拠づけられた自己決定権を俎上にのせて検討し、インフォームド・コンセント自体が操作されたものであることがおおく、したがって自己決定もまたしばしば他者化された自己による決定でしかないことを指摘しつつ、しかし、〈身体の他者所有論〉（大澤真幸）や〈生命の他者〉論（立岩真也）、さらには〈死の共鳴〉論（小松美彦）などでは十全の自己決定権批判にはなりえないのではないかと疑問を提出し、しかも、私自身は〈自己決定〉それ自体は徹頭徹尾擁護せざるをえない立場にあることを鮮明にしてきました。

一見して矛盾しているかにおもわれる私の考え方は、一言でいえば、近代個人主義にたちつつ同時に近代個人主義をうつという私自身のあやうい立場性の反映であったといえなくもありません。この危うさは、ポスト・モダンを志向しながら、実のところはプレ・モダンへの回帰に収斂してしまいそうな立場がもっている危うさとコインの表裏の関係にあるかもしれません。

〈私〉がどこからきて、どこへいこうとも、やはり、〈私〉は〈私〉なのであり、それ以外の何者でもないのです。しかし、と同時に、〈私〉は〈私〉以外の何者かでもあって、〈私〉の出処進退は他者抜きにはほとんど成立しません。つまり、〈私〉は〈社会〉に規定されながら〈社会〉にはたらきかけ、時には〈社会〉をつくりなおし、つくりなおされた〈社会〉が〈私〉をつくりなおす、そのような〈私と社会〉のありようをほかならぬ〈私〉が認識するのです。完全に社会化された人間でないかぎり、アイデンティティや自我の弁証法はそのような構成の契機になるはずです。

その際、近代的個人主義者としての私は、ミードや象徴的相互作用論者とともに、やはり〈私〉を重視しないではいられません。ただし、それはどこまでも自己の他者化（自我の物象化）に対抗的である〈私〉を重視するという意味であります。自己が〈自己〉であるためには、ひとたびは他者を〈非自己〉として認識する必要があり、その認識のためには他者の存在が不可欠なのです。ただし、他者存在を認識するのは、どこまでいっても自己以外の何者でもありません。しかし、かりにその自己が完全に社会化されて他者化してしまった自己である場合、その認識主体は誰なのでしょうか。論点は螺旋階段を上下しているようにみえますが、かならずしもそうでもありません。臓器移植がはらむ本質的な問題点を指摘しながら、免疫学の観点から、上記の矛盾性についての議論にたちかえろうとおもいます。

臓器移植がアイデンティティや自我概念に混乱をもちこむ決定的な局面は、誰もが容易に推定できるように脳移植のステージでありましょう。ニワトリの脳をウズラに移植したり、ウズラの脳をニワトリに移植したりする実験によれば、移植された脳は非自己と認識されて拒絶される結果、レシピエントのニワトリもウズラも術後数週間で死亡したというのです。

この実験を紹介している多田富雄は、このことの意味を「個体の行動様式、いわば精神的〈自己〉を支配している脳が、もう一つの〈自己〉を規定する免疫系によって、いともやすやすと〈非自己〉

として排除されてしまう。つまり、身体的に〈自己〉を規定しているのは免疫系であって、脳ではないのである」と説明しています（多田富雄、一九九三、『免疫の意味論』、青土社、一八頁）。

常識的には、自己を決定するものは脳であるとかんがえられていますが、その脳が免疫系によって〈非自己〉と認識されて拒絶・排除されたという仕儀であり、免疫系からすれば脳は身体の一部でしかなく、身体の〈自己〉の総体性からみれば、自己のアイデンティティや自我をきめるとおもわれてきた脳も所詮は異物（非自己）でしかないことが証明されたのです。

この単純で興味ぶかい実験は、すくなくとも二つの事を教示していると私にはみえます。第一は、人間の全体性を生理学的に担保するものがけっして脳に代表される神経系ばかりではなく、免疫系の優越性をうたがいえない（さらには内分泌系も神経系や免疫系におとらず重要である）という事実がある以上、脳死を死の判定基準とする理論は成立しないということ、第二は、脳による精神的〈自己〉の規定性をア・プリオリな事実とするところから出発する脳死・臓器移植の発想法は骨の髄まで社会ダーウィン主義と親和的であるということであります。

もっとも重要な問題は免疫反応（拒絶反応）です。異物を非自己と認識して拒絶し排除するという免疫反応（拒絶反応）を完全に克服しないでは臓器移植は成功しないのに、にもかかわらず、生体はこの免疫反応なしには生体たりえないのです。この絶対的な矛盾は、免疫抑制剤の新たな開発などでは到底解決されえません。否、免疫抑制剤は生体の維持にとって不可欠の免疫系を攪乱するものですから、その意味では有効な免疫抑制剤が開発されればされるほど、生体にとっては無効ないし有害になるといわざるをえません。

免疫は、いわば自己の絶対性の象徴とさえいえるのであり、私はこれまでこの点、つまりミード流にいいかえれば、〈主我〉の〈客我〉にたいする優越性についての観点にもっぱら依拠しながら移植医療を批判することがおおかったとおもいます（たとえば、八木晃介、一九九二、『関係の世界を遊ぶ……身体と関係の社会学』、批評社）。それはそれで基本的には間違いではなかったのですが、この局面では突然社会学的でなくなってしまったという反省もあります。すなわち、自我の主体性の強調に力点が集中し、自我の社会性についての考察がおろそかになってしまっていたのです。

もちろん、それにはむりからぬ理由もありました。たとえば、骨髄移植という治療法がありますが、これは血液細胞の総入れ換えをするものですから、レシピエントは術前に放射線などで自分の造血細胞を完璧に破壊しておく必要があります。他者をむかえいれるために自己を完全に滅却しておかねばならないという事態を前にした時、自己の絶対性にまず関心が集中していかざるをえなかったのは、実際、むりからぬことでありましょう。

ところで、免疫が作動して自他を識別するのは、いわゆる組織適合抗原が識別のマークの役割をはたすことによってであることはすでに周知の事実です。人間ではこの抗原はＨＬＡ抗原とよばれ、この抗原の差異を免疫細胞（たとえばＴ細胞）が識別して、侵入してきた移植臓器をはじめとする非自己を排除拒絶することもよくしられています。しかし、最近の免疫学では、免疫の機制についてもうすこし詳細な知見をつけくわえています。

つまり、非自己を認識して排除するシステムを免疫系とみなすのが伝統的、初歩的な免疫学であったとすれば、多田富雄によると「現代の免疫学は、もともと〈自己〉を認識する機構が、〈自己〉

トの上で認識される」のだというのです（前掲書、四〇頁）。〈非自己〉はつねに〈自己〉というコンテキストの上で認識される」のだというのです（前掲書、四〇頁）。

要するに、T細胞は直接に非自己を発見して拒絶するというよりも、非自己が自己の中にはいりこんで自己を非自己化させ、こうして非自己化された自己がT細胞に認識されるのではないかということらしいのです。

自己を認識するということは、非自己化された自己を否定的に認識することなのです。その意味で、現代免疫学の知見は社会学のそれに一致しています。すでにのべた物象化とは、人間と人間との関係がモノとモノとの関係に置換され、あたかも人間の属性が対象物であるモノそれ自体の属性であるかのように現象する事態を意味するのですが、その場合、人間の脱物象化の方途は、まず第一に即自的には非自己化された自己自身の否定的総括（自己批判）から出発せざるをえないのは当然だとしても、それは同時に、自己を非自己化させるにいたった諸条件（他者もしくは他者たち）への批判に連動しなくてはならないことになります。

ところが、多田をふくむおおくの免疫学者は、あくまでも〈非自己〉という概念をもちい、〈他者〉という概念をもちいることがありません。おそらく、六種類はあるといわれるT細胞の全部ではなく、その一部がくいちがっているという点から、異物を〈アカの他人〉とはみなさず、他者性を幾分かはふくむ自己という意味で〈非自己〉と定義しているものとおもわれます。その意味で、レシピエントに移植されるドナーの臓器はたしかに〈非自己〉でありますが、端的にいえば明白なる〈他者〉であるわけです。

たとえば人間は、一般的にいって、サルやネコを〈他者〉とはよびません。どのような意味においても〈他者〉は相互作用の可能的存在なのであって、ほんのわずかな差異によって対象他者を〈アカの他人〉とみなしたり〈友人知己〉とみなしたりしているにすぎないのです。自己内にふくまれた他者性をこそ〈非自己〉というべきであり、くりかえしていうように、他者性のない自己などというものは社会学的には存在しません。

とすれば、自己は非自己によって非自己に変容するのではなく、やはり他者によって、あるいはすくなくとも他者に媒介されることによって非自己に変容する（させられる）のであって、自己の非自己化を監視するという免疫は、非自己を拒絶排除するというよりは、自己を非自己化させた他者を拒絶排除しているというべきではありますまいか。

したがって、非自己化された自己を否定的に認識するという意味での自己言及性は、他者という客観存在を介在させないでは成立しないものであるといわざるをえません。非自己化された自己は免疫学的には非自己ではありますが、社会学的には自己（ただし他者化された自己）であります。非自己は純粋の自己でも純粋の他者でもない、いわば第三項なのであって、だからこそ〈排除〉されざるをえないのです。社会学的にいえば、人間はたえずこの第三項を排除することによって、自己のアイデンティティを管理したり操作したりしているといえるでしょう。そうした観点からしても、やはり、社会学的には自己・非自己・他者のトリアーデの枠組みから出発しなければならないものとかんがえられるのです。

この自己・非自己・他者の三者関係の舞台は、まことに抜き差しならない環境から成立しています。近藤元治によれば、腸管のリンパ装置であるパイエル管にもっともおおくのT細胞が分布しているのだそうです（近藤元治、一九八六、『エイズとガンの免疫学』、ＨＢＪ出版局、七〇頁）。口から肛門までのながい消化管は非常に重要な臓器ですが、心臓や肝臓といった臓器とはどこかことなる印象をあたえます。

それは心臓や肝臓が文字どおりの体内実質臓器であるのにたいして、消化管は外部からの食物を摂取して排泄する体外空洞臓器（外と外をつなぐ一本の内部パイプ）ともいえる独特の位置づけをもっているからです。その意味で、皮膚とならんで腸管におおくのT細胞が分布していることは、非常に示唆的ではないでしょうか。つまり腸管は、多田のいう〈内なる外〉の位置づけをもつ臓器なのです（前掲書、一一六頁以降）。

しかし、この「内部の外部」はかならずしも外界異物の拒絶排除作用にのみ邁進するわけではなく、選択的に受容もする（免疫学的寛容）というのですから、実に興味ぶかい。つまり、腸管をとおりゆく諸物について自己を非自己化するものとしないものとに分類し、受容したり拒絶したりしているらしいのです。つねに外部にたいしてひらかれていなければ拒絶もしないし寛容にもなりませんが、そのような状態の持続は生体の死をまねくにちがいありません（私はかつて不全型の腸閉塞のため開腹手術をうけねばなりませんでした）。

しかし、外部にひらかれているがために、免疫系としては、拒絶的になったり寛容的になったり、という複雑系の作用をしなければなりません。このように、免疫機制はたしかに複雑ではありますが、機制の基点がどこまでも〈自己〉にあることだけは、この際、判然と確認しておきたいとおもいます。多田が指摘したように、〈非自己〉がつねに〈自己〉という文脈の上で認識されるということは、T細胞がまず自己を認識して、自己との特異的な無反応を学習することによって、自己が非自己に変容したことを認識するということを意味するのですから。

しかし、自己の文脈といえども、他者（すくなくとも非自己）との反応でしょうじるはずの免疫が自分自身との反応でおきた場合（自己免疫）には大問題となります。医学的にも自己免疫疾患はそうじて難病であります。私は前記引用の近藤ほか数人の医者になぜ自己免疫が発生するのかを質問しましたが、現時点では不明であるとのことでした。自己を学習することによって非自己を識別できるのが免疫ならば、自己を非自己ととらえる自己免疫は、自己についての学習が不十分か、非自己についての学習が不十分な状態に免疫機構がおちいっているとかんがえるほかありません。換言すれば、この場合には、〈自己の文脈〉自体が成立していないことを意味しているのかもしれません。自己を非自己ととらえてしまう悲劇の舞台も、やはり、自己の文脈の内部にしつらえられているのです。

免疫学の知見の社会学的応用にどれほどの意味があるのかはわかりません。しかし、こうしたアナロジーが自然科学的決定論として提起される場合の危険性についても留意したうえで、私としては免疫学の示唆するところの意味の重要性をおもわないではいられないのです。

自己が自己と無縁な他者を無原則にうけいれることはありえません。他者の無原則な迎え入れが成立するには、それにさきだって自分自身を完全に滅却しておかねばなりません。自己が何者であるのかについての認識（それはおそらく象徴的相互作用論者がいうように、自分自身との相互作用を客観的に遂行する中で可能となる）があって、はじめて他者の何者であるかについての認識が当該他者との相互作用をつうじてしょうじるのです。

しかし、他者が自己内に侵入してくる時、純然たる他者のままでは自己にうけいれられることがないので、他者は自己にうけいれられることが可能な程度（つまり自己との結合が可能な程度）にまで変容していくのでしょう。このように変容した他者が、自己でもなければ他者でもない第三項としての〈非自己〉であって、このようなタイプの非自己になった他者がはじめて自己とであいながら拒絶され排除されていくわけです。ただし、拒絶されるのは非自己化した他者のみならず、非自己化した自己もまた同然であります。

結局、自己はどこまでも他者の関数でありながら、やはり、自己を貫徹しないではすまないのです。他者を他者として全面的に拒絶排除するのも、非自己化した他者ないし自己を拒絶排除するのも、しょせんは自己であり、自己の環境世界なのであります。しかも、その非自己への拒絶排除機制にしても、自己にたいする特異的な寛容機制にしても、いずれもア・プリオリなものではなく、自分自身についての後天的な学習の成果として成立するものなのです。

5. 結論

本稿の議論はあまりにも多岐にわたったかもしれませんが、本稿の問題関心が社会学的自我論のあらたな提出に焦点づけられていたことは無理なく了解されることとしんじます。本稿執筆の動機は、昨今の社会問題となっている脳死・臓器移植への根本的な批判を展開することにありました。すなわち、きわめて現実的な社会問題を俎上にのせることに動機づけられながら、自我論を抽象化された論理レベルでのみ展開することをさけ、実践性をふまえたものとして構築することを心がけたつもりです。要するに、脳死・臓器移植がもついくつかの位相における社会ダーウィニズムの差別性への批判、また、臓器移植が本質的に要請する自他未分離の反自我性への反論を確立するための理論的な支援をめざしたわけであります。

これまでにもおおくの脳死・臓器移植への批判理論が提起されてきました。医学的なそれにたいする評価はおくとしても、社会学的な批判については私にかならずしも納得できるものがあったわけではなく、それゆえ私なりの社会学的批判をこころみようとしたのであります。方法的には、社会学的自我論（ミード自我論およびその後継者たる象徴的相互作用論における自我論）と医学・生理学における免疫論との接ぎ木細工のごとき性格をもっています。

その意味では、脳死・臓器移植反対論者にとって隔靴掻痒のごとき行論にみえるであろうことは否定できませんが、私はそのことをあまり気にしません。なぜ気にしないかといえば、ミード自我論や象徴的相互作用論が、パーソンズ流の機能主義的な制度的自我論の批判理論としては有効性をもちながら、そのミクロなパースペクティヴの限界性ゆえにマクロ・レベルでの構造的な自我物象化をうつことができず、かえって文字どおりミクロ世界で展開される免疫機制がその隘路を克服するうえで貴重な知見を提供しているとさえおもわれたからであります。ただし、免疫学的自我論の社会学的応用には、私の現時点での理論水準ではなおかなりの機会主義的な牽強付会といった瑕疵があることを十分に認識してもおります。

問題の焦点は、自己の他者化ないし自我の物象化の現実にあります。このことの問題性を解明するための舞台として医療世界を選択したのですが、その理由は、すでにのべたように、脳死・臓器移植がほかならぬ医療世界の出来事であるという事実のほかに、高度に官僚化した専門家支配の貫徹する空間が医療世界であり、医療世界ほど自己の他者化や自我の物象化を典型的に具現させる世界は他にないとかんがえたからにほかなりません（医療世界は現代社会の例外ではなく、典型であります）。

私は近代個人主義者として、どこまでも自己決定権を擁護するものでありますが、しかし問題は、決定権をゆうする自己がおおくの場合、他者化された自己でしかなく、ゆえに決定自体が操作されたものでしかないという事実において、自己決定権に留保をくわえるのであります。というのも、この場合の自己決定は他者決定でしかなく、自己決定もまた他者化され物象化されないではすまないからであります。しかしながら、免疫機制がしめすように自己が自己を認識したのち（つまり、自己が自己を学習したのち）、いわば反射的に他者を非自己と認識するような主体性・能動性を獲得できるならば、そこでの自己決定は当然肯定されてしかるべきでありましょう。

これはけっして他者の拒絶を意味するものではなく、むしろ他者との共生を含意しているのです。つまり、他者との真の共生のためには、自己の自律性、自己の他者との乖離性、換言すれば自己の絶対性の主張がひとまずは前提的に要請されるということなのです。

のこされた課題は数おおくあります。たとえば、私は本稿において〈自己・非自己・他者〉のトリアーデを試論的に提起し、〈非自己〉は自己でも他者でもない〈第三項〉であって、そうであるがゆえに自己と他者の双方によって拒絶排除されるのではないかと推論的に叙述しましたが、この問題意識が今村仁司のいう「第三項排除効果」に刺激されてしょうじたものであることはいうまでもありません[*4]（今村仁司、一九八五、『排除の構造……力の一般経済序説』、青土社）。

こうしたスペキュレーションは、反差別論を自分の根本的な問題関心においている私の思想のしからしむるところでもあります。だがしかし、それにしても、〈非自己〉が〈自己〉でないことの自明性はみやすいのに、〈非自己〉が〈他者〉でないことはかなり説明しにくい事柄です。ここでは免疫学の見地をコントロールとしてとりいれ、〈非自己〉が他者化された〈自己〉の謂であると暫定的に論述しておきましたが、このことの社会学的説明は意外にむずかしく、他日を期すことにしたいとおもいます。

また、〈自己の他者化＝自我の物象化＝一般化された自己の取得〉をここでの中心的な議題にしながら、この点についての詳細な論述も決定的に不足していますし、ことに脱物象化の方途についての考察が絶対的に不足していたことも否定できません。社会学的には、とりあえず役割距離（E・ゴッフマン）や役割形成（R・H・ターナー）といった局面が脱物象化の方途として想定され、それらはそれらなりに〈社会化過剰型人間〉としての自己形成を否定、ないし、すくなくとも相対化するものとしてとらえることができるのですが、あくまでもそれらは個人の内的レベルで作動した場合の有効性を評価できるだけであって、外的な環境世界（社会の構造的現実）にたいしてはあまりに微細にすぎて有効性のほどはあきらかではありません。この問題についての私の現時点における展望をいえば、マルクスの疎外論および自己疎外論の社会学的な再解釈をつうじて役割距離論や役割形成論を豊富化できるはずだというあたりでしょうか。

本稿に決定的な瑕疵があるとすれば、それは免疫論における自我論（自己・非自己論）と社会学における自我論のアナロジーの有効性にかんする証明が欠落している点でありましょう。もちろん、社会学的自我論を豊富化するための方便としてのアナロジーの使用でしかないので、さほど気にやむこともないとおもわれますが、私としては今後、社会学的自我論を充実させる努力をつづけることにより、ここでのアナロジーが単なるアナロジーでおわるものではないことを証明していく所存であります。

＊4　ここで、今村が示唆していることは、組織や秩序の生成過程には〈第三項排除〉という暴力作用がみられ、組織や集団は何者かを排除しながらも、その当のもの（第三項）によってひそかに組織体や秩序が維持されるという機制です。この認識は、私の差別論の基軸と相当程度まで重複しています。

あとがき

私は一九四四年の生まれですから、年齢は現在六〇歳代前半ということになります。もちろん、すでに若くはありませんが、年寄りという感じでもありません。医学的には六五歳〜七四歳をヤング・オールド（前期高齢者・老年前期）、七五歳以上をオールド・オールド（後期高齢者・老年後期）とよぶそうなので、さしあたり私はプレ・ヤング・オールドというわけのわからない中途半端な年齢層にぞくしていることになります（本書中にもふれましたが、「後期高齢者」という命名には、もうあとがないのだから福祉や医療を節約・削減することが合理的だという、きわめて差別的で厭味な含意があります）。

若くもなければ、さほど老いてもいない私は、健康であると同時に不健康でもあって、その点でも中途半端です。大学の教員として教育・研究や各種の社会活動に元気にいそしんでいる点では十分に健康ではありますが、いまから二十年前に「大腸癌」の手術をうけたサバイバー（前科もち）でもあって、いま流行の「未病」患者であるどころか、相当立派な「既病」患者であることをも自覚しています。

このように年齢的にも健康的にもどちらつかずの境界領域に私自身が位置しているという事実、それが本書の執筆を動機づけたということは一応いえます。自分の来し方をふりかえり、行く末をみとおしたいという、この年代特有の意識傾向の発露ともいえるかもしれません。むろん、本書をつらぬくディスカッションのテーマはプライベートな問題関心ばかりではなく、かなりの程度まで普遍的な社会性をもったものであることはいうまでもありません。ただ、いいたいことは、一見抽象的な一般論にみえるディテールにも、私自身の抜き差しならない個人史的な重圧がふくまれているという事実なのです。

私は学生時代以来、ほぼ一貫して部落問題を中心にした「差別問題の社会学」を実践的に学習しつづけ、その分野の著書・論文はそれこそウマにくわせるほどに多産してきました。今回のように医学や医療の問題をテーマに著書をあらわすのは今回がはじめてであって、これまでにつみあげられてきた医療社会学の功績のうえになにかをつけくわえたかどうか、いささか自信がありません。しかし、ながく差別問題の渦中に身をおきつづけてきた私だからこそもちえた視点というものがあるはずです。その点においては、ささやかな自負があります。

私は大学の教員になる前、かなりながく毎日新聞社（東京・大阪）の学芸部記者として差別問題をふくむ社会科学とともに医学をも担当した経歴をもっています。ある時期には、医学部の学生はもちろん、駆け出しの医者よりも私の医学知識の方が豊富であったこともありました。医師とむきあって取材インタビューする時でも、あまり知識量のギャップに卑下することもなく、対等とまではいえなくとも、ひたすら医者の意見を拝聴するのみという状態でもなかったと記憶しています。

だが、しかし、ひとたび自分が病者となり、医者の診断によって「患者」になりはてた時、私は完全に医の軍門にくだった自分を意識しないではいられませんでした。そうして、あろうことか、やがて私は自分を医者の眼でみている自分に気づいたのです。単に医者の語彙をもちいて自分の状態を解釈していたということだけではなく、自分が医者になって自分自身を対象化し管理していたのです、ちょうどパノプチコンの囚人が看守の眼で自分自身を監視するようになるのとおなじように。まったく、ゾッとする発見でした。そこには、以前、記者として医者と堂々とわたりあっていたときの自分の姿など、どこにもありませんでした。もちろん、この経験から医者と患者との関係における非対称性をただちに「差別」としてことあげしたいわけではありません。しかし、私としては、この関係性における支配や権力の問題をかんがえないではいられなくなったのです。

M・ウェーバーは「〈支配〉とは、或る内容の命令を下した場合、特定の人々の服従が得られる可能性を指す」と託宣しました（清水幾太郎訳『社会学の根本概念』岩波文庫、八六頁）。いわば服従のチャンスのことをウェーバーは「支配」として説明したことになります。つまり、一定の支配の形態が服従者によって正当だととらえられた時、その支配は安定する、逆にいえば被支配の側が支配を承認し依存する時に支配が成立するということなのです。被支配の側が支配を承認し依存する状態を「自発的服従」とよびます。医者と患者の関係における非対称性は「差別」ではなく、むしろ「支配＝服従」としてとらえるべきなのだと私は「患者」を経験しながらかんがえました。

医者と患者との関係は、しかし、関係として孤立したものではありえません。医療政策や医療制度、さらには個々のヘルスケア・システムはもちろん、その時代、その社会における文化や価値観（家族関係や医療経済などもふくむ）とのかかわりのなかでとらえられねばなりません。健康が声高にかたられる時にはかならず健康以外のなにかが危機にひんしているという発想法は、医療をめぐるさまざまなイデオロギー状況の解明をもとめるものです。私が本書においてとくに強調した「安楽死・尊厳死」問題や「脳死・臓器移植」問題は、「治療国家の殺意」という矛盾的なキー・ワードにおいてよく理解できるものだと確信します。また、「人々の服従のチャンス」を強化するイデオロギーとして「優生思想」があることもいまさらいうまでもありません。本書で私は、そのように広い意味での医者・患者関係に焦点をあわせたつもりです。

＊

本書には、ここ数年の間に折りにふれていくつかの媒体にかきしるしてきた論考をおさめました。そのために、各文章のあいだに若干の重複があることはあるのですが、それは各論考の議論の展開上、省略することができない部分なので、一冊にまとめる際にもあえて整理せずにそのままにしました。ここに初出と原題をしるしておきます。

序　章　「治療国家の殺意」とむきあう——ひとまず「生きる」ために

［書きおろし］

第一章　健康至上主義と「癒し」イデオロギー――禁煙言説にみる健康の義務化
〔日本社会臨床学会編『社会臨床の視界』第四巻「心理主義化する社会」現代書館（二〇〇八年三月）所収。原題「健康不安の湧出と〈癒し〉イデオロギー――禁煙言説にみる〈悪〉と〈癒し〉の創出過程」〕

第二章　ヘルシズムの納得強制パワー――健康増進法と優生思想
〔日本社会臨床学会編『社会臨床雑誌』第11巻第3号（二〇〇四年三月）所収。原題「ヘルシズムとイヤシズム――健康増進法と優生思想」〕

第三章　「生命の消費」としての医療――パターナリズムと自己決定権
〔花園大学人権教育研究センター編『人権教育研究』第14号　花園大学人権教育研究センター（二〇〇六年三月）所収。原題「〈生命の消費〉としての医療――パターナリズムと自己決定と医者・患者関係」〕

第四章　オソレの回収メカニズムとしての安楽死・尊厳死――医療と差別
〔花園大学人権教育研究センター編『花園大学人権論集第14巻・敗北の意味論』批評社（二〇〇七年三月）所収。原題「安楽死・尊厳死の差別性」〕

第五章　ウチとソトの優生主義を糺す――安楽死・尊厳死の状況的文脈
〔日本社会臨床学会編『社会臨床雑誌』第13巻3号（二〇〇六年三月）所収。原題「安楽死・尊厳死の状況的文脈」〕

第六章　自我論からみた脳死・臓器移植――〈自己・非自己・他者〉の免疫社会学
〔花園大学社会福祉学部編『花園大学社会福祉学部紀要』第7号（一九九九年三月）所収。原題「〈自

己・非自己・他者〉の免疫社会学——自我論と脳死・臓器移植」〕

*

今回もまた批評社のお世話になりました。時代状況を反映して、社会科学書一般の出版情勢が悪化の一途をたどっているにもかかわらず、こころよく出版の労をとってくださった批評社とそのスタッフに心から感謝いたします。批評社から出版される私の著書（単著）は十二冊目となり、私の著書（単著）三十冊の三分の一以上にたっします。一九七六年に最初の単行本を出版していただいて以来、三十余年にわたる長い友情の月日がながれたことになります。

なお、本書は花園大学二〇〇八年度出版助成をうけての発行であることを明記し、花園大学執行部にあつくお礼をもうしあげます。

二〇〇八年　七月末日

京都・三条柳馬場の自宅勉強部屋にて

八木晃介

ふ

へ

ほ

ま

み

む

め

も

や

こ

さ

し

え

お

か

き

く

け

索引

著者紹介

八木晃介(やぎ・こうすけ)

1944年、京都市に生まれる。大阪市立大学文学部（社会学専攻）卒。毎日新聞記者（千葉支局、東京・大阪両本社学芸部）を経て、花園大学文学部教授・同学人権教育研究センター所長。現在、花園大学名誉教授・同学人権教育研究センター名誉研究員。
著書として、『生老病死と健康幻想』『親鸞 往還廻向論の社会学』『右傾化する民意と情報操作』『優生思想と健康幻想』『差別論研究』『〈差別と人間〉を考える』『〈癒し〉としての差別』『排除と包摂の社会学的研究』『部落差別のソシオロジー』『差別表現の社会学』『部落差別論』『「生きるための解放」論』『差別意識の社会学』『現代差別イデオロギー批判』『差別の意識構造』ほか多数。

健康幻想《ヘルシズム》の社会学

――社会の医療化と生命権――

2008年10月10日　初版第1刷発行
2016年 9月10日　新装版第1刷発行

著者　八木晃介

発行所　批評社
〒113-0033 東京都文京区本郷1-28-36 鳳明ビル102A
Tel　03-3813-6344
Fax　03-3813-8990
振替　00180-2-84363
e-mail　book@hihyosya.co.jp
http://hihyosya.co.jp

組版　字打屋
印刷・製本　モリモト印刷㈱

乱丁本・落丁本は小社宛お送り下さい。送料小社負担にて、至急お取り替えいたします。

Printed in Japan　©Yagi Kosuke
ISBN978-4-8265-0493-5 C3036

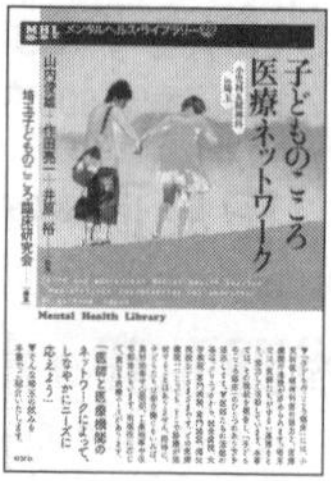

山内俊雄＋作田亮一＋井原 裕◉監修
埼玉子どものこころ臨床研究会◉編

子どものこころ医療ネットワーク

●小児科＆精神科 in 埼玉　メンタルヘルス・ライブラリー㉙

医師と医療機関による柔軟なネットワークによって、多様な医療ニーズに応えよう——医療崩壊が焦眉の課題として問題視されているなかで「子どものこころ臨床」の一つのありかたを指し示す、埼玉での試みを紹介します。

204P／本体1800円

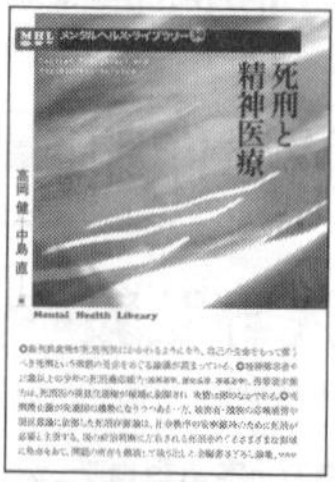

高岡 健＋中島 直◉編　メンタルヘルス・ライブラリー㉚

死刑と精神医療

拘禁反応によって死刑が執行できない死刑囚を精神科医が治療するということは、精神的、身体的に健康状態にしてから執行するという、人の命を救うための医療が死刑のための医療となってしまうことになる。世界精神医学会（WPA）が「マドリード宣言」で死刑廃止の方向を打ち出したなか、死刑制度と精神科医療をめぐるさまざまな領域に焦点を当てた書き下ろし総特集。

240P／本体2000円

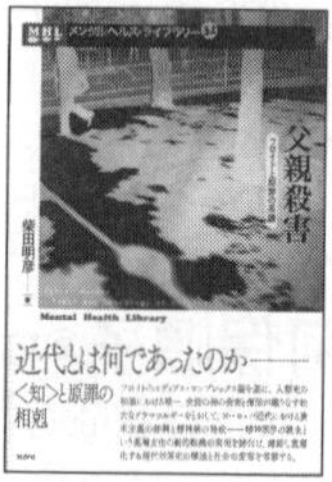

柴田明彦◉著　メンタルヘルス・ライブラリー㉛

父親殺害 ●フロイトと原罪の系譜

フロイトのエディプス・コンプレックス論を基に、人類史の初源における唯一、全能の神の殺害と復活が織りなす壮大なドラマツルギーをとおして、ヨーロッパ近代における資本主義の勃興に始まる精神病（統合失調症）の発症－精神医学の誕生という基層文化の劇的転換過程の実相を跡付け、錯綜し重層化する現代世界史の構造と社会の変容を省察する。

208P／本体1900円

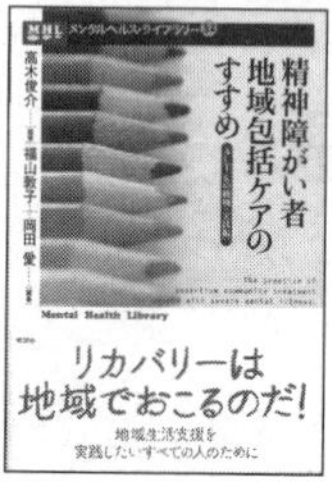

高木俊介◉監修　福山敦子＋岡田愛◉編

精神障がい者地域包括ケアのすすめ

●ACT-Kの挑戦〈実践編〉　メンタルヘルス・ライブラリー㉜

精神障がい者のリカバリーは地域でおこるのだ！「医学モデル」から「生活モデル」へ、予防・治療・生活支援を統合的に行う包括ケアシステムに移行しつつあるなかで、24時間365日、精神障がい者へ包括的な地域生活支援を提供する、ACT-Kの現場を担うスタッフがレポートする実践編。

208P／本体1800円

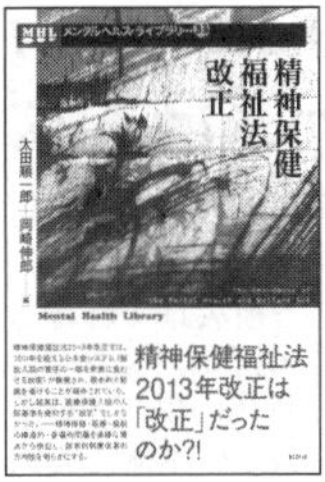

太田順一郎＋岡崎伸郎◉編

メンタルヘルス・ライブラリー㉝

精神保健福祉法改正

精神保健福祉法2013年改正は「改正」だったのか？！――精神保健福祉法2013年改正では、強制入院の責任の一端を家族に負わせる制度が撤廃され、歴史的大転換を遂げることが期待されていた。しかし結果は、医療保護入院の入院基準を緩和する“改正”でしかなかった。精神保健福祉法2013年改正を多様な視点から検証し、抜本的制度改革の方向性を提示する。◆A5判並製／208P／本体1800円

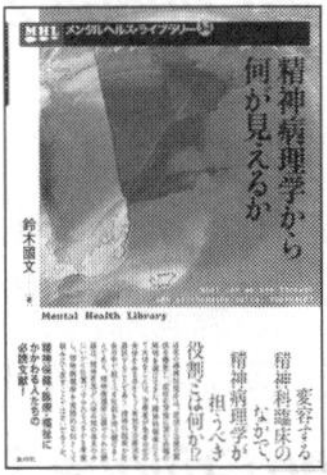

鈴木國文◉著

メンタルヘルス・ライブラリー㉞

精神病理学から何が見えるか

変容する精神科臨床のなかで精神科臨床にとって大切なことは、治療者が患者の生の全体をみる目をもって有効な治療法を選択することであり、精神病理学に課せられた課題は、精神医学が人間の知の体系の中にいかに位置づけられるべきかを考察し、精神病理学を実践的な知として組み立て直すことである。精神保健・医療・福祉にかかわる人たちの必読文献。◆A5判並製／192P／本体1800円

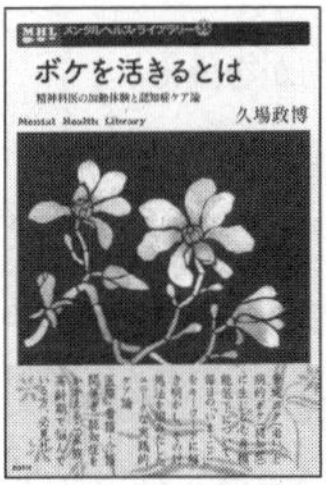

久場政博◉著

メンタルヘルス・ライブラリー㉟

ボケを活きるとは

●精神科医の加齢体験と認知症ケア論

認知症の人たちがあらわす行動・精神症状はクスリでしか治療できないものなのか。いままでの治療・介護観への疑問から、普通ボケ（老い）と病的ボケ（認知症）に生じる心身機能低下について、「いま・ここ」をキーワードに解明し、その対処法を編みだしたユニークな実践的ケア論。医療・看護・介護関係者、認知症をかかえる家族、高齢期で悩んでいる方、必見!! ◆A5判並製／176P／本体1800円

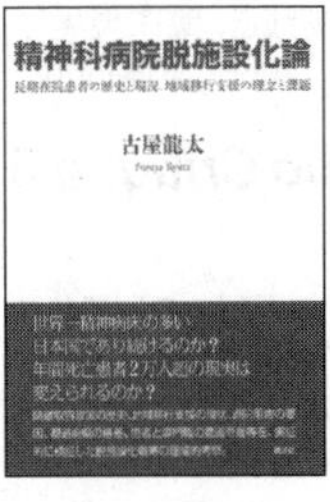

古屋龍太◉著

精神科病院脱施設化論

●長期在院患者の歴史と現況、地域移行支援の理念と課題

世界一精神病床の多い日本国であり続けるのか？

年間死亡患者2万人超の現実は変えられるのか？

隔離収容政策の歴史、地域移行支援の現状、退院阻害の要因、都道府県の格差、患者と専門職の意識乖離等を、実証的に検証した脱施設化戦略の理論的考察。 ◆A5判上製／320P／本体3200円

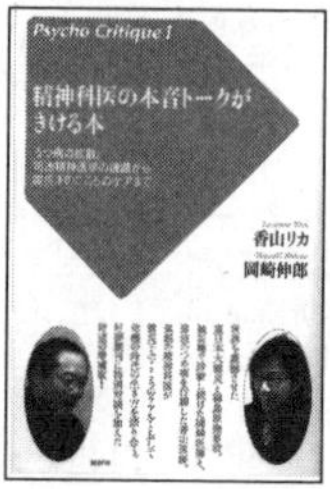

香山リカ・岡崎伸郎◉著 *Psycho Critique 1*

精神科医の本音トークがきける本

●うつ病の拡散、司法精神医学の課題から、震災後のこころのケアまで

好評既刊に約80ページの特別対談を加えた待望の増補改訂版！

世界を震撼させた東日本大震災と福島原発事故。被災地で診療し続けた岡崎医師と、津波のつめ痕を行脚した香山医師。気鋭の精神科医が震災下のこころのケアをとおして危機の時代の生き方を語り合う。

◆新装増補改訂版／280P／本体1800円

蓮澤一朗◉著 *Psycho Critique 2*

スピリチュアル・メンタルヘルス

●憂鬱な身体と進化する心の病いの快復

スピリチュアルとは、多くの治療上の行き詰まった局面において、双方が窮し、追い込まれ尽くしたあとに生じる、ある確かな響き合いの瞬間であり、必ずといっていいほど我が身の震えるような、共振を伴う性質のものです——。

スピリチュアルな精神療法を知るための14章。

192P／本体1500円

高岡健◉著 *Psycho Critique 3*

やさしい発達障害論

発達とは何か。成長とは何か。発達障害とは何か。「発達や成長とは、何かを獲得していくばかりではなく、大事なものを捨てていく過程でもあるのです」。

自閉症スペクトラムやアスペルガー症候群など発達障害（「軽度発達障害」）といわれる子どもたちへの治療と支援の入門書。

◆5刷／176P／本体1500円

阿保順子◉著 *Psycho Critique 4*

精神看護という営み ●専門性を超えて見えてくること・見えなくなること

精神看護とは何か。看護の専門性とは何か。こころ病む人びとを看護するとはどういう営みなのか。人間精神の有り様は、生活環境の影響やその人固有の性格など多岐にわたる。統合失調症、認知症、境界性人格障害、うつ病の患者たちの精神看護の実践と、臨床現場における看護理論を明らかにする。

◆2刷／208P／本体1500円

高木俊介◉著 *Psycho Critique 5*

ACT-Kの挑戦 ●ACTがひらく精神医療・福祉の未来

ACT（アクト・包括型地域生活支援）とは、重い精神障害を抱える人びとが地域で生活していくための医療と支援を提供する、〈グローバル福祉ガバナンス〉として未来を切り拓くためのシステムである。京都において24時間365日、医療と福祉の一体化した訪問サービスを提供するACT-Kの実践レポート。

◆5刷／152P／本体1500円

伊藤直樹◉編　**Psycho Critique 6**

教育臨床論●教師をめざす人のために

教師をめざす人のための教育はいかにあるべきか？特別支援教育の子どもたち、ひきこもり、社会恐怖（社会不安障害）と強迫性障害、摂食障害、境界性人格障害、そして統合失調症などの精神疾患の子どもたちへの関わりをとおしてそれぞれの教育臨床論を検証する。【執筆】倉島徹、田中志帆、中野良吾。　◆3刷／224P／本体1700円

高岡健◉著　**Psycho Critique 7**

やさしいうつ病論

うつ病は、自分と自分との間の折り合いに悩むことを、本質とする病気です。現在、うつ病は軽症化・非定型化するとともに、混合状態を示すようになっていますが、この本質はかわりません。本書は、新自由主義がもたらした息苦しさのもとでうつ病が蔓延し拡散するなかで、うつ病とは何かを、うつ病論の思想をとおして解読する入門編です。　176P／本体1500円

芹沢俊介◉著　**Psycho Critique 8**

家族という絆が断たれるとき

社会の底が抜けた「個人化の時代」は、家族や地域、学校や会社でのコミュニケーションの場が喪失し、すべてが個人の中に自己領域化され、相互の関係が遮断していることを意味している。子どもたちの内面を正面から受け止める安心と安定の家族関係の構築を、子どもたちの「いま」をとおして考える。　200P／本体1500円

羽間京子◉著　**Psycho Critique 9**

少年非行●保護観察官の処遇現場から

非行は特定の原因によるものではなく、さまざまな要因が絡まり合って生じる現象である。実際、処遇現場から伝わってくるのは、彼／彼女らの社会や大人への不信や拒絶の背後にある哀しみと希望である。保護観察処遇の多様な事例をとおして少年非行と子どもたちの現在を考える。　◆2刷／192P／本体1500円

仲野実◉著　**Psycho Critique 10**

近代という病いを抜けて●統合失調症に学ぶ他者の眼差し

隔離収容主義によって巨大病院に閉じ込められた統合失調症の人びとの地域移行をすすめる過程で生まれた「ガンバロー会」の人びととの触れ合いをとおして、近代を超えるのではなく、近代を抜けるという困難な課題に挑んだ精神科医の、ウィットとユーモアに満ちた実践記録。　280P／本体1800円

小澤勲◉著　**Psycho Critique 11**

自閉症論再考

自閉症とは何か。自閉症研究に心血を注いだ小澤勲が独自に切り開いた実践的自閉症論の講演記録「自閉症論批判」と論文「わが国における自閉症研究史」を収録し、児童青年精神医学の臨床医・高岡健と児童文化研究者・村瀬学によるユニークな解説を付して、「自閉症とは何か」の本質に迫る。　180P／本体1700円

加藤進昌+岩波 明◉編　　*Psycho Critique 12*

精神鑑定と司法精神医療

精神鑑定は、精神科医の診断とどこが違うのか。刑法39条は、本当に被告人の利益なのか。医療観察法は治療目的なのか、保安処分なのか。医療観察法は、精神保健・医療・福祉行政とどうつながっているのか。精神鑑定の具体的事例をとおして、精神科臨床医、司法関係者、ジャーナリストが各々の立場から徹底討論する。　168P／本体1700円

玉井義臣◉著　　*Psycho Critique13*

だから、あしなが運動は素敵だ

母の事故死と妻のガン死がすべての原点と語る市井の社会運動家が、痛みを共有するすべての遺児たちに語り続けた魂の記録。世界の遺児たちを支援・救済し、「理想的社会」実現へのロード・マップを示す、玉井義臣の40年の歴史が凝縮した一冊。　414P／本体1600円

青木薫久◉編著　　*Psycho Critique14*

森田療法のいま●進化する森田療法の理論と臨床

森田療法は日本の伝統的な精神療法として精神医療の根幹を支えてきた療法であり、近年は国際的な関心の的にもなっている。森田療法の先端的な治療活動に携わる中村敬先生との対談をとおして、森田療法の新領域を分かりやすく解説する。　176P／本体1700円

芹沢俊介+高岡健◉著　　*Psycho Critique15*

「孤独」から考える秋葉原無差別殺傷事件

「誰でもよかった」という告白の背後に潜む殺意は、家族という絆が断たれたときの衝動に根ざしている。「引きこもれなかった若者たちの孤独」をキーワードに、家族の変容から無差別殺傷事件へ至るプロセスを具体的に解明しながら、事件の真相を家族論的考察と精神医学の知見によって再検証する。

192P／本体1700円

髙田知二◉著　　*Psycho Critique16*

市民のための精神鑑定入門●裁判員裁判のために

日本の刑事裁判においては、被疑者の責任能力の判断が大きな要素を占めている。精神鑑定をめぐる問題は多岐にわたるが、これから裁判員になるであろう多くの市民にとって精神鑑定は避けてとおることのできない問題である。鑑定結果は裁判にどのような影響をもたらすのか。現役の鑑定医が精神鑑定の全貌を分かり易くまとめた入門編。　224P／本体1700円

加藤智大◉著　**解**　　*Psycho Critique17*

2008年6月8日、私は東京・秋葉原で17名の方を殺傷しました。

〜〜私はどうして自分が事件を起こすことになったのか理解しましたし、どうするべきだったのかにも気づきました。それを書き残しておくことで、似たような事件を未然に防ぐことになるものと信じています。［本文より］
◆3刷／176P／本体1700円

芹沢俊介◉著　*Psycho Critique18*

宿業の思想を超えて●吉本隆明の親鸞

追悼・吉本隆明——吉本隆明は現代の親鸞である——
この本は、親鸞と吉本隆明という、世界に屹立するたぐいまれな思想家（革命思想家）が、時空を超え、二人して遠くまで考察してきた悪と悪の彼岸の問題について、私なりに理解を深めようとしてきた、その思考の歩みを提示したものである。［本文より］　176P／本体1700円

岡崎伸郎◉著　*Psycho Critique19*

星降る震災の夜に●ある精神科医の震災日誌と断想

「3.11」は寒い日だった～自分の安全だけは何とか確保されて、周囲を観察する余力が僅かに残されている～その立場だからこそ、状況を見つめ、考え、語る務めもあろう［本文より］。震災の渦中で診療を続けた医師が東北人のメンタリティを発信する。224P／本体1700円

高岡健◉著　*Psycho Critique20*

続・やさしい発達障害論

「発達障害」という医学的ラベリングが一人歩きして、学校や地域、さらに事件と犯罪にまで拡大解釈されている現状に警鐘を鳴らし、発達障害概念の再検討を踏まえて刑事裁判の実相を検証し、支援と援助の必要性を説く。　224P／本体1700円

加藤智大◉著　*Psycho Critique21*

解＋●秋葉原無差別殺傷事件の意味とそこから見えてくる真の事件対策

私は、事件は起こすべきではなかったと思っていますし、ご遺族や被害者の方のことを思えば心が痛みます。……私は、事件は防げるものだと思っています。ただし、「誰かが何とかしてくれる」ものではありません。「自分で何とかする」ものです。この本が、考えるきっかけになってくれれば、と思います。［本文より］　184P／本体1700円

笹目秀光◉著　**患者学入門**　*Psycho Critique22*

～精神科病院に入院しても、本人に病気を治す気持ちがあるのかどうか、がもっとも大切なことだと思う［本文より］。こころ病むひとたちが街で普通に暮らすためのヒントやアドバイスを与えてくれる一冊。　176P／本体1400円

芹沢俊介◉著　*Psycho Critique23*

愛に疎まれて●〈加藤智大の内心奥深くに渦巻く悔恨の念を感じとる〉視座

加藤智大自身による著書を読み解きながら、無差別殺傷という不条理に真摯に向き合い、寄る辺なき不安と孤独のなかで愛に疎まれて生育した子どもが、親殺し・自殺・無差別殺傷の狭間で揺れ動きながら恐るべき事件に至る道程を、養育論的視座から根源的に解き明かす。　176P／本体1700円

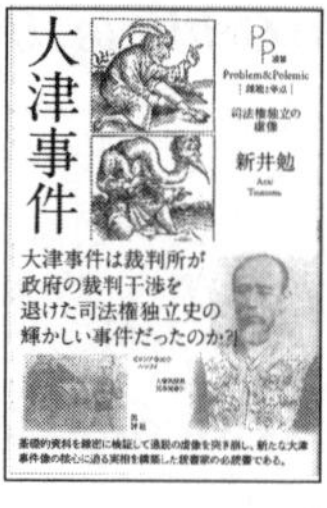

新井 勉◉著　PP選書［Problem&Polemic：課題と争点］

大津事件●司法権独立の虚像

司法権独立を墨守した裁判史上輝かしい事件だとされる大津事件は虚像にすぎない。実際は、政府は大審院に強く圧力をかけ、大審院長児島惟謙は、司法大臣に三蔵を死刑にする緊急勅令の発布を求めていた。このとき大審院は政府の圧力に屈したといっていい。基礎的資料を緻密に検証して通説の虚像を突き崩し、核心に迫る事件の真相を抉り出した研究者必読文献。　224P／本体1800円

精神現象を読み解くための10章　高岡 健◉著

社会の中の精神現象のプラットフォームの上に立って、こころの復権のために、「滅びの明るさ」（太宰治）が蔓延する時代を眺望する！

精神科医の視線から現代の政治やスポーツ、医療、犯罪、文芸などの多様な精神現象と専門家集団の知の荒廃を解読し、思想の復権を提示する。　248P／本体1900円

中国の海洋戦略●アジアの安全保障体制　宮田敦司◉著

経済成長を遂げて膨張する中国の海洋戦略は、アジアの安全保障体制にどのような影響をもたらすのだろうか。尖閣列島問題や竹島問題を抱える日本は、中国の海洋戦略を冷静に分析して沈着な態度で臨まなければならない。

元航空自衛官が検証図版・写真を多用して、中国の海洋戦略を分析し、アジアの安全保障体制を検証する。　184P／本体1800円

右傾化する民意と情報操作　八木晃介◉著

●マス・メディアのモラル・パニック

メディアに公表される世論調査のデータ・トリックと世論誘導は不可分である。東日本大震災とフクシマの報道に見られた安全キャンペーンは、原子力ムラの温存以外のなにものでもなかった。マス・メディアの死と再生のドラマツルギーをとおしてメディア・リテラシーの可能性を追究した社会論的考察。　216P／本体1800円

日本保守思想のアポリア　礫川全次◉著

近代日本に保守主義は存立しえるのか?！

「尊皇攘夷」を錦の御旗に、倒幕・権力奪取した明治維新政府は、一方で近代化・欧化政策を推し進め、王政復古の保守主義を解体しながら、明治欽定憲法を制定し、アジア支配へ向けた覇権国家として新たな保守主義を蘇生させた。その断絶と継承を支えた「國體」という虚構のイデオロギーをとおして近代日本の保守思想を解剖する。　200P／本体1800円

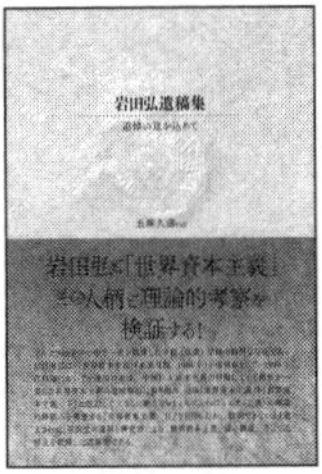

五味久壽◉編

岩田弘遺稿集 ●追悼の意を込めて

マルクス経済学における宇野（弘蔵）学派の異端的な存在であり、『世界資本主義』で多くの読者を惹きつけ、さらに新たなコミュニズム（コミュニティ主義）の理論的枠組みを構想しながらも志半ばで逝去した岩田弘。資本主義の世界市場編成を基軸として特異な視点で体系化した岩田弘の遺稿と、研究者による世界資本主義論の検証、追悼文を収録した遺稿集。 ◆A5判並製／424P／本体3800円

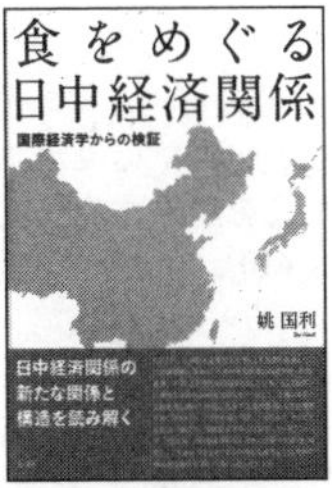

姚 国利◉著

食をめぐる日中経済関係

●国際経済学からの検証

1972年、日中国交正常化を契機に急速に進展した日中経済関係の歴史を、日本の食品産業の海外移転（台湾、香港、中国）とその発展過程、さらに、廉価な中国産農水産物の日本への輸入過程をとおして、急激な成長と発展を成し遂げた中国巨大資本主義の登場とその影響を克明に跡付ける。 ◆A5判上製／232P／本体2600円

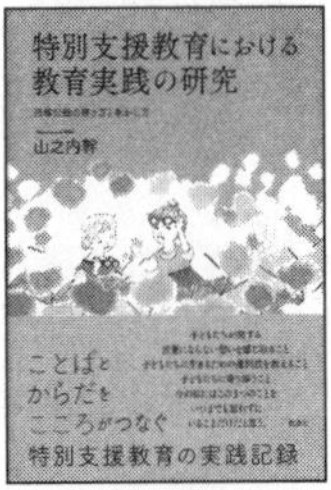

山之内 幹◉著

特別支援教育における教育実践の研究

子どもたちが発する言葉にならない想いを感じ取ること。子どもたちに生きるための選択肢を教えること。子どもたちに寄り添うこと。今の私にはこの三つのことをいつまでも忘れずにいることだけだと思う。ことばとからだをこころがつなぐ、特別支援教育の実践記録。

◆A5判並製／176P／本体1800円

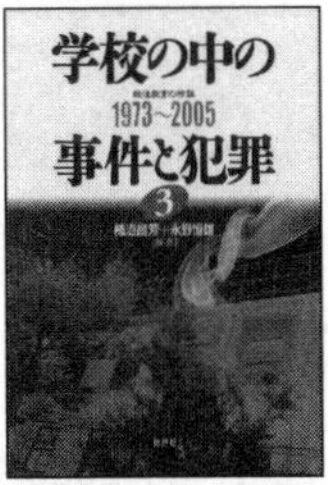

柿沼昌芳＋永野恒雄◉編著 ［戦後教育の検証］

学校の中の事件と犯罪❶❷❸

教育をめぐる事件と犯罪の実態を、教師としての知性と感性と経験をもとに解読し、「戦後教育」「教育改革」の今日的状況を検証する。1945～1985年までの事件と犯罪を取り上げた第1巻、1986～2001年までを取り上げた第2巻、1、2巻未収録の1973～2005年までの事件を取り上げた第3巻で構成。各巻に「戦後教育事件史年表」を収録。

◆A5判並製／各200～216P／本体各1800円

礫川全次◉編著 歴史民俗学資料叢書【第Ⅲ期・全5巻】

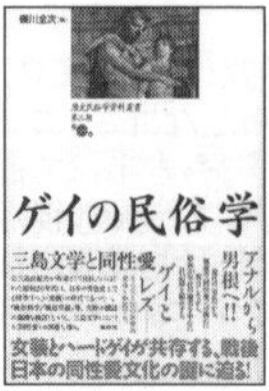

第1巻 ゲイの民俗学

女装とハード・ゲイとが共存する戦後日本の同性愛文化の謎に迫る。近代の〈男色〉から、戦後の〈同性愛〉への流れに着目しながら、昭和20年代の論考を中心に計23篇を収録。ゲイとレズ、性と生の象徴的意味を解読する。解説篇として礫川全次による「引き裂かれた同性愛——三島由紀夫における愛と錯誤」を巻頭に収録。

◆A5判上製／288P／本体4500円

第2巻 病いと癒しの民俗学

疾病や狂気が排除され、死が隠蔽された日常とは、〈癒し〉が忘れられた世界にほかならない。癒しが日常の世界から消失した今日、近代日本における医の歴史を歴史民俗学の手法で解読し、病いという苦悩を癒しと安穏の世界へ転換する民衆の心意を照射する20文献を収録した資料集。

◆A5判上製／240P／本体4000円

第3巻 性愛の民俗学

日本を代表する民俗学者・柳田國男は、人類史の初原にかかわる性愛の分野においてもその炯眼によって基層文化の深淵から注目すべき視点を抽出していたが、ついにそうした研究を極めることはなかった。近代日本国家のイデオローグ・柳田國男が考究を忌避した《性愛の民俗学》の空隙を埋める論考を網羅的に収録した研究者必読の文献である。

◆A5判上製／248P／本体4000円

第4巻 穢れと差別の民俗学

〈穢多〉に対する差別は、江戸後期以降、歴史的・社会的要因によって激化したが、その際、民衆の差別意識を支えたのが、〈穢れ＝ケガレ〉の観念であった。日本語である〈ケガレ〉と仏教に由来する〈穢〉観念の倒錯した、穢（え）＝穢れ＝ケガレの形成過程を検証しながら、差別の実相とナショナリズムの本質に迫る。

◆A5判上製／200P／本体3500円

第5巻 ワザと身体の民俗学

心身・身体への関心の高まりの背後には、人間存在への抜き差しならない不安と焦燥に怯える民衆の姿がある。不分明な時代の転換期に、ワザと身体、身体感覚、身体意識、心身相関の諸相を、芸能・技術関係の研究や文献を網羅し検証することによって、この現代の危機の実相を解読し、自然と人間との新たな相互関係を構想するための資料集。

◆A5判上製／248P／本体3800円

歴史民俗学資料叢書 第Ⅲ期解説編 身体とアイデンティティ

第Ⅲ期全五巻の「解説」「あとがき」に加え、本叢書全一五巻に未収の重要資料を補い、末尾に全一五巻の完結を踏まえての〈補論〉を付す。

◆A5判並製／224P／本体2000円

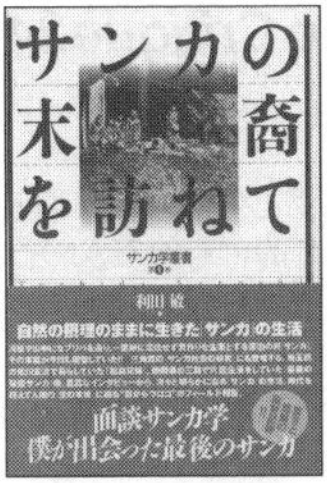

利田敏◉著　　●サンカ学叢書 第4巻

サンカの末裔を訪ねて ●面談サンカ学〜僕が出会った最後のサンカ

河原や山中にセブリバを造り、一箇所に定住せず箕作りを生業とする漂泊の民「サンカ」。その末裔が今日も現存していた！ 三角寛の著作にも登場した「松島兄妹」、静岡で穴居生活をしていた「駿豆サンカ」など、豊富な資料とインタビューから次々と明らかになる「サンカの生活」。時代を超えて人間の「生の本質」に迫る“目からウロコ”のフィールド報告。　◆3刷◆A5判上製／200P／本体2000円

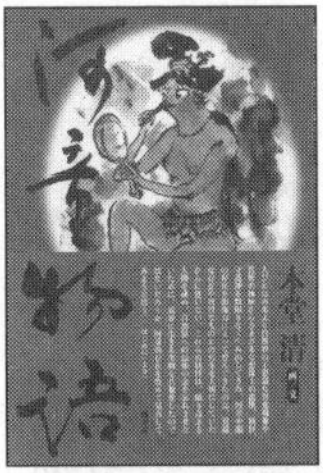

本堂 清◉画・文

河童物語

河童は、どじで間抜けで、意地がなく、悪さをして人に捕まると涙を流し、時には詫び状まで入れて、許されると、その恩義に感じて秘伝の薬事方法まで伝えたりする憎めない妖怪である。先人が河童のような存在を想像力によって育んできたのは、異端な存在や異質なものとの共生を大切にしていたから他ならない。河童・カッパ・かっぱの不思議な世界のものがたり。　◆A5判並製／184P／本体2000円

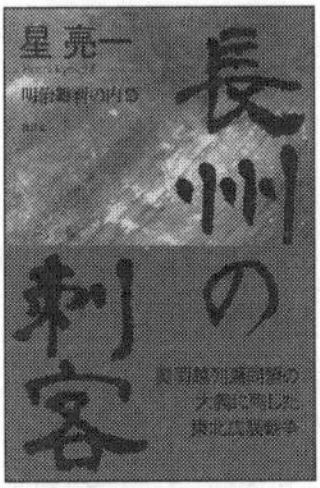

星 亮一◉著

長州の刺客 ●明治維新の内幕

東北における独自政権樹立の一大構想を建議して決起した奥羽越列藩同盟と維新薩長軍との全面戦争である東北戊辰戦争の背後で何が起こっていたのか。奥羽越列藩同盟の大義に殉じた東北戊辰戦争の内幕——奸策と狡知を弄して東北諸藩を武力で制圧し、権力を詐取した薩長軍の行状——を完膚なきまでに抉り出す！

◆四六判並製288P／本体2500円

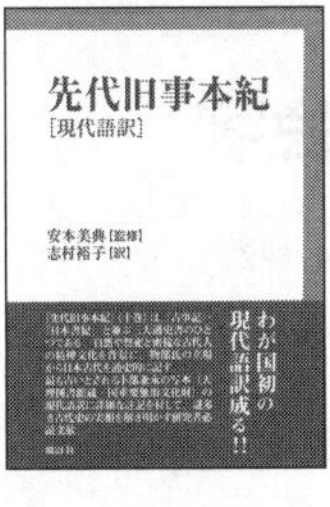

安本美典◉監修　志村裕子◉現代語訳

先代旧事本紀［現代語訳］

『先代旧事本紀』（十巻）は、『古事記』・『日本書紀』と並ぶ三大通史書であり、自然や祭祀と密接な古代人の精神文化を背景に、物部氏の立場から日本古代を通史的に記したものである。

最古とされる卜部兼永の写本（天理図書館蔵・国重要無形文化財）の現代語訳に詳細な註記を付し、謎多き古代史の実相を解き明かす研究者必読文献。　◆4刷◆A5判上製函入／616P／本体6800円

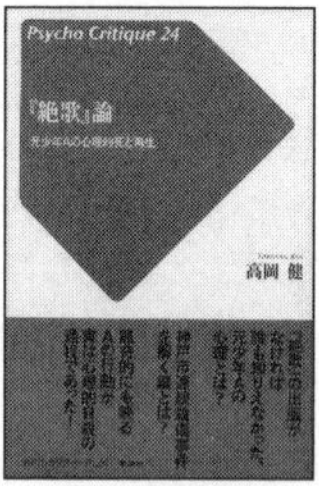

高岡 健◉著　**Psycho Critique 24**

『絶歌』論 ●元少年Aの心理的死と再生

『絶歌』の出版がなければ誰も知りえなかった、もと少年Aの心理とは？　神戸市連続殺傷事件を解く鍵とは？　猟奇的にも映るAの行動が、実は心理的自殺の過程であった！

『絶歌』の出版によってはじめて知ることができた、二つの重要な心理こそが、神戸市連続殺傷事件を解く鍵だったのです（本文より）。

◆四六判並製／200P／本体1700円

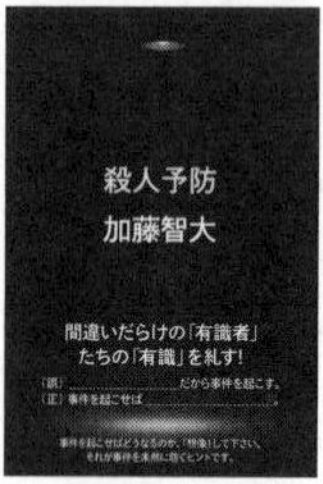

加藤智大◉著

殺人予防

事件の再発防止に真摯に取り組むためには、自殺から殺人にいたるまでの複雑な心的現象を解析しなければならない。

……殺人から自殺まで、人の命が失われる事件が起きるメカニズムは全て共通です。というよりそれらを含めたあらゆる行動のメカニズムが一緒なのです。それを理解できてはじめて正しい事件対策ができます。」（「本文」より）

◆四六判並製／240P／本体1700円

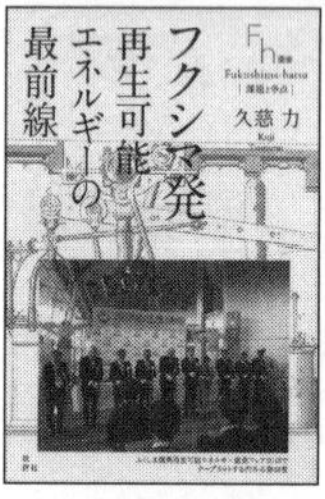

久慈 力◉著　Fh選書[Fukushima-hatsu:課題と争点]

フクシマ発 再生可能エネルギーの最前線

東日本大震災から5年目を迎えようとしているフクシマの現状、そして復興・復旧をめざし再生可能エネルギーの独創的な研究・開発に取組んでいる奥羽地方の研究機関や中小メーカーの現状をつぶさに取材した現地からのレポート。

◆四六判並製／232P／本体1800円

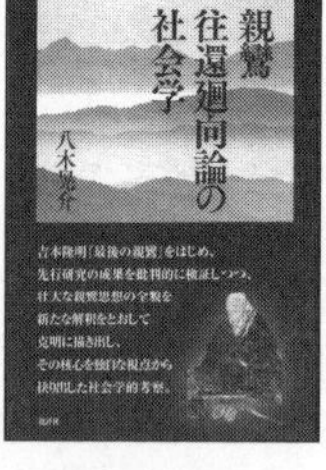

八木晃介◉著

親鸞 往還廻向論の社会学

「救われない」という自覚をもったものが、「救われないまま」に共に「救われる」という超絶的な論理こそ、親鸞思想の神髄ではないのか――。

吉本隆明『最後の親鸞』をはじめ、先行研究の成果を渉猟しつつ、壮大な親鸞思想の全貌を新たな解釈をとおして描き出し、その核心を抉り出した社会学的考察。

◆四六判上製368P／本体3000円

BOOK GUIDE

出版情報

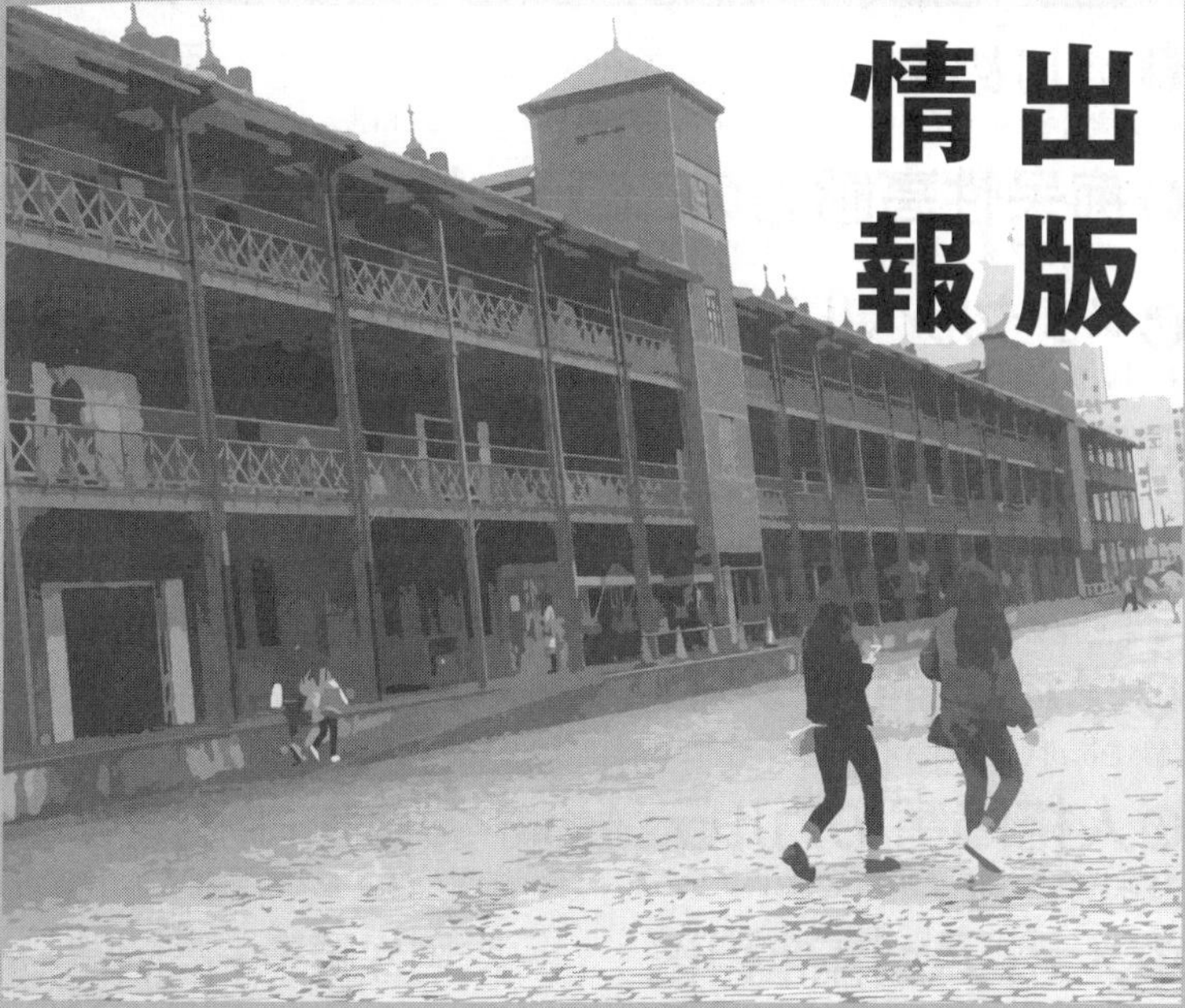

批評社の書籍をお買い上げいただきましてありがとうございます。

■出版情報では新刊と刊行中のシリーズを中心にご紹介しております。より詳しい書籍情報や既刊書籍の情報をお求めの方は、下記連絡先へご連絡下さい。パンフレットまたはPR誌を無料にて送付いたします。

■お求めの書籍が店頭にない場合には、お近くの書店にお問い合わせ下さい。また、地域の図書館リクエスト等にもお役立て下さい。

■お客様へ小社からの直送も承ります。お支払いにつきましては原則として着払い（送料無料、手数料250円をご負担いただきます）での発送をお願いいたしております。銀行振込、郵便振込等をご希望の際は、その旨事前にご相談下さいますようお願い申し上げます。

■小社への直接のご注文の際はクレジットカードご利用いただけませんので、書店の店頭やインターネット書店様のサイトなどをご利用下さい。

■そのほか、疑問・質問・ご要望等ございましたら下記連絡先へお気軽にお問い合わせ下さいますようお願い申し上げます。

批評社
〒113-0033 東京都文京区本郷1-28-36 鳳明ビル
Phone. 03-3813-6344 Fax. 03-3813-8990
http://hihyosya.co.jp mail:book@hihyosya.co.jp

＊表示価格は全て税別です。

●精神医療／メンタルヘルス・ライブラリー／各巻A5判並製

❶いじめ ●《子供の不幸》という時代　河合洋◉編

心象風景をとおして、〈いじめ〉の心的構造を分析する子ども白書。　176P／本体1800円

❹痴呆性高齢者のこころと暮らし　浅野弘毅◉編

高齢者のデスメーキングの悩みに真摯に向き合った一冊。　◆2刷／204P／本体1900円

❻メンタルヘルスはどこへ行くのか　岡崎伸郎◉編

精神医療の新たな可能性に挑むメンタルヘルス論の新展開。　◆2刷／256P／本体2000円

❼ひきこもり　高木俊介◉編

子供たちの「ひきこもり」をまっとうさせるための方法を問う。　◆4刷／224P／本体2000円

❽臨床心理の問題群　岡村達也◉編

臨床心理ブームの背景にある問題を明らかにする恰好の入門書。◆3刷／224P／本体2000円

❾学校の崩壊 ●学校という〈異空間〉の病理　高岡健◉編

〈個〉を擁護し、新しいオルタナティブな教育理念を作り出す。　◆2刷／176P／本体1800円

⓫人格障害のカルテ［理論編］　高岡健＋岡村達也◉編

精神病質＝人格障害概念の脱構築をめざした理論的考察編。◆2刷／208P／本体2000円

⓬メディアと精神科医　阿保順子＋高岡健◉編

●見識ある発言と冷静な受容のために　184P／本体1800円

精神医療従事者の発信する情報と受容の回路がいかに成立するか、その可能性を探る。

⓭統合失調症の快復 ●「癒しの場」から　浅野弘毅◉著

統合失調症の治療とリハビリに心を砕いた医師の記録。　◆2刷／200P／本体2000円

⓮自閉症スペクトラム　高岡健＋岡村達也◉編

●浅草事件の検証 −自閉症と裁判−　◆2刷／192P／本体2000円

「浅草事件」の裁判を検証し、自閉症スペクトラムの実相に迫る迫真のレポート。

⓯「障害者自立支援法」時代を生き抜くために

岡崎伸郎＋岩尾俊一郎◉編

資料として「障害者自立支援法要綱」を併録。関係者必読の文献。◆3刷／176P／本体1900円

⓰動き出した「医療観察法」を検証する

岡崎伸郎＋高木俊介◉編　240P／本体2000円

監視と予防拘禁の保安処分で対処する、医療観察法の施行後を検証する。

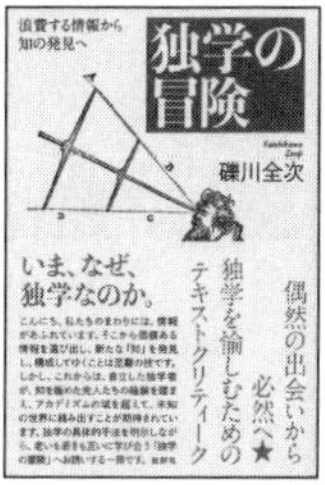

礫川全次◉著
独学の冒険 ●浪費する情報から知の発見へ

いま、なぜ、独学なのか──。インターネットが普及し、ありあまる情報が氾濫している状況のなかでは、自分なりに情報を蒐集し、整理し、いままでの知の集積のうえに新たな知を発見していかなければならない。先人たちが培ってきた豊かな経験を踏まえて、新たな知の発見へ踏み出していくための具体的方法を明らかにした、「独学の冒険」へお誘いする一冊。　◆四六判並製／220P／本体1700円

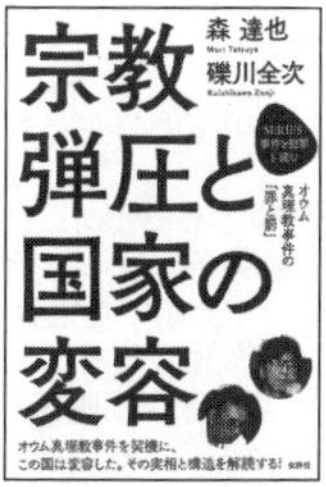

森 達也＋礫川全次◉著　SERIES事件と犯罪を読む
宗教弾圧と国家の変容

●オウム真理教事件の「罪と罰」

国家が宗教を弾圧する場合、必ずと言っていいほど、一般犯罪と絡めて弾圧する。オウム真理教事件が勃発するとマスメディアは国家意思に迎合して真相解明を拒否し、犯罪者集団としてオウム教団を喧伝した。オウム真理教事件を契機に、この国は変容した──その実相と構造を解読する。　◆四六判並製／192P／本体1700円

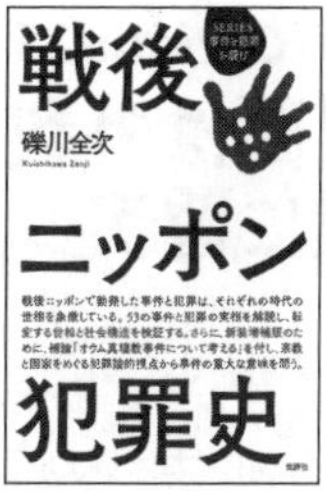

礫川全次◉著　SERIES事件と犯罪を読む
戦後ニッポン犯罪史［新装増補版］

戦後ニッポンで勃発した53の事件と犯罪の実相を解読し、転変する世相と社会の変容を検証する。

さらに増補版にあたって、「補論：オウム真理教事件について考える──宗教と国家に関する犯罪論的視点」を付し、宗教と国家をめぐる犯罪論的視点からオウム事件の重大な意味を問う。

◆四六判並製／344P／本体2500円

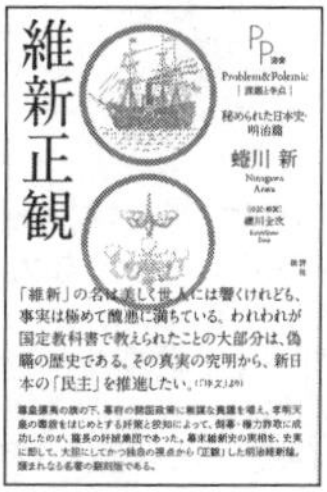

蜷川 新◉著 礫川全次◉注記・解説
維新正観［翻刻版］ ●秘められた日本史・明治篇

PP選書［Problem&Polemic：課題と争点］

「維新」の名は美しく世人には響くけれども、事実は極めて醜悪に満ちている。われわれが国定教科書で教えられたことの大部分は、偽瞞の歴史である（「序文」より）。

幕末維新史の実相を塗り替え、大胆かつ独自の視点から「正観」した名著。目からウロコの維新論。　◆四六判並製352P／本体2500円

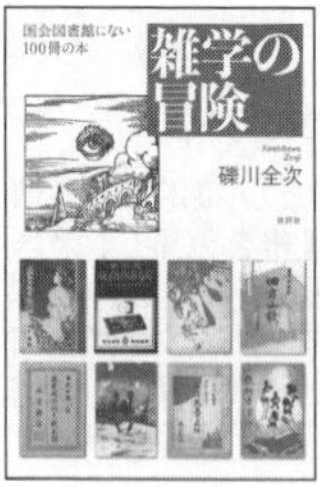

礫川全次◉著

雑学の冒険 ●国会図書館にない100冊の本

「国会図書館にない本」にはどのような本があり、どのような理由で所蔵されなかったのか？　国会図書館という制度の外にある書誌学の世界から、雑学という際限のない知の発見を眺望する。

「独学」「在野学」から「雑学」の冒険へ！　書物を愛するすべての人たちへのメッセージ。

◆四六判並製／224P／本体1700円

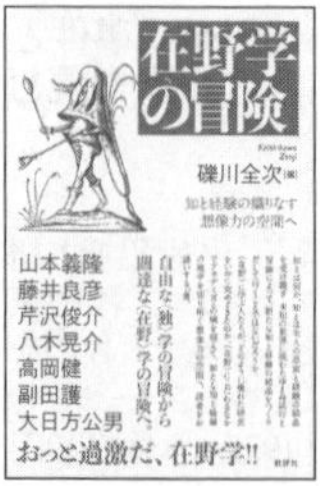

礫川全次◉著

在野学の冒険 ●知と経験の織りなす想像力の空間へ

＜在野＞に学ぶ人たちがどのように優れた研究をいかに究めてきたのか。＜在野＞にこだわるなかで、アカデミズムの域を超えて新たな知と経験の地平を切り拓く想像力の空間へ──自由な＜独＞学の冒険から闊達な＜在野＞学の冒険へ読者をお誘いする一冊。

【執筆】山本義隆・藤井良彦・芹沢俊介・八木晃介・高岡健・副田護・大日方公男。

◆四六判並製／224P／本体1700円

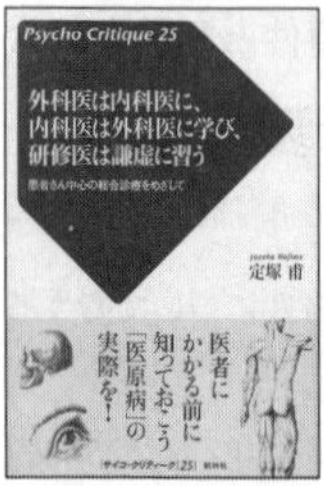

定塚 甫◉著　*Psycho Critique 25*

外科医は内科医に、内科医は外科医に学び、研修医は謙虚に習う

●患者さん中心の総合診療をめざして

臨床現場の実際事例を検証し、外科系と内科系の融合をとおして、いかに患者さん中心の総合医療に転換することが大切かを説いた臨床医学・医療論。

◆四六判並製／184P／本体1700円

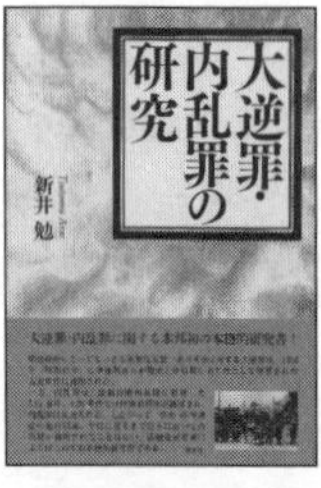

新井 勉◉著

大逆罪・内乱罪の研究

天皇・皇族に対する大逆罪は幸徳秋水らの大逆事件に適用され、戦後憲法の下で削除されたが、一方で内乱罪は2.26事件のような大事件にも適用されることなく、明治40年の古色蒼然たる条文が1995年まで存続していた。日本刑法史における大逆罪・内乱罪の成立過程と変遷、その事例について、古文献から判例記録にいたるまで詳細に検証した初の本格的研究書。

◆A5判上製／288P／本体3200円